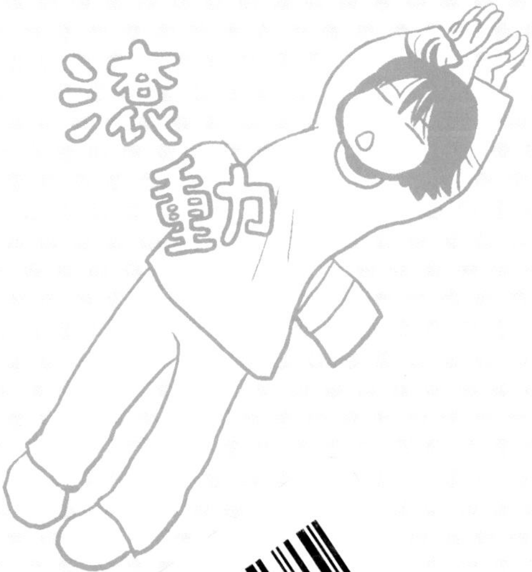
滾動

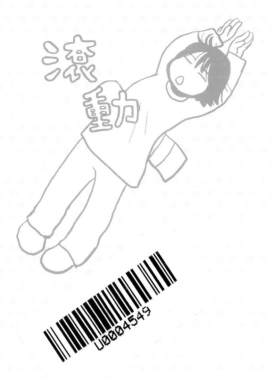

9年的虛弱人生

身體欠佳的自我調養術

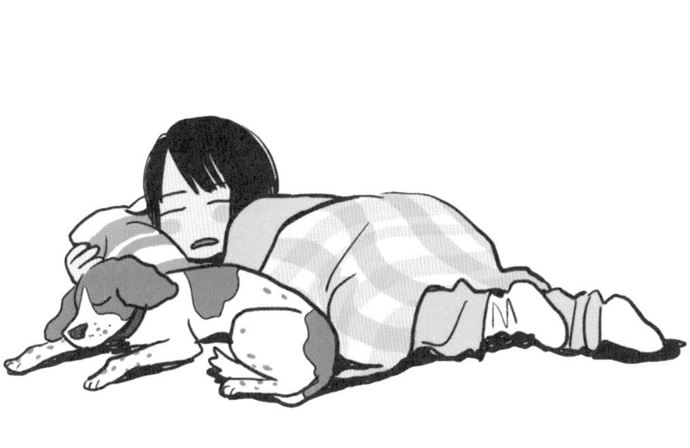

青木光惠

圖・文

李靜宜

譯

CONTENTS

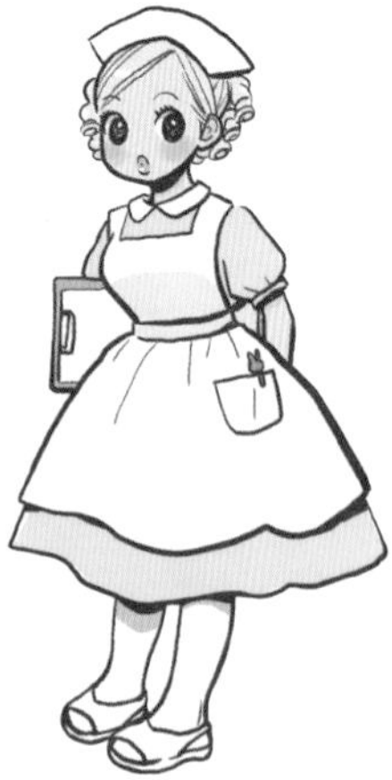

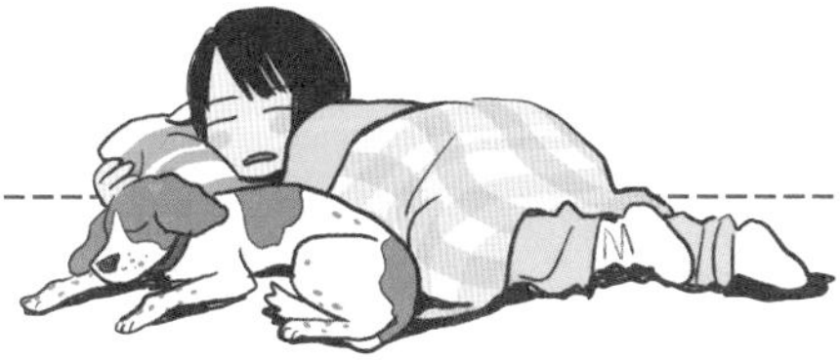

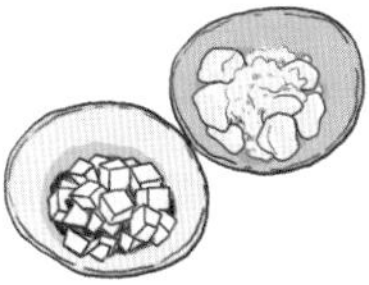

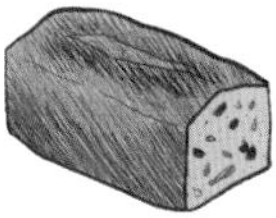

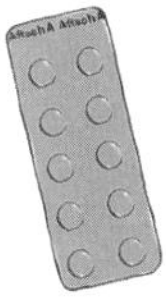

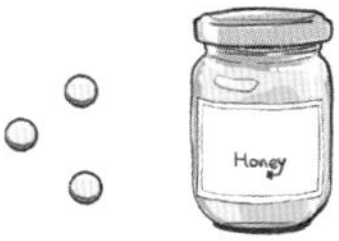

Honey

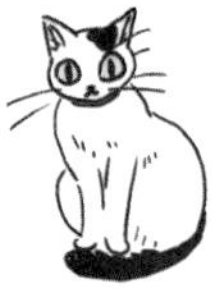

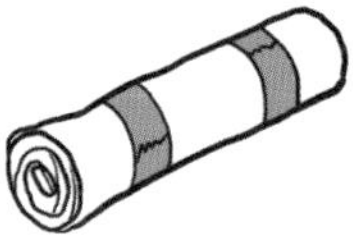

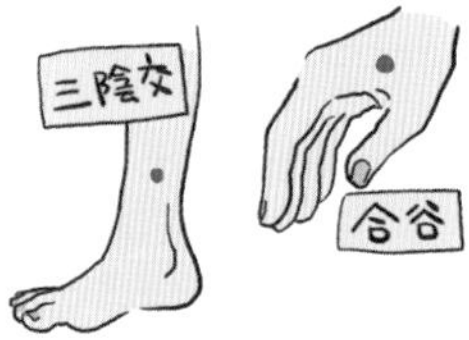

三陰交
合谷

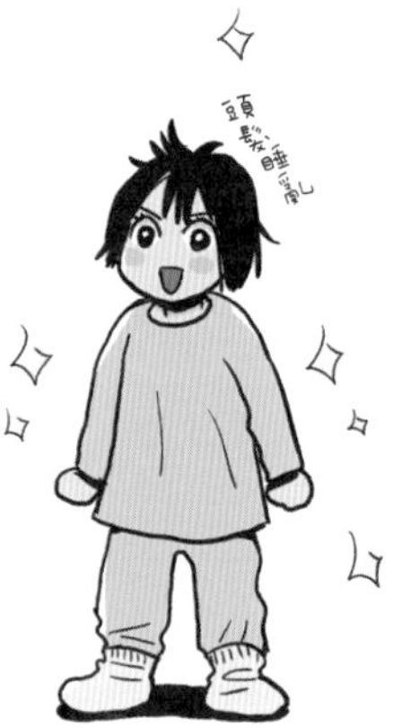

頭髮睡亂

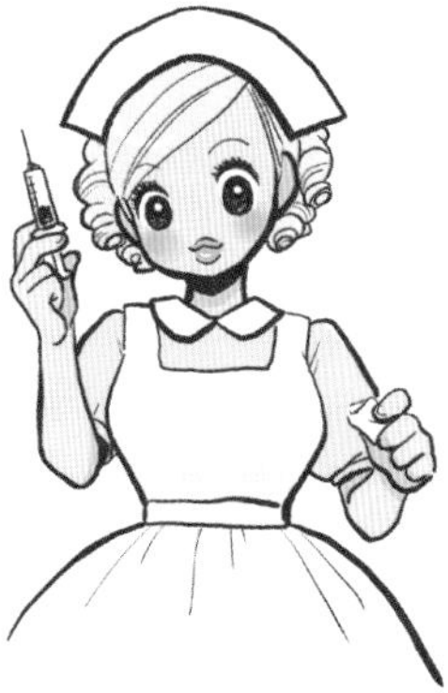

第1話
虛弱生活邁入第9年

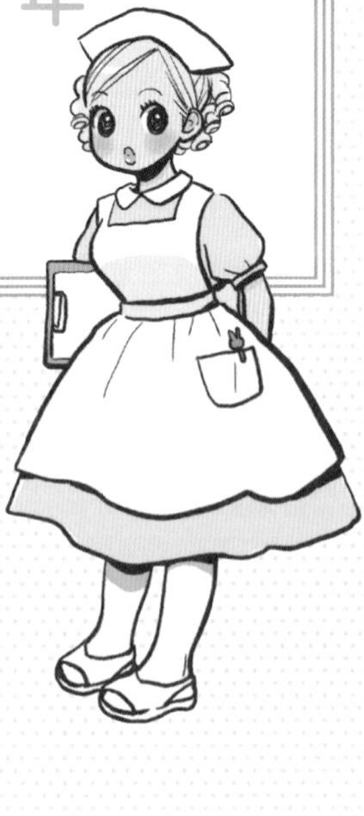

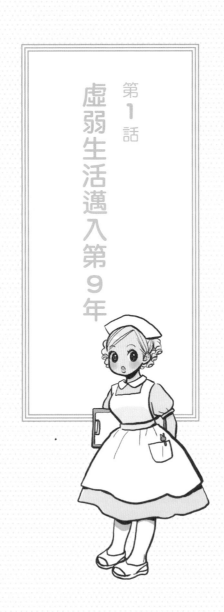

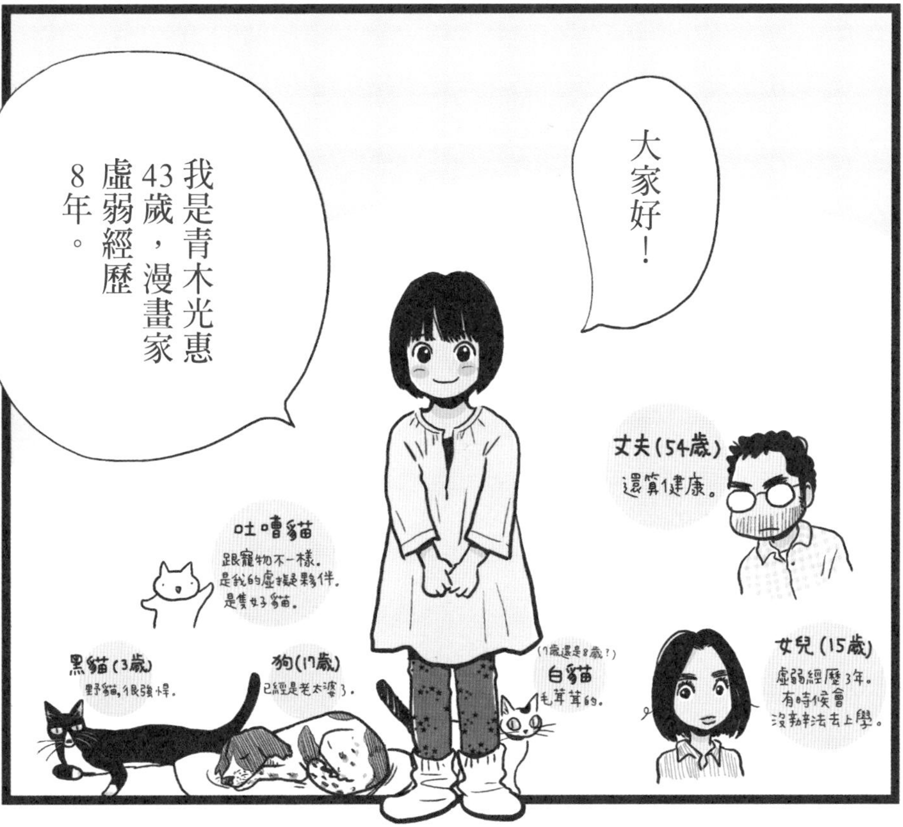
大家好！
我是青木光惠43歲，漫畫家虛弱經歷8年。
丈夫（54歲）
還算健康。
吐嘈貓
跟寵物不一樣。
是我的虛擬夥伴。
是隻好貓。
黑貓（3歲）
野貓，很強悍。
狗（17歲）
已經是老太婆了。
（7歲還是8歲？）
白貓
毛茸茸的。
女兒（15歲）
虛弱經歷3年。
有時候會
沒辦法去上學。

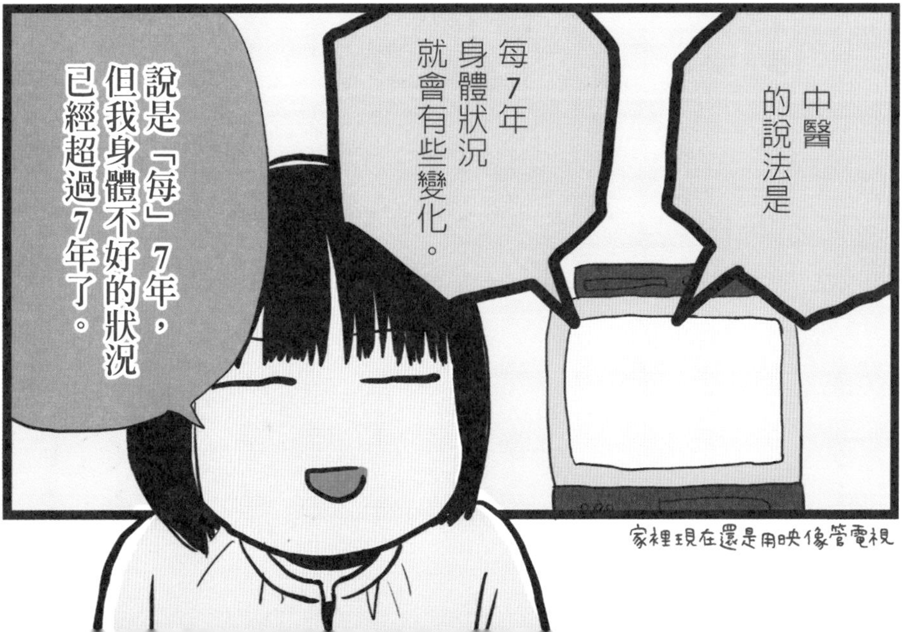
中醫的說法是
每7年身體狀況就會有些變化。
說是「每」7年，但我身體不好的狀況已經超過7年了。

家裡現在還是用映像管電視

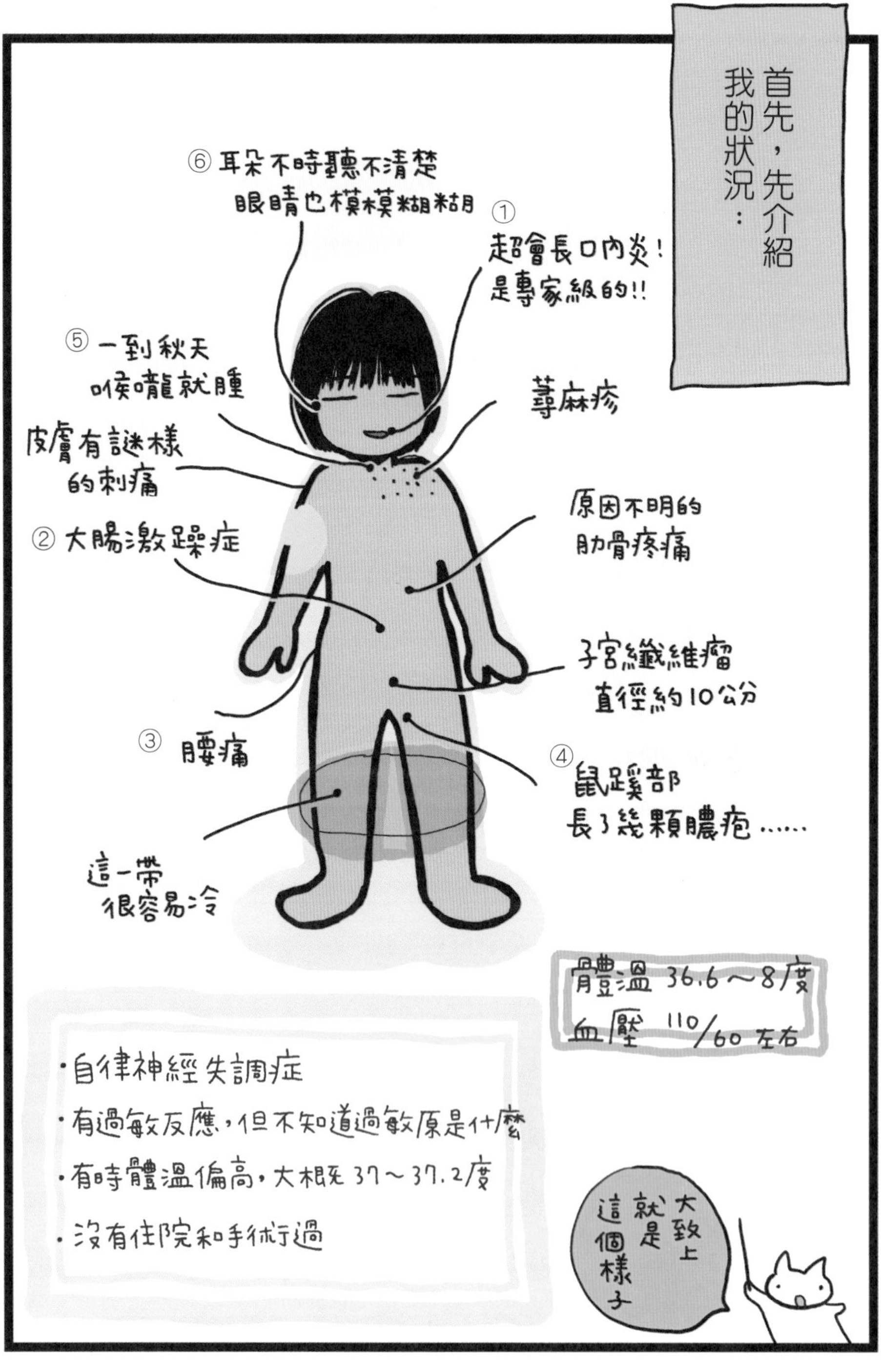
首先，先介紹
我的狀況：
⑥ 耳朵不時聽不清楚
眼睛也模模糊糊
① 超會長口內炎！
是專家級的!!
⑤ 一到秋天
喉嚨就腫
蕁麻疹
皮膚有謎樣
的刺痛
原因不明的
肋骨疼痛
② 大腸激躁症
子宮纖維瘤
直徑約10公分
③ 腰痛
④ 鼠蹊部
長了幾顆膿疱……
這一帶
很容易冷
體溫 36.6～8度
血壓 110/60 左右
・自律神經失調症
・有過敏反應，但不知道過敏原是什麼
・有時體溫偏高，大概 37～37.2度
・沒有住院和手術過
大致上
就是
這個樣子

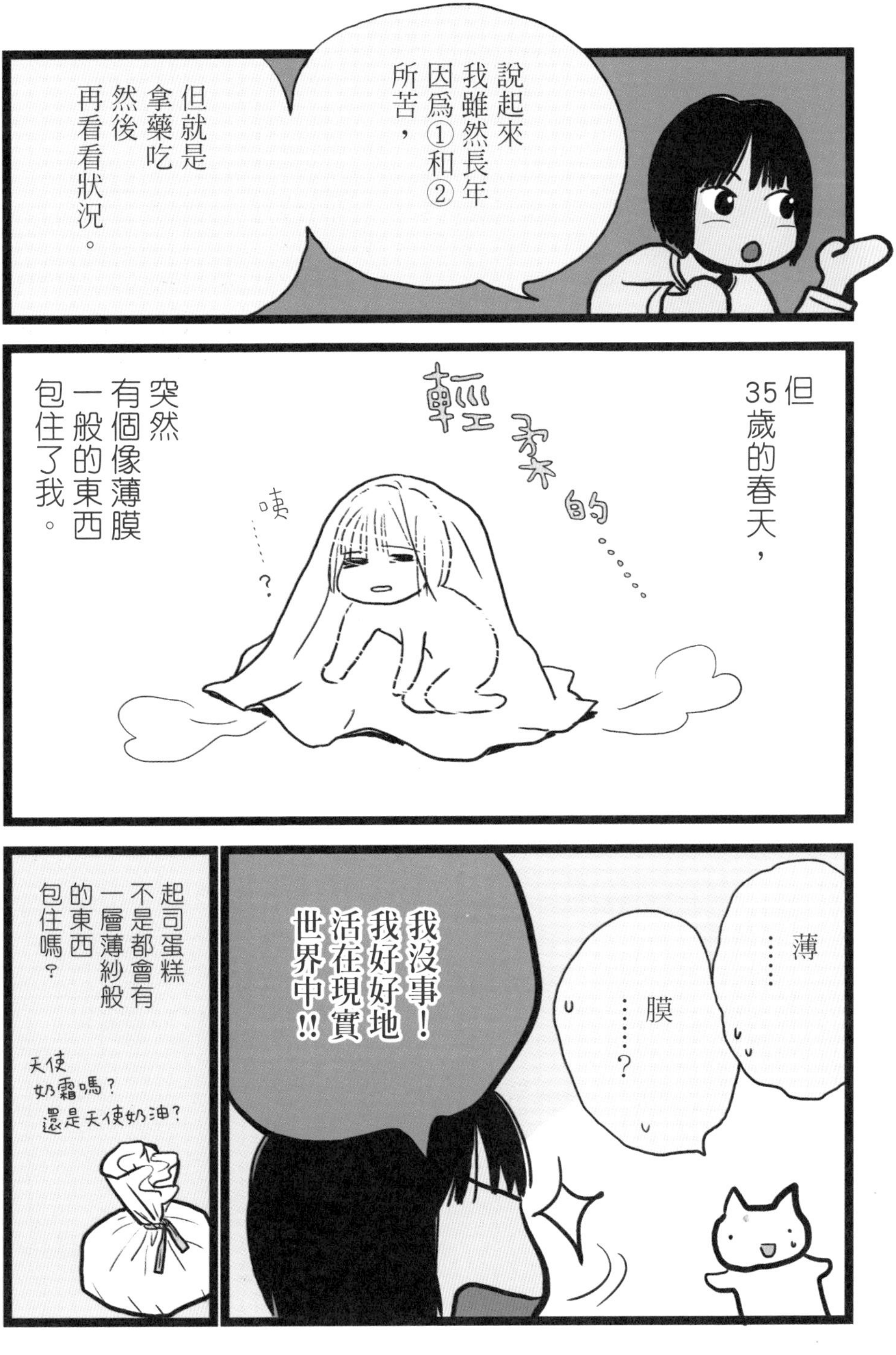
說起來我雖然長年因爲①和②所苦，
但就是拿藥吃然後再看看狀況。
但35歲的春天，
輕柔的……
咦……？
突然有個像薄膜一般的東西包住了我。
薄……
膜……？
我沒事！我好好地活在現實世界中!!
起司蛋糕不是都會有一層薄紗般的東西包住嗎？
天使奶霜嗎？還是天使奶油？

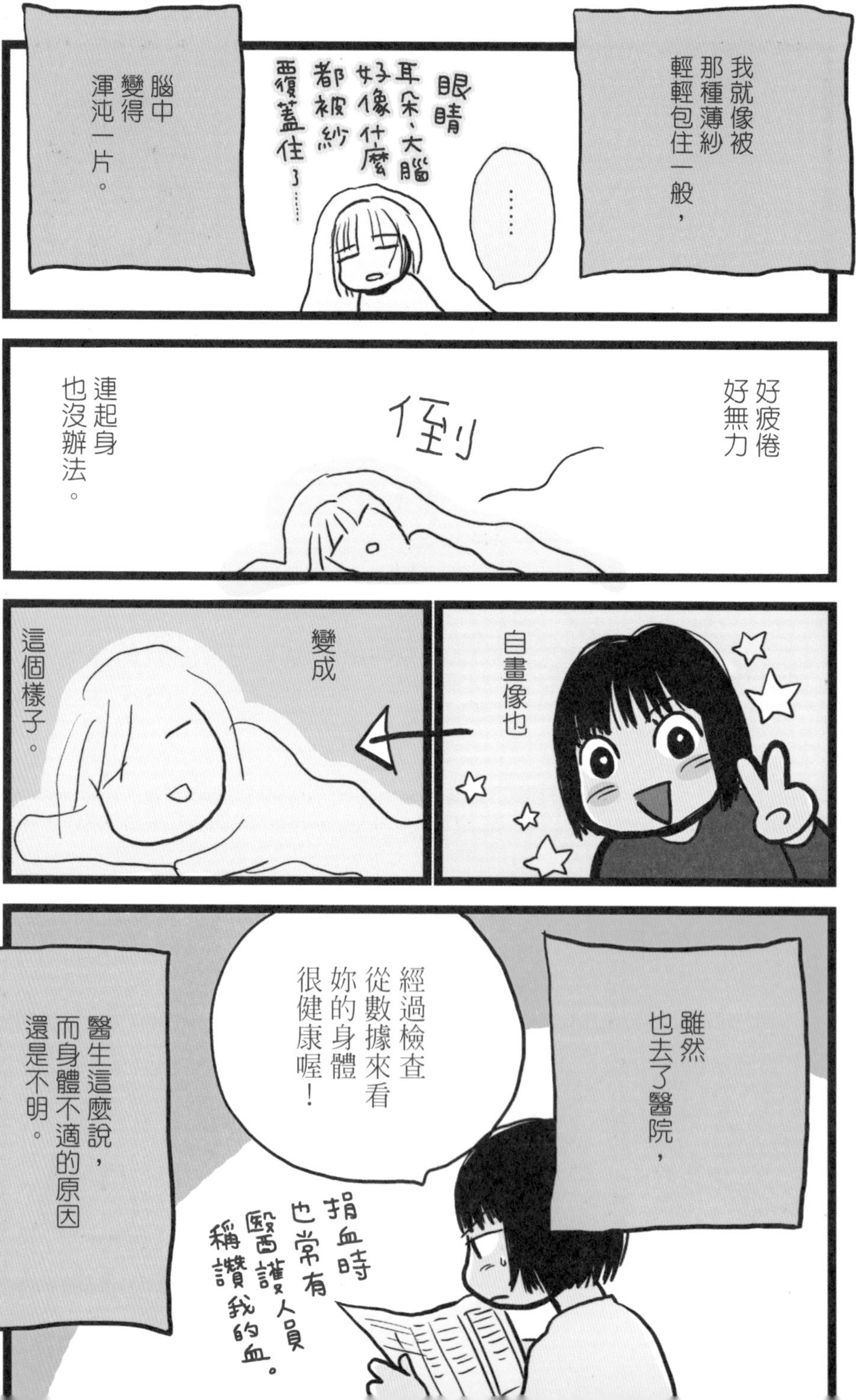

我就像被那種薄紗輕輕包住一般，
眼睛 耳朵、大腦 好像什麼 都被紗 覆蓋住了……
……
腦中變得渾沌一片。
好疲倦好無力
倒
連起身也沒辦法。
自畫像也
變成
這個樣子。
雖然也去了醫院，
經過檢查從數據來看妳的身體很健康喔！
捐血時也常有醫護人員稱讚我的血。
醫生這麼說，而身體不適的原因還是不明。

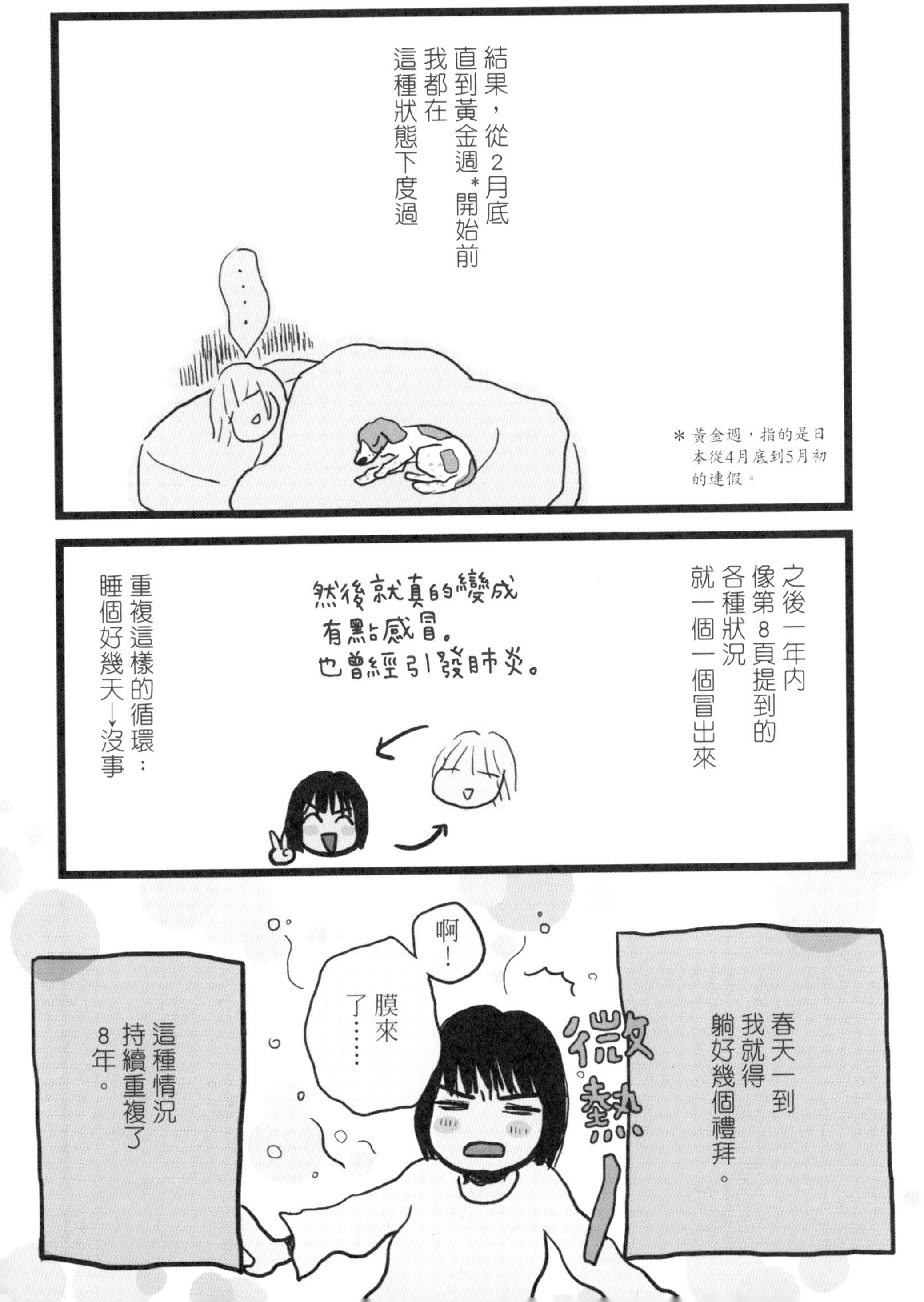

結果，從2月底
直到黃金週＊開始前
我都在
這種狀態下度過
……
＊黃金週，指的是日本從4月底到5月初的連假。
之後一年內
像第8頁提到的
各種狀況
就一個一個冒出來
然後就真的變成有點感冒。也曾經引發肺炎。
重複這樣的循環：
睡個好幾天→沒事
春天一到
我就得
躺好幾個禮拜。
微熱
啊！
膜來了……
這種情況
持續重複了
8年。

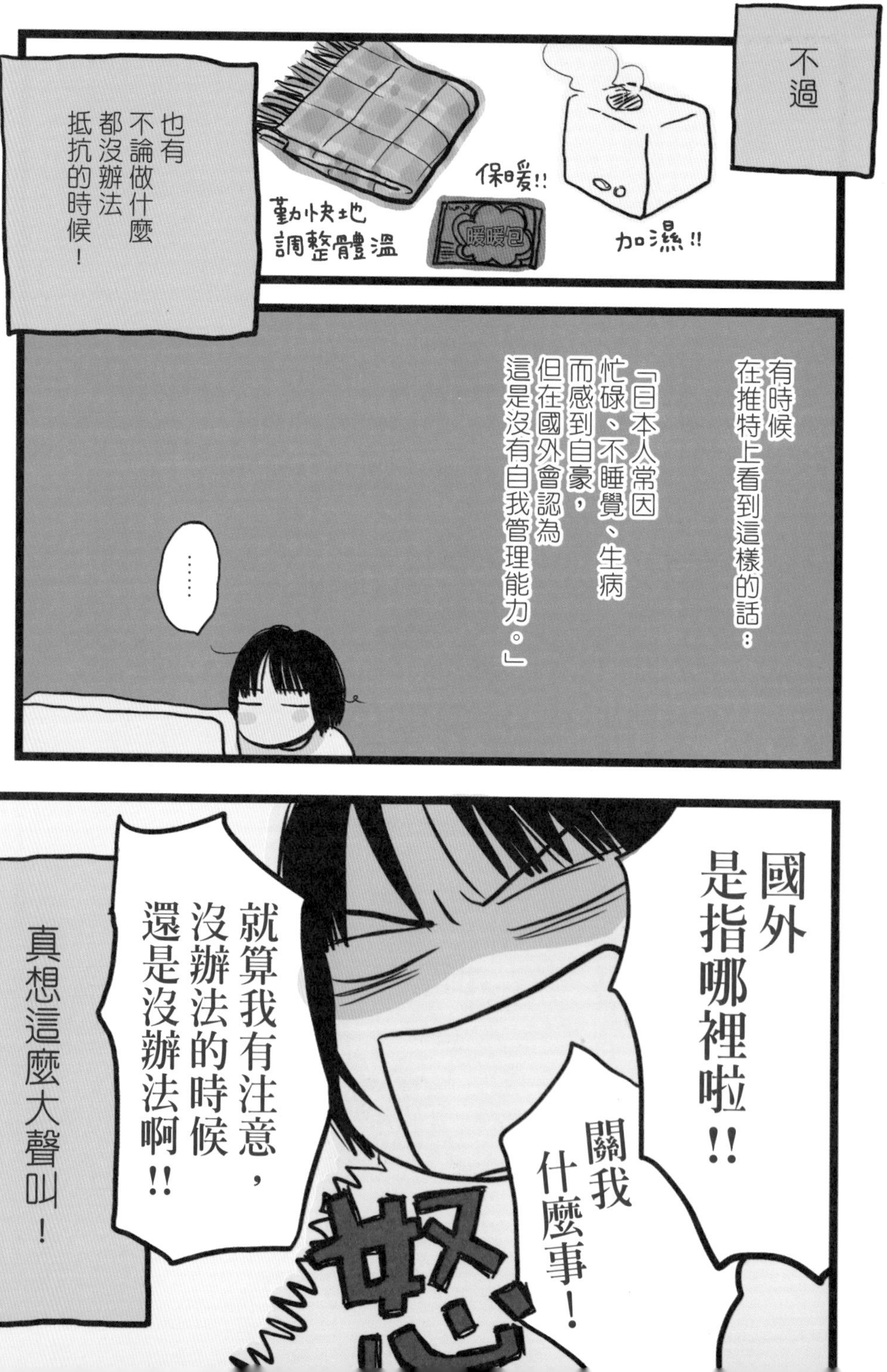
不過
也有不論做什麼都沒辦法抵抗的時候！
加濕!!
保暖!!
暖暖包
勤快地調整體溫
有時候在推特上看到這樣的話：
「日本人常因忙碌、不睡覺、生病而感到自豪，但在國外會認為這是沒有自我管理能力。」
……
國外是指哪裡啦!!
關我什麼事！
就算我有注意，沒辦法的時候還是沒辦法啊!!
真想這麼大聲叫！
怒

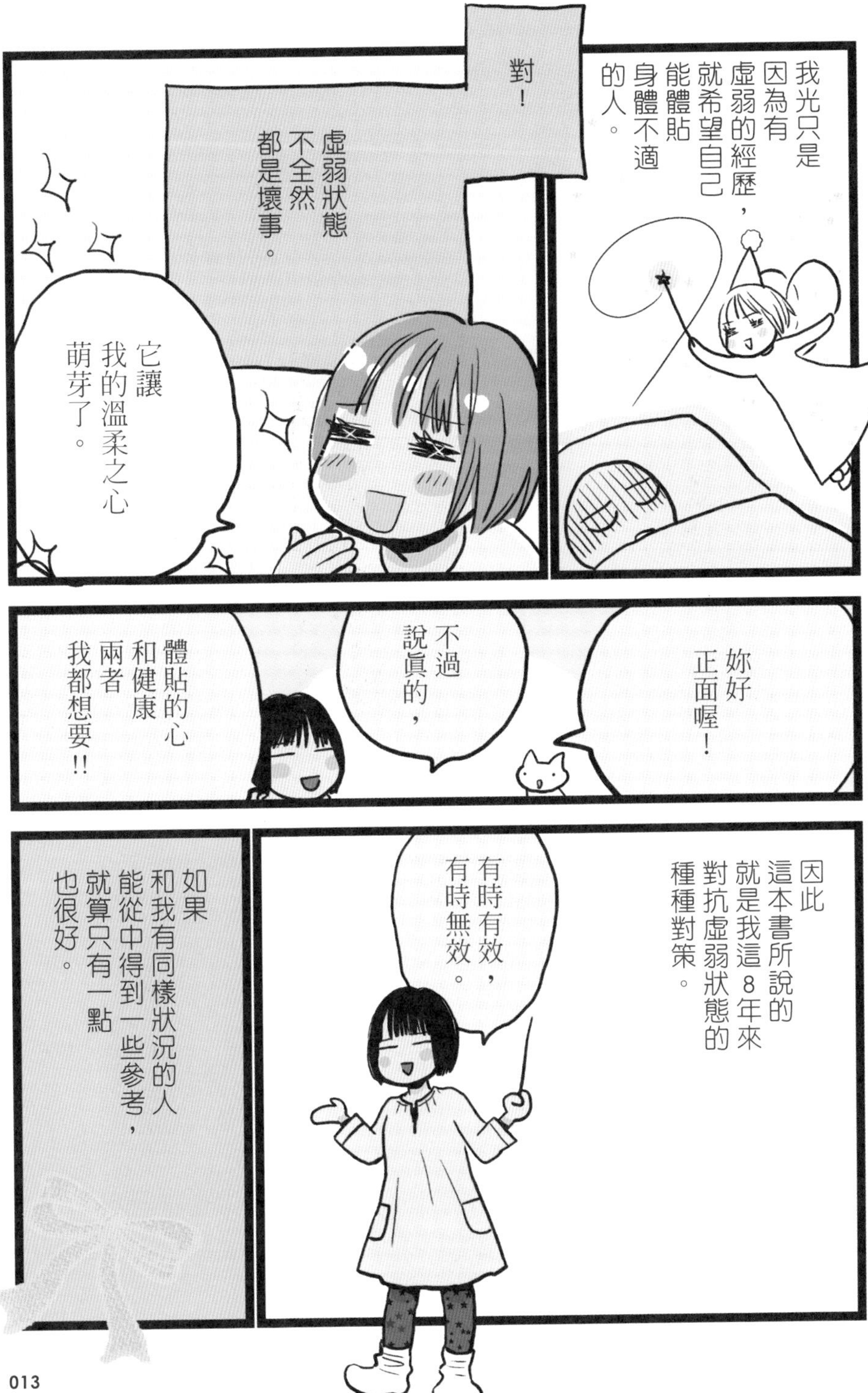
我光只是因為有虛弱的經歷，就希望自己能體貼身體不適的人。
對！
虛弱狀態不全然都是壞事。
它讓我的溫柔之心萌芽了。
妳好正面喔！
不過說真的，
體貼的心和健康兩者我都想要!!
因此這本書所說的就是我這8年來對抗虛弱狀態的種種對策。
有時有效，有時無效。
如果和我有同樣狀況的人能從中得到一些參考，就算只有一點也很好。

對抗虛弱狀態的基本配備

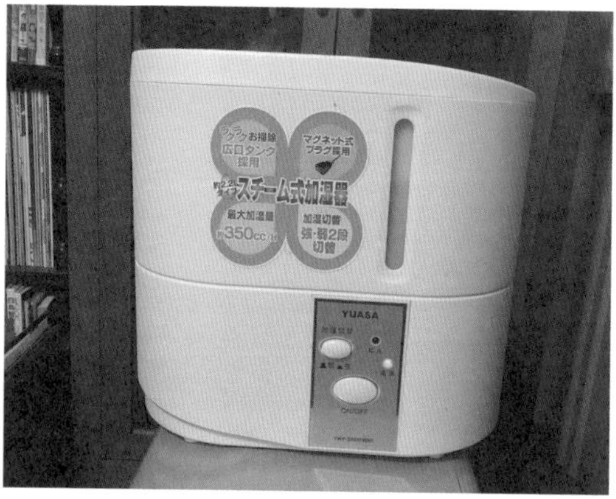

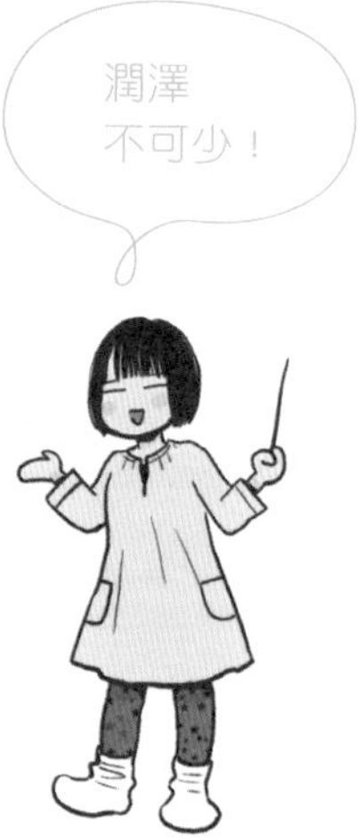

加濕器

除了6～8月外，我走到哪就用到哪。
我的黏膜很脆弱，保持潤澤很重要。

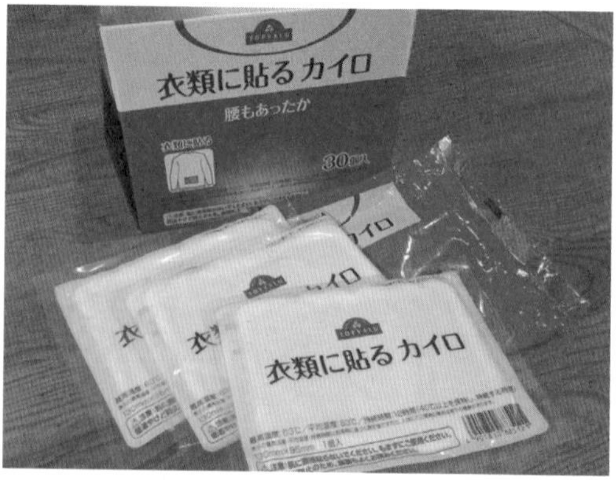

貼式暖暖包

常備品。我都買整箱！春天衣服穿薄一點我也會貼。

第2話
連事情的開端都是個謎

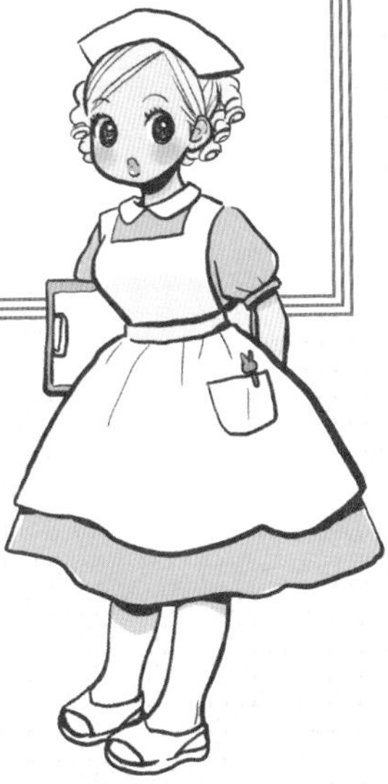

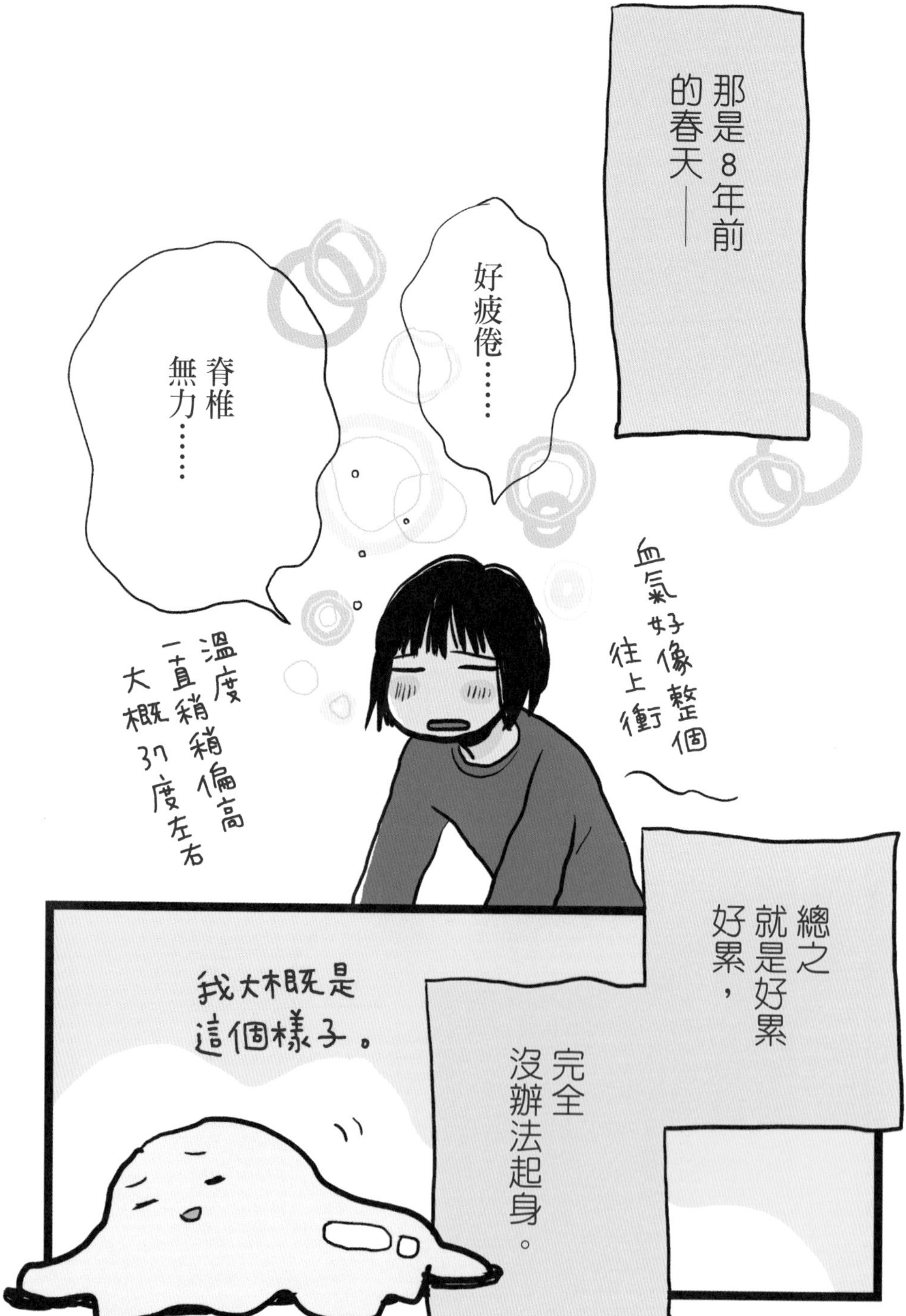
那是8年前的春天——
好疲倦……
脊椎無力……
血氣好像整個往上衝
溫度一直稍稍偏高大概37度左右
總之就是好累，好累
完全沒辦法起身。
我大概是這個樣子。

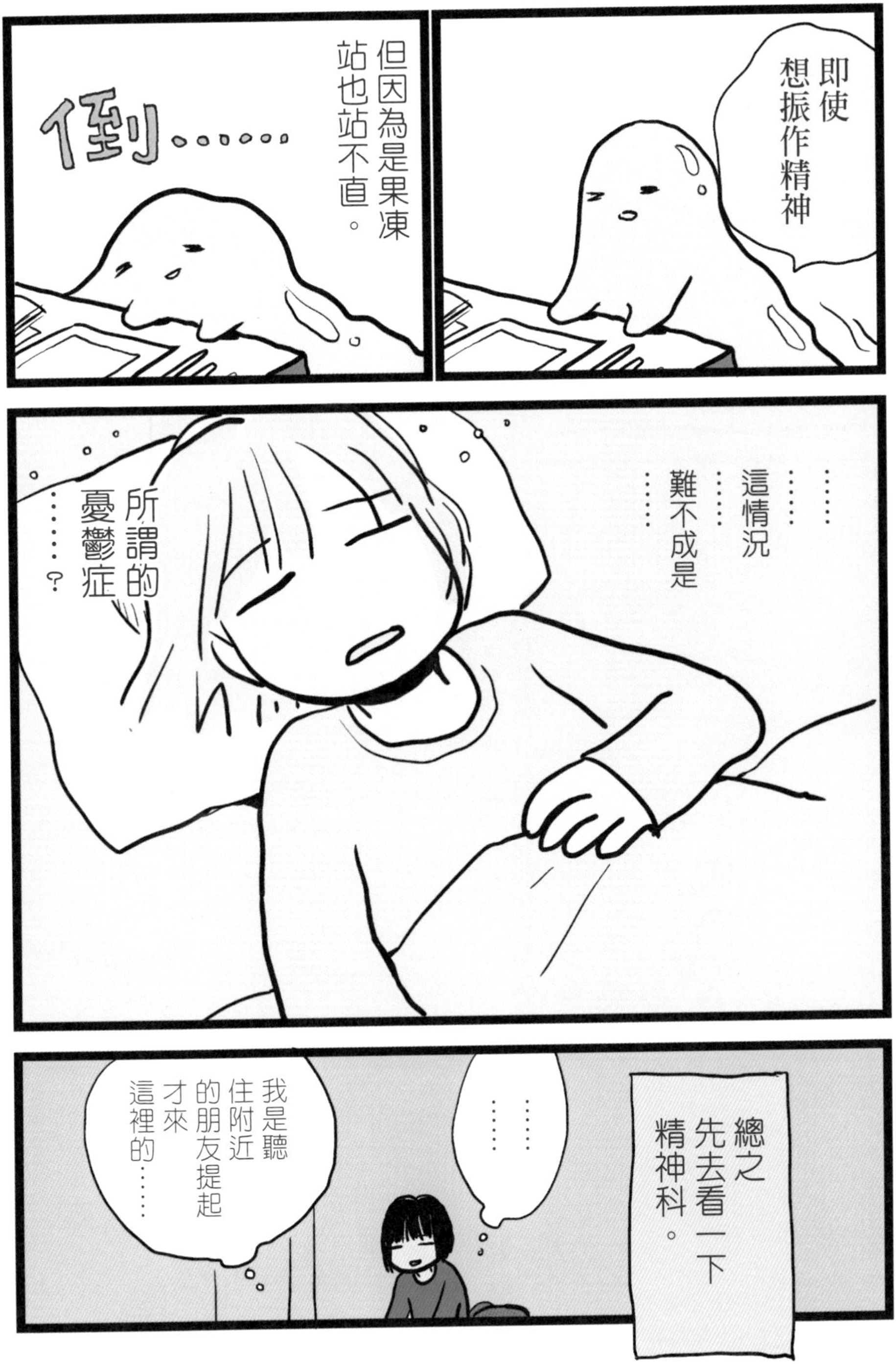
即使想振作精神
但因為是果凍站也站不直。
倒……
……這情況……難不成是……
所謂的憂鬱症……？
總之先去看一下精神科。
……
我是聽住附近的朋友提起才來這裡的……

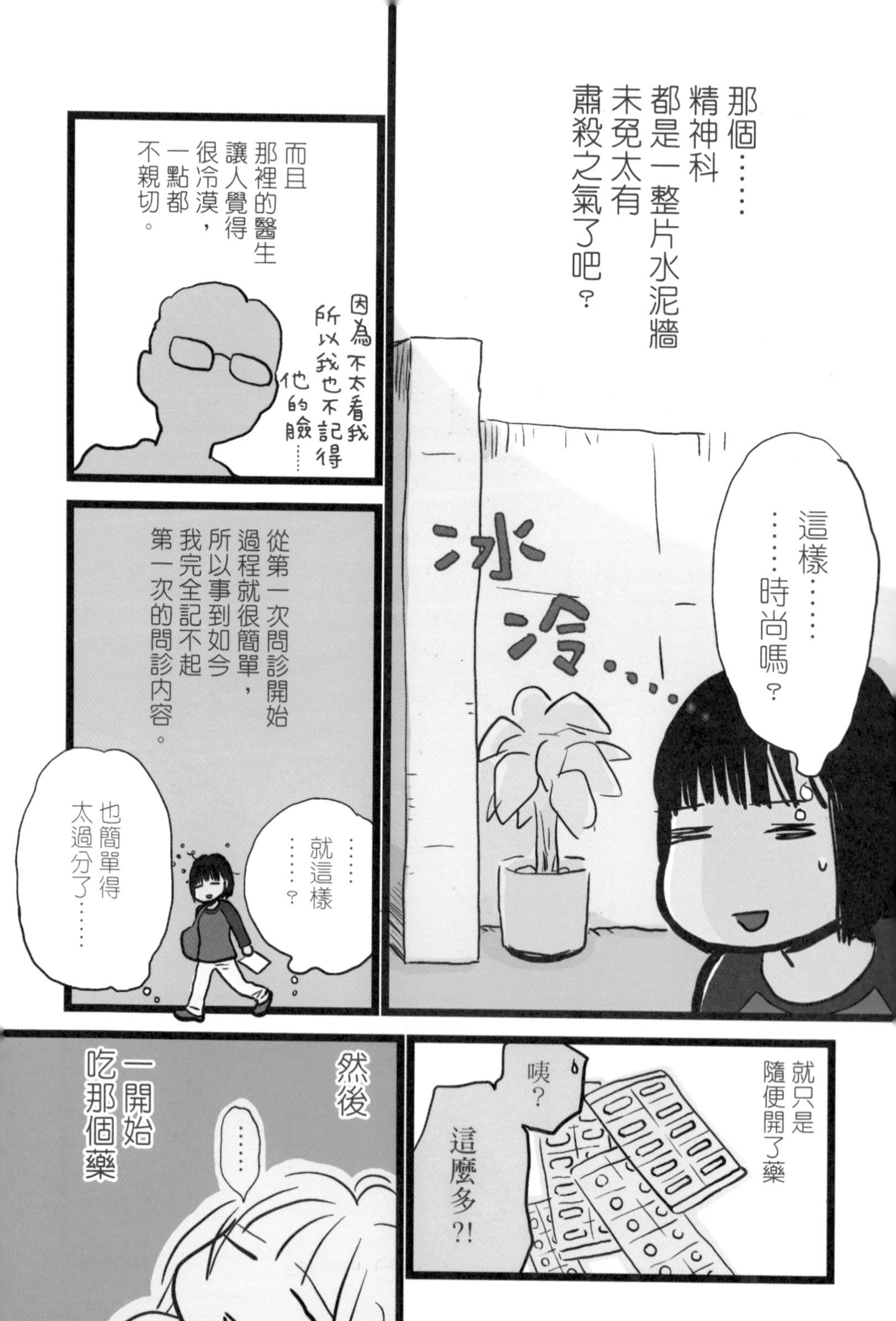
那個……
精神科
都是一整片水泥牆
未免太有
肅殺之氣了吧?
冰冷……
這樣……
……時尚嗎?
而且
那裡的醫生
讓人覺得
很冷漠，
一點都
不親切。
因為不太看我
所以我也不記得
他的臉……
從第一次問診開始
過程就很簡單，
所以事到如今
我完全記不起
第一次的問診內容。
……就這樣……?
也簡單得
太過分了……
就只是
隨便開了藥
咦?
這麼多?!
然後
一開始
吃那個藥
……

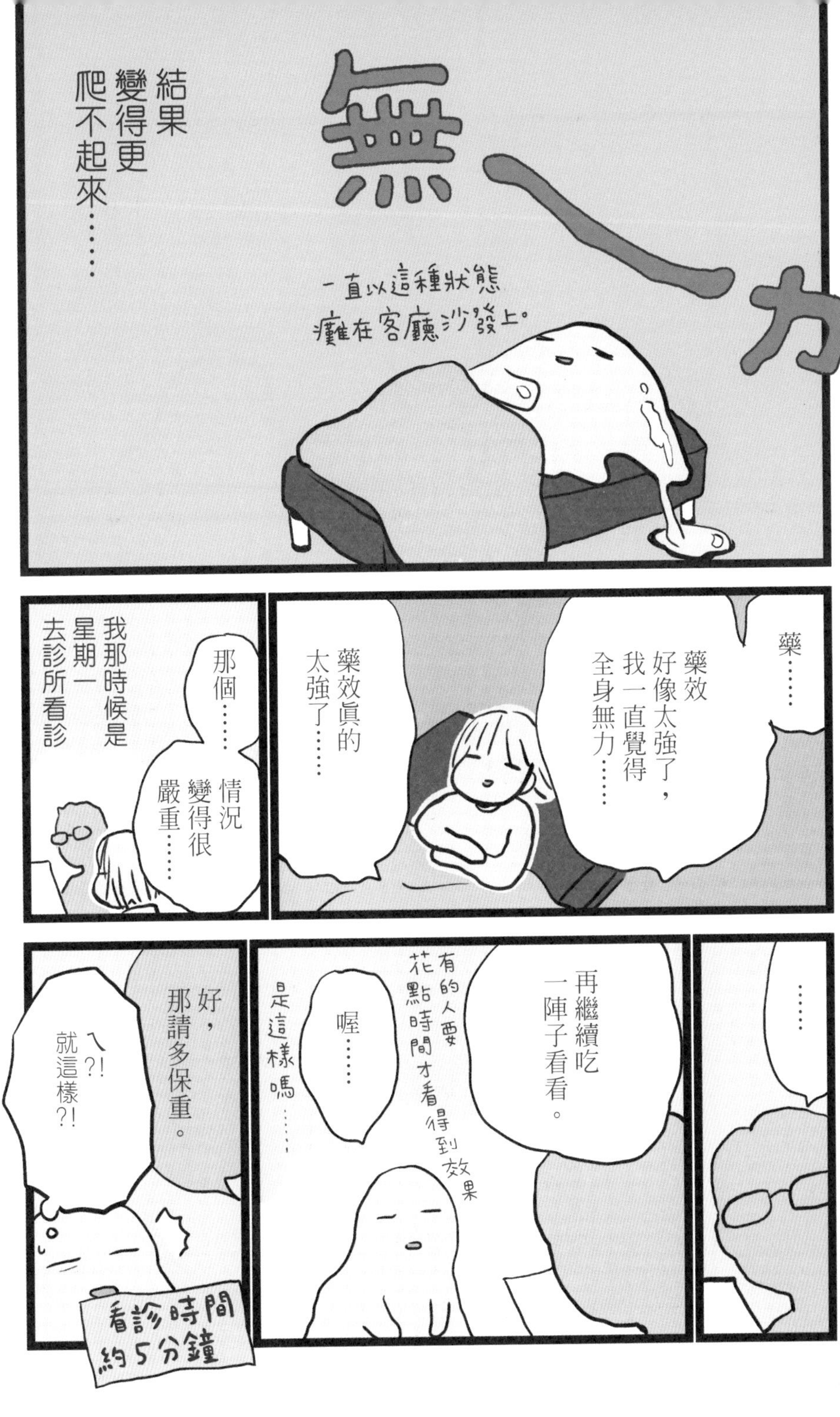
結果變得更爬不起來……
無力
一直以這種狀態癱在客廳沙發上。
藥……
藥效好像太強了，我一直覺得全身無力……
藥效眞的太強了……
我那時候是星期一去診所看診
那個……
情況變得很嚴重……
……
再繼續吃一陣子看看。
有的人要花點時間才看得到效果
喔……
是這樣嗎……
好，那請多保重。
ㄟ?!就這樣?!
看診時間約5分鐘

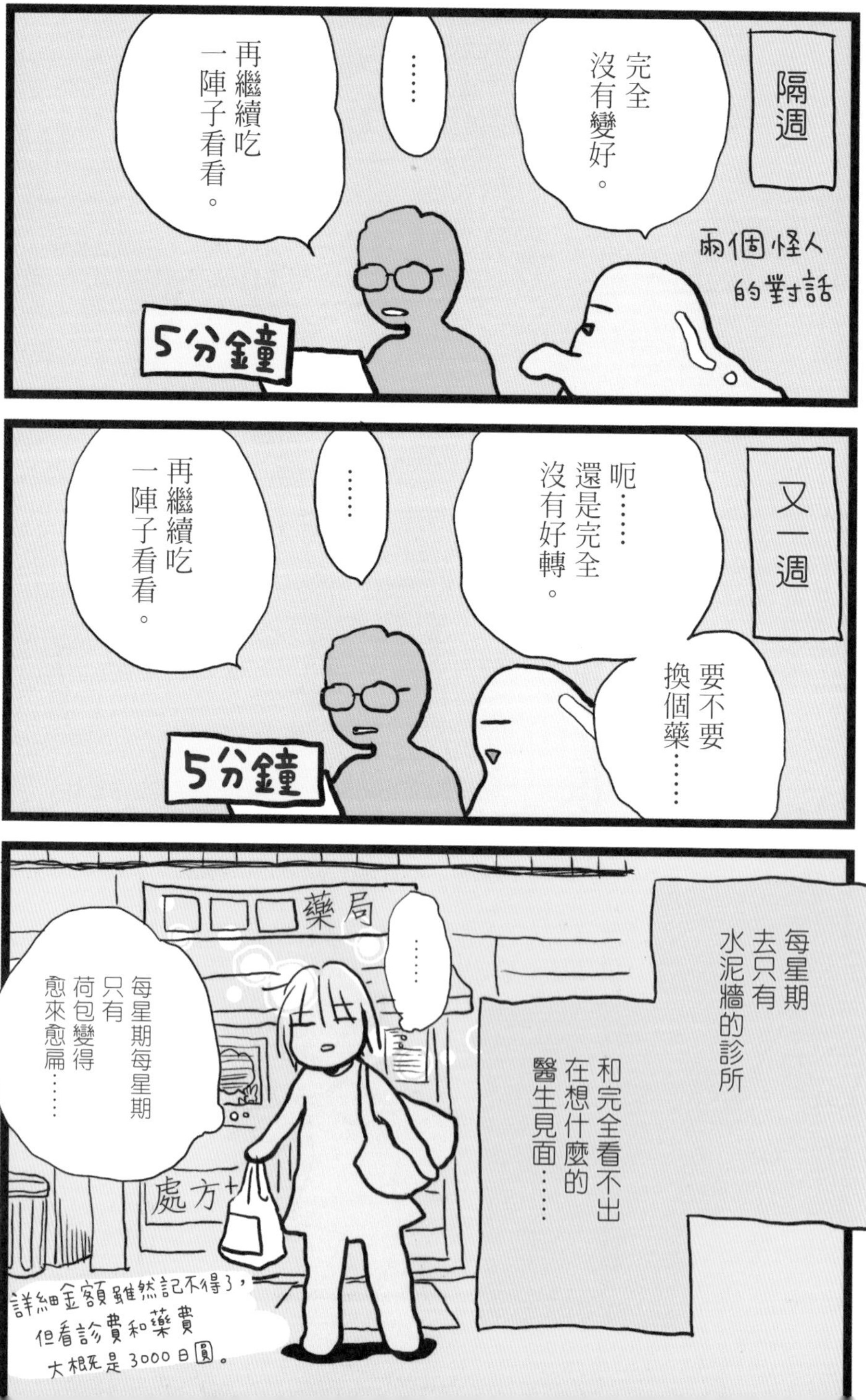
隔週
完全沒有變好。
……
再繼續吃一陣子看看。
兩個怪人的對話
5分鐘
又一週
呃……還是完全沒有好轉。
要不要換個藥……
……
再繼續吃一陣子看看。
5分鐘
每星期去只有水泥牆的診所
和完全看不出在想什麼的醫生見面……
……
□□□藥局
每星期每星期只有荷包變得愈來愈扁……
處方
詳細金額雖然記不得了，但看診費和藥費大概是3000日圓。

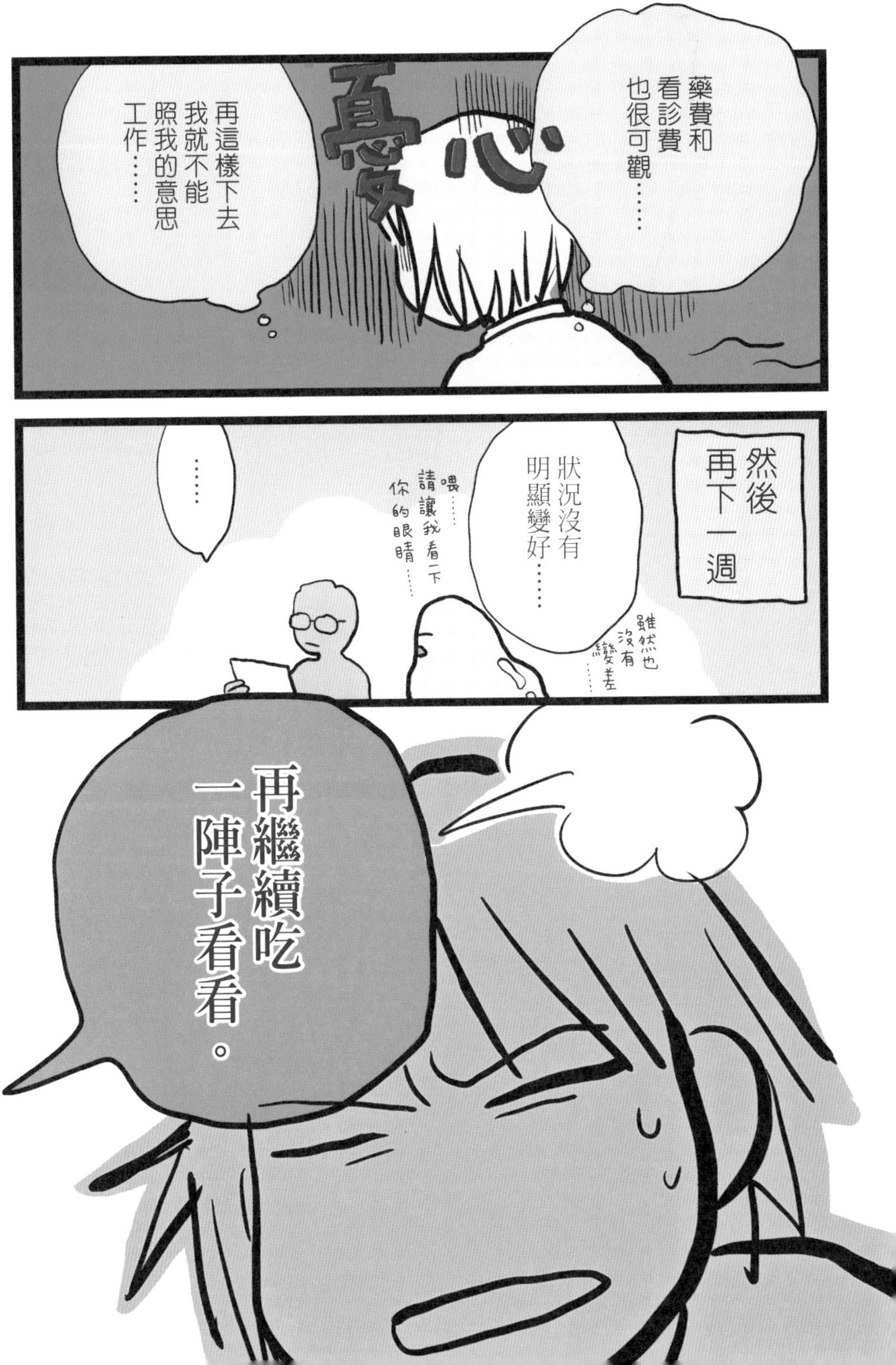
藥費和看診費也很可觀……
憂心
再這樣下去我就不能照我的意思工作……
然後再下一週
狀況沒有明顯變好……
雖然也沒有變差……
喂……請讓我看一下你的眼睛……
……
再繼續吃一陣子看看。

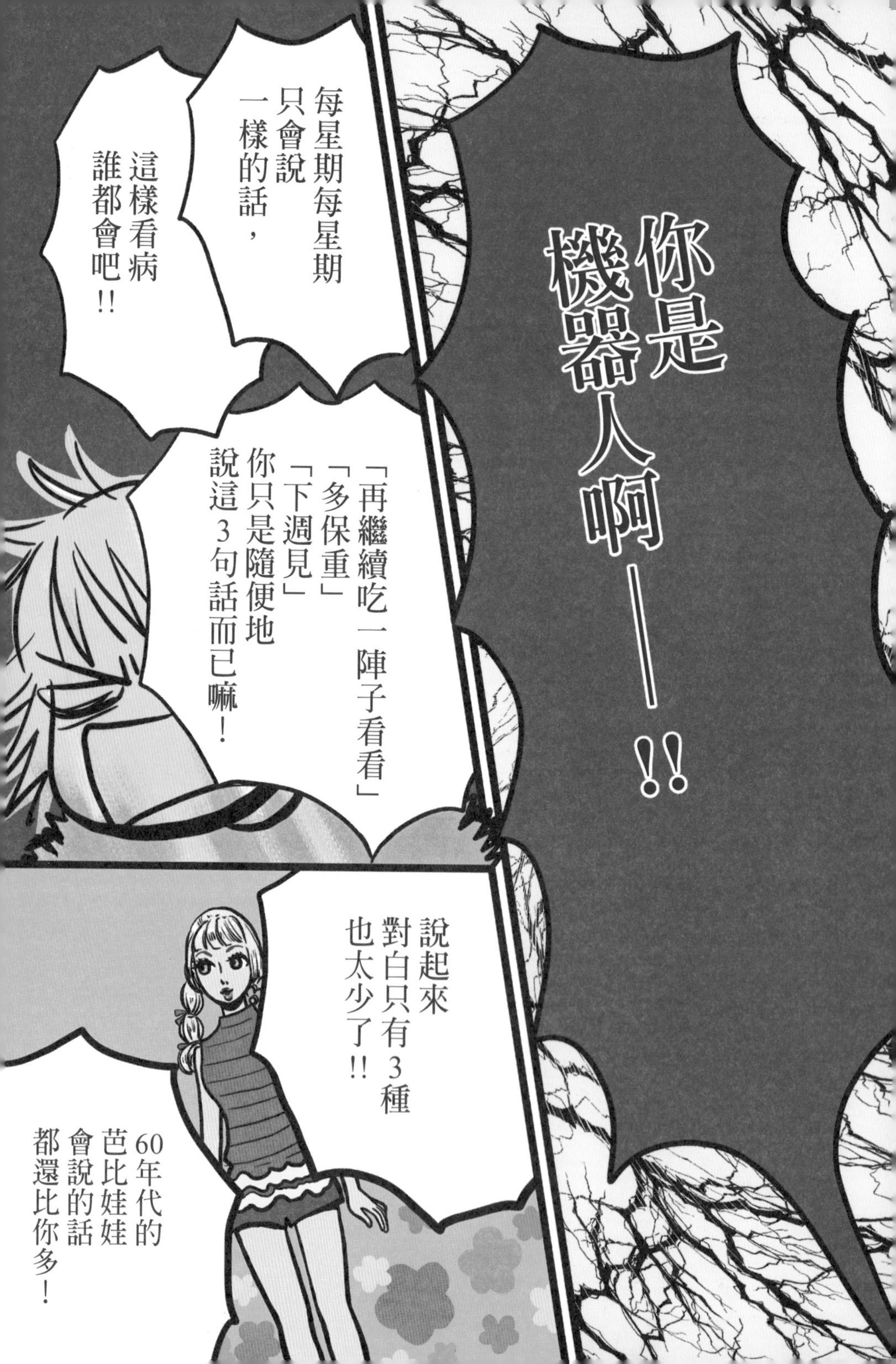

你是機器人啊——!!
每星期每星期只會說一樣的話，
這樣看病誰都會吧!!
「再繼續吃一陣子看看」「多保重」「下週見」你只是隨便地說這3句話而已嘛！
說起來對白只有3種也太少了!!
60年代的芭比娃娃會說的話都還比你多！

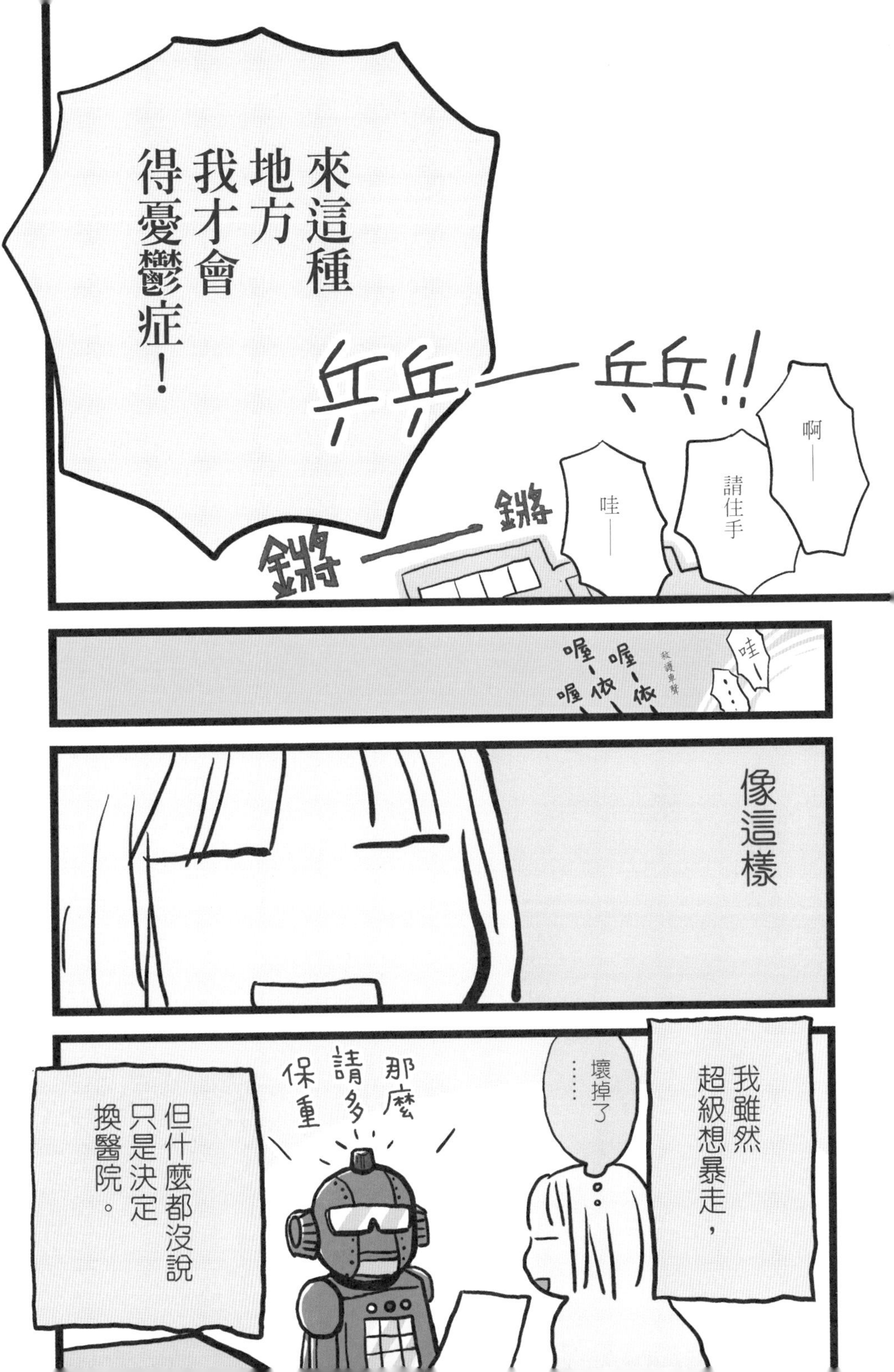
來這種地方我才會得憂鬱症！
乒乒──乒乒!!
啊──
請住手
哇──
鏘──鏘
哇──
……
救護車聲
喔─依─喔─依─喔─
像這樣
我雖然超級想暴走，
壞掉了……
那麼請多保重
但什麼都沒說只是決定換醫院。

聊到飽
健康法！

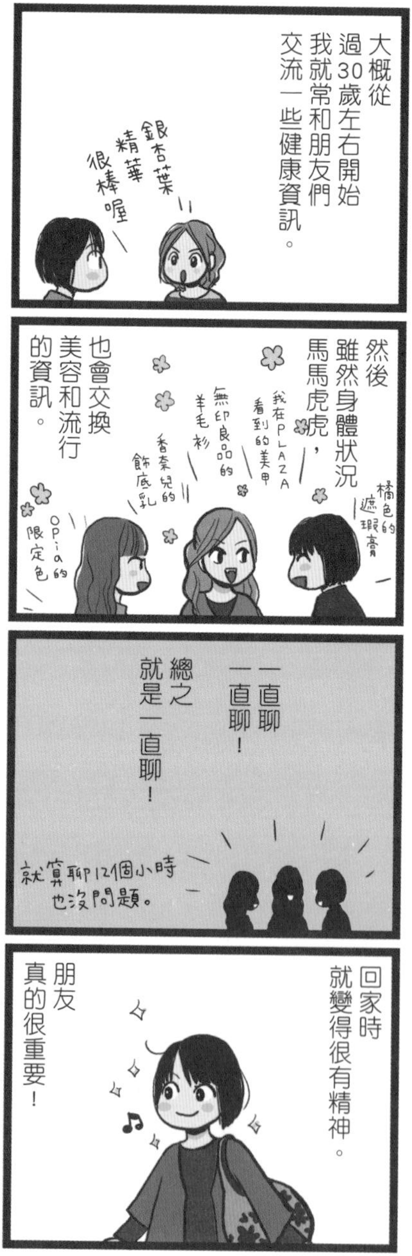
大概從過30歲左右開始我就常和朋友們交流一些健康資訊。
銀杏葉精華很棒喔
然後雖然身體狀況馬馬虎虎，也會交換美容和流行的資訊。
橘色的遮瑕膏
我在PLAZA看到的美甲
無印良品的羊毛衫
香奈兒的飾底乳
OPia的限定色
一直聊一直聊！
總之就是一直聊！
就算聊12個小時也沒問題。
回家時就變得很有精神。
朋友真的很重要！

第3話
換醫院後狀況變好了

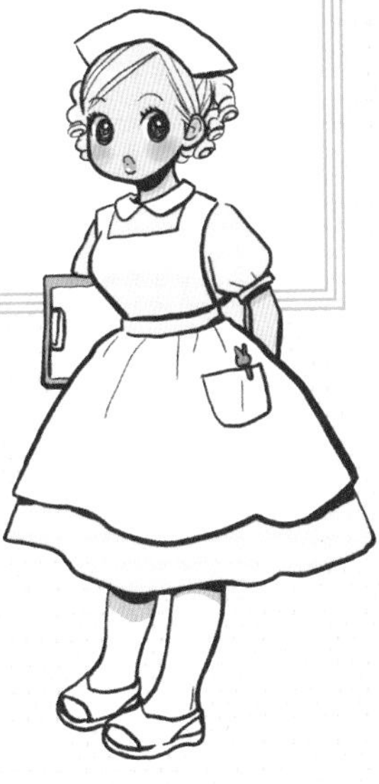

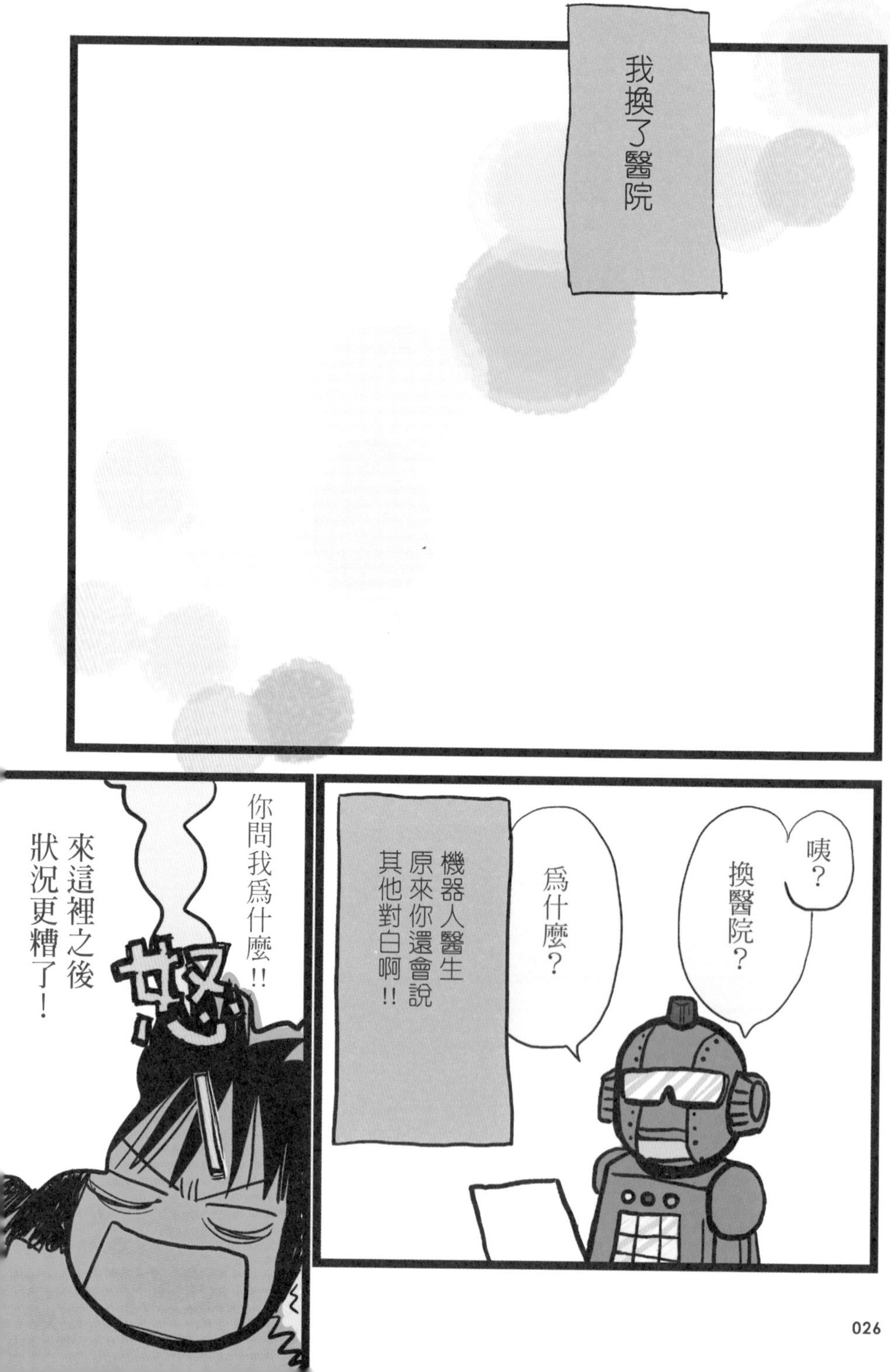
我換了醫院
咦？
換醫院？
爲什麼？
機器人醫生
原來你還會說
其他對白啊!!
你問我爲什麼!!
怒
來這裡之後
狀況更糟了！

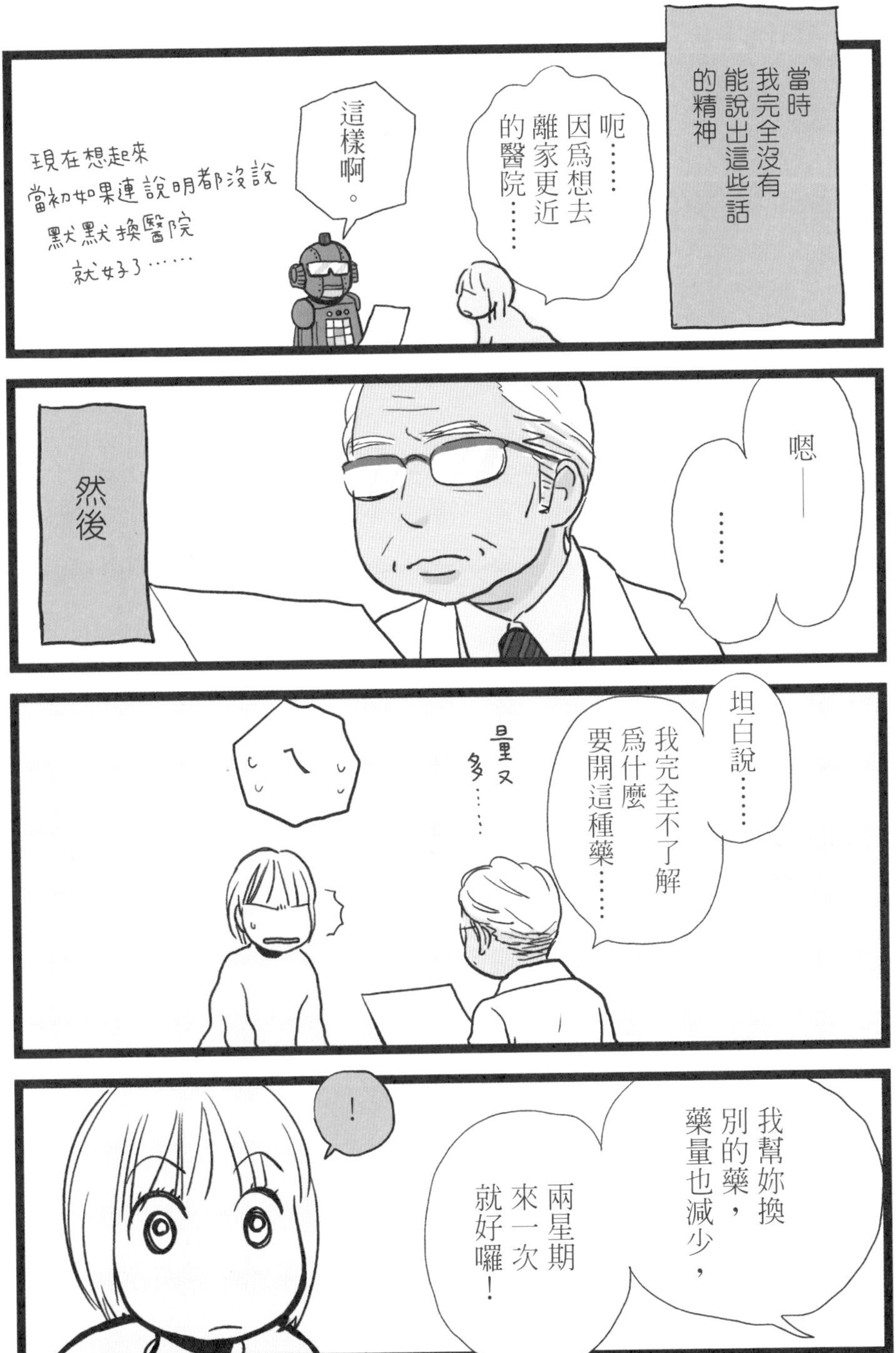
當時我完全沒有能說出這些話的精神
呃……因爲想去離家更近的醫院……
這樣啊。
現在想起來當初如果連說明都沒說默默換醫院就好了……
嗯——……
然後
坦白說……
我完全不了解爲什麼要開這種藥……
暈又多……
ㄟ
我幫妳換別的藥，藥量也減少，兩星期來一次就好囉！
！

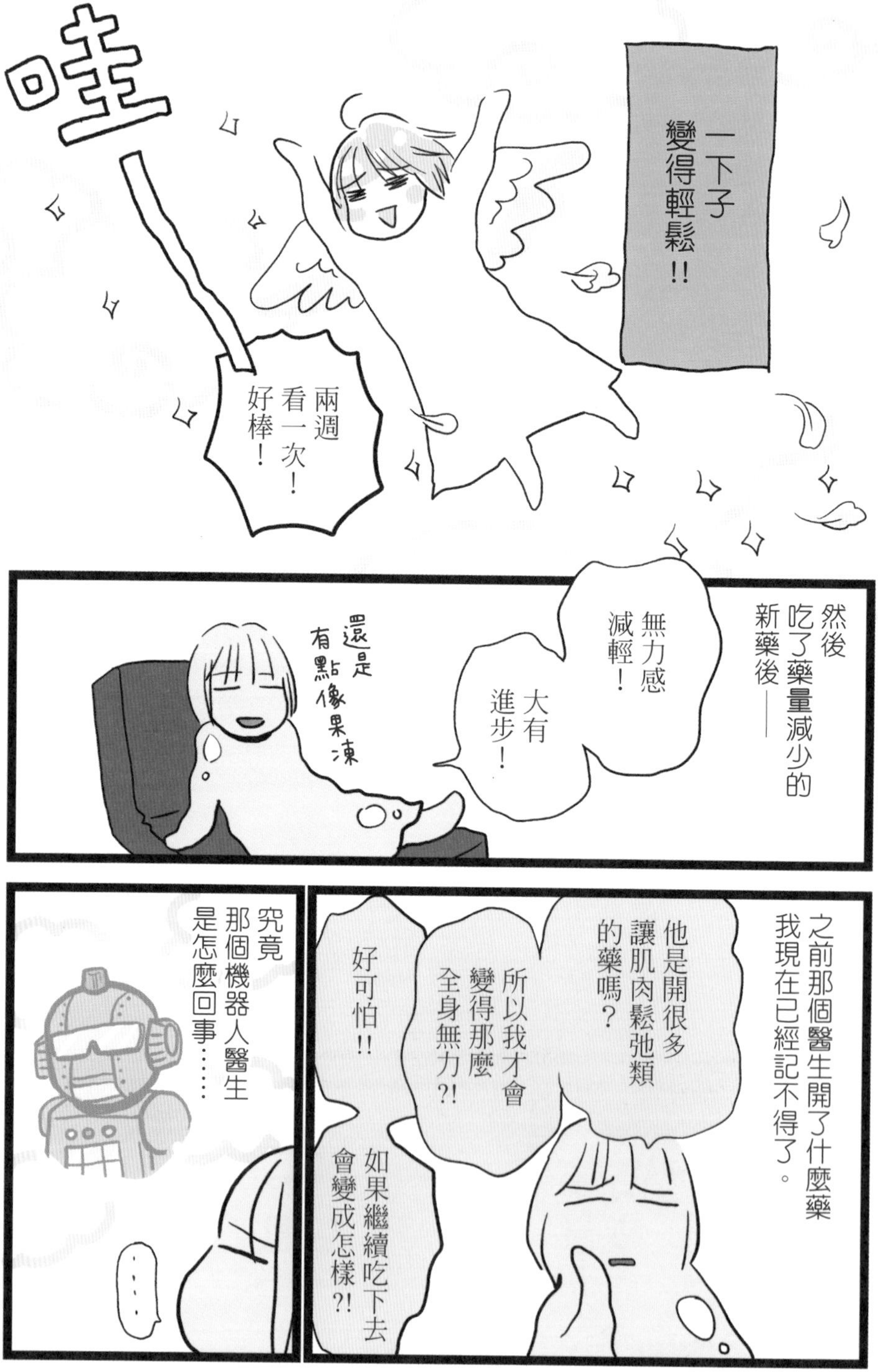
一下子變得輕鬆!!
哇—
兩週看一次!好棒!
然後吃了藥量減少的新藥後——
無力感減輕!
大有進步!
還是有點像果凍
之前那個醫生開了什麼藥我現在已經記不得了。
他是開很多讓肌肉鬆弛類的藥嗎?
所以我才會變得那麼全身無力?!
好可怕!!
如果繼續吃下去會變成怎樣?!
究竟那個機器人醫生是怎麼回事……
……

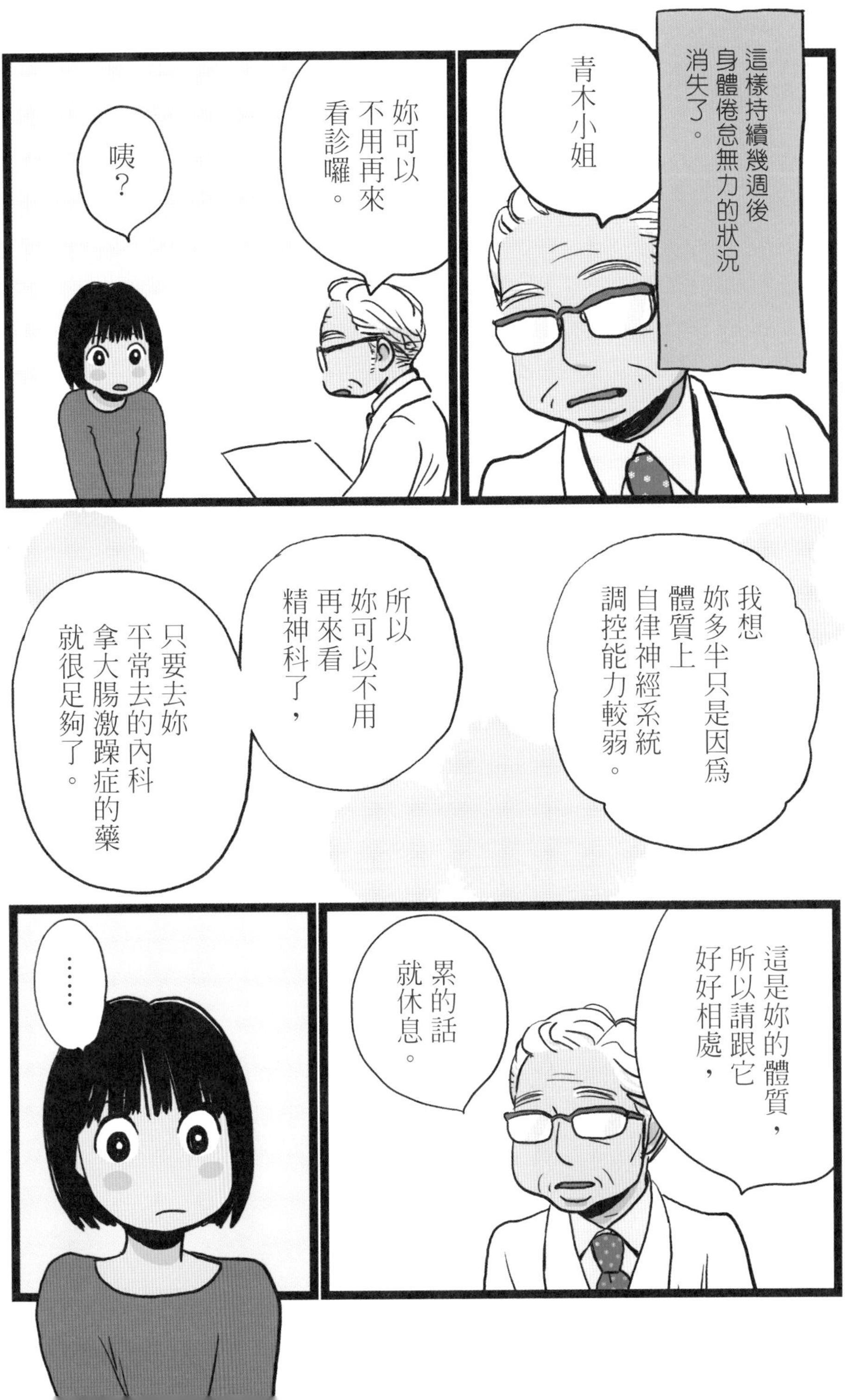
這樣持續幾週後身體倦怠無力的狀況消失了。
青木小姐
妳可以不用再來看診囉。
咦？
我想妳多半只是因爲體質上自律神經系統調控能力較弱。
所以妳可以不用再來看精神科了，
只要去妳平常去的內科拿大腸激躁症的藥就很足夠了。
這是妳的體質，所以請跟它好好相處，
累的話就休息。
……

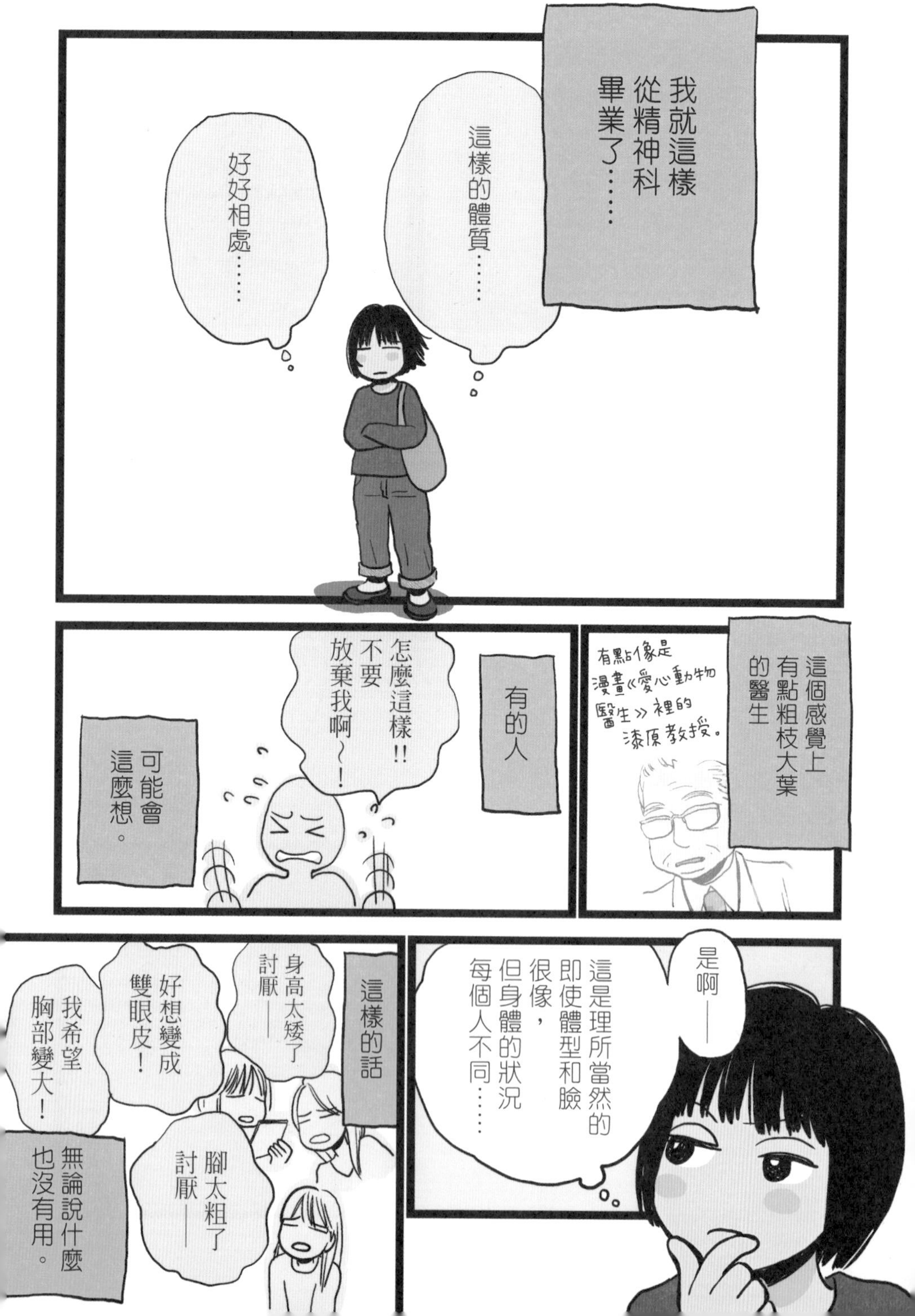
我就這樣從精神科畢業了……
這樣的體質……
好好相處……
這個感覺上有點粗枝大葉的醫生
有點像是漫畫《愛心動物醫生》裡的漆原教授。
有的人
怎麼這樣!!不要放棄我啊~!
可能會這麼想。
是啊——
這是理所當然的 即使體型和臉很像，但身體的狀況每個人不同……
這樣的話
身高太矮了討厭——
好想變成雙眼皮!
我希望胸部變大!
腳太粗了討厭——
無論說什麼也沒用。

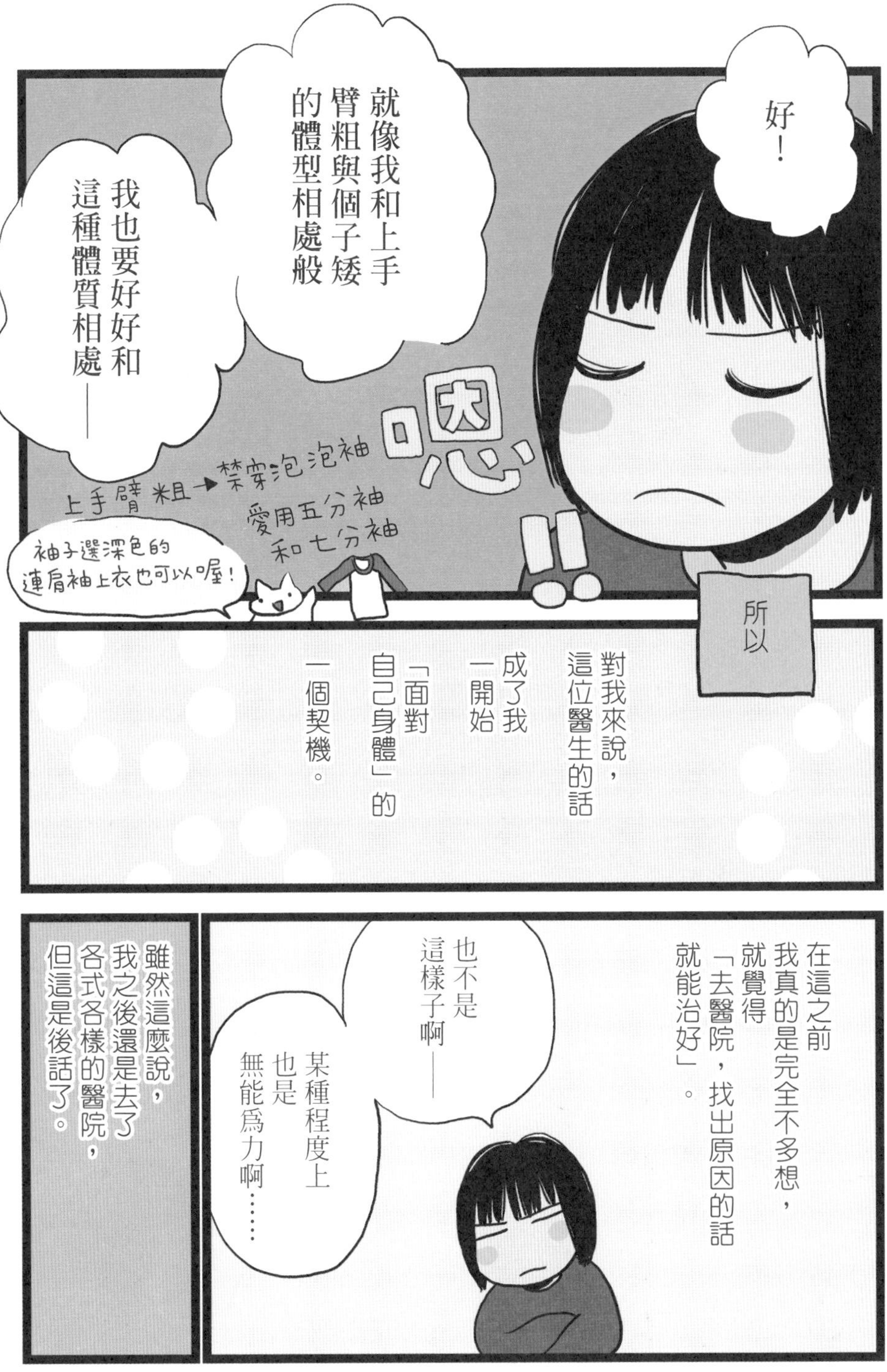

好！
就像我和上手臂粗與個子矮的體型相處般
我也要好好和這種體質相處——
嗯
上手臂粗→禁穿泡泡袖
愛用五分袖和七分袖
袖子選深色的連肩袖上衣也可以喔！
所以
對我來說，這位醫生的話成了我一開始「面對自己身體」的一個契機。
在這之前我真的是完全不多想，就覺得「去醫院，找出原因的話就能治好」。
也不是這樣子啊——
某種程度上也是無能爲力啊……
雖然這麼說，我之後還是去了各式各樣的醫院，但這是後話了。

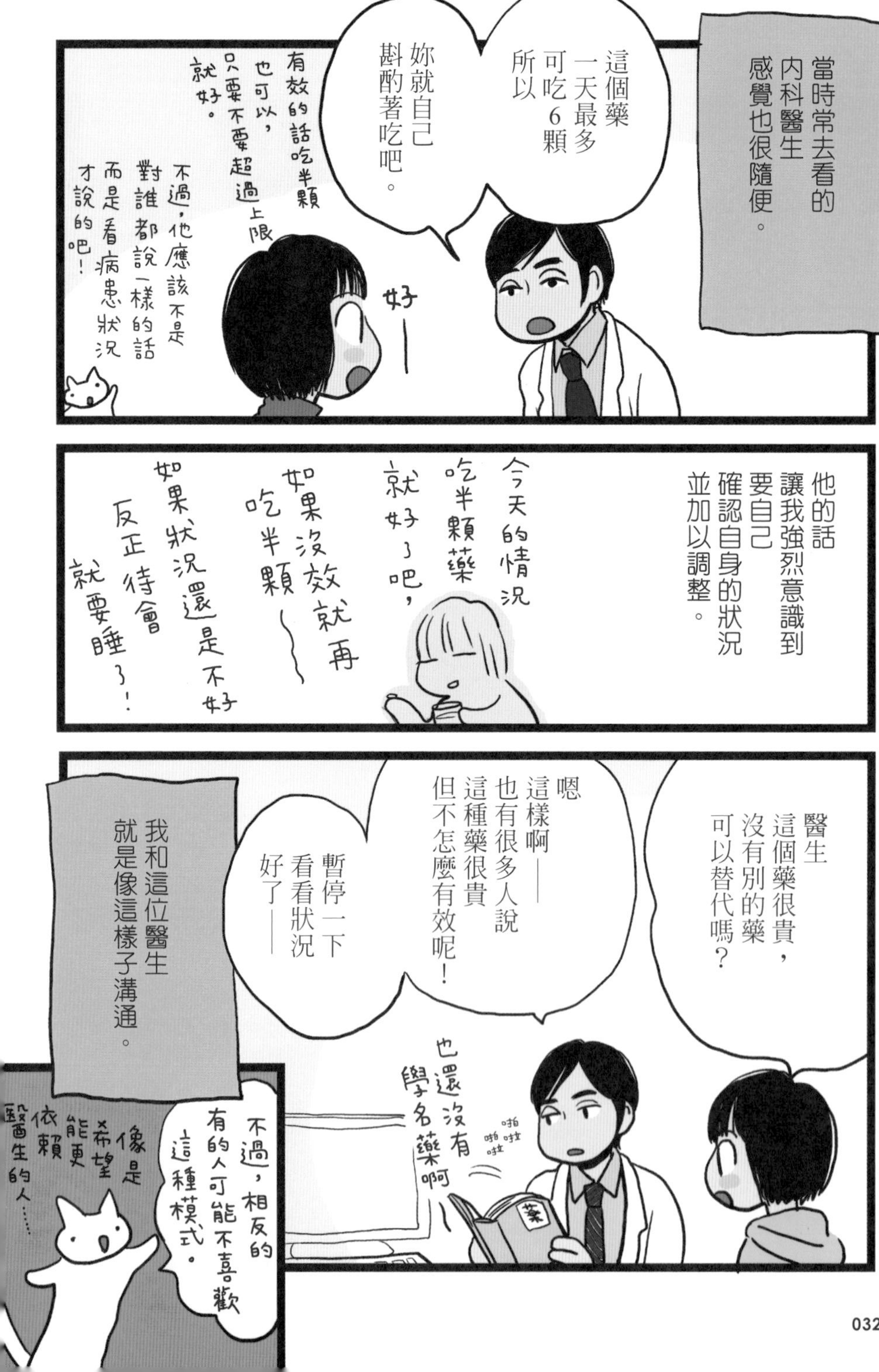
當時常去看的內科醫生感覺也很隨便。
這個藥一天最多可吃6顆所以妳就自己斟酌著吃吧。
有效的話吃半顆也可以，只要不要超過上限就好。
好——
不過，他應該不是對誰都說一樣的話而是看病患狀況才說的吧！
他的話讓我強烈意識到要自己確認自身的狀況並加以調整。
今天的情況吃半顆藥就好了吧，
如果沒效就再吃半顆～
如果狀況還是不好反正待會就要睡了！
醫生這個藥很貴，沒有別的藥可以替代嗎？
嗯這樣啊——也有很多人說這種藥很貴但不怎麼有效呢！
暫停一下看看狀況好了——
也還沒有學名藥啊
啪啦啪啦
藥
我和這位醫生就是像這樣子溝通。
不過，相反的有的人可能不喜歡這種模式。
像是希望能更依賴醫生的人……

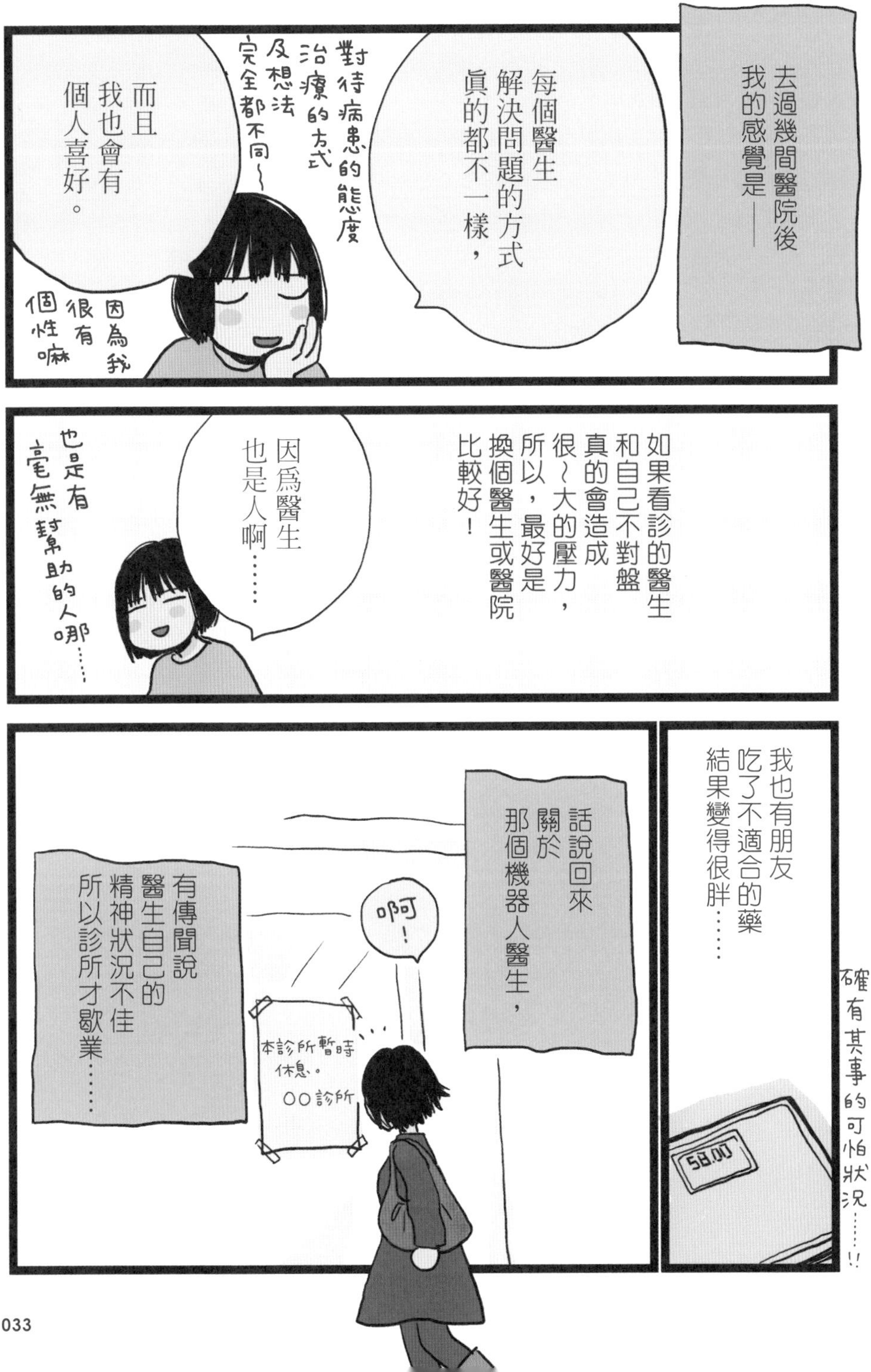
去過幾間醫院後
我的感覺是——
每個醫生
解決問題的方式
眞的都不一樣，
對待病患的態度
治療的方式
及想法
完全都不同~
而且
我也會有
個人喜好。
因為我
很有
個性嘛
如果看診的醫生
和自己不對盤
真的會造成
很~大的壓力，
所以，最好是
換個醫生或醫院
比較好！
因爲醫生
也是人啊……
也是有
毫無幫助的人哪……
我也有朋友
吃了不適合的藥
結果變得很胖……
58.00
確有其事的可怕狀況……!!
話說回來
關於
那個機器人醫生，
呵！
本診所暫時
休息。
OO診所
有傳聞說
醫生自己的
精神狀況不佳
所以診所才歇業……

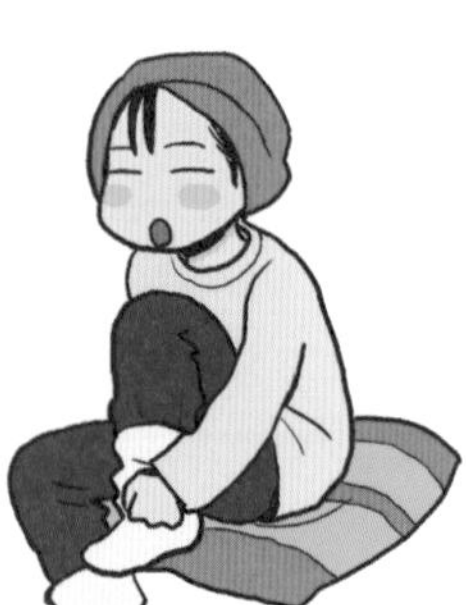

第4話

話說我的虛弱狀況

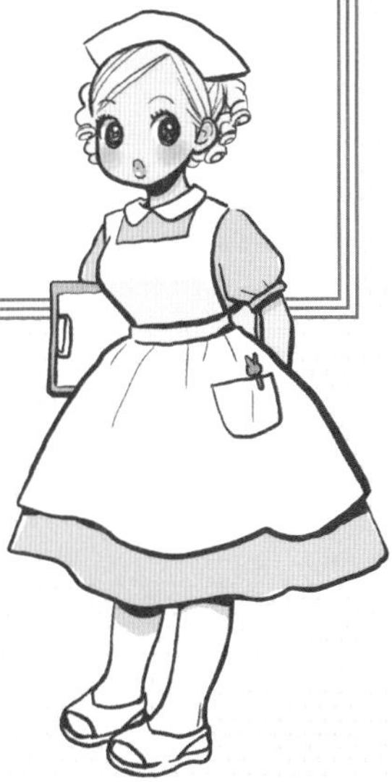

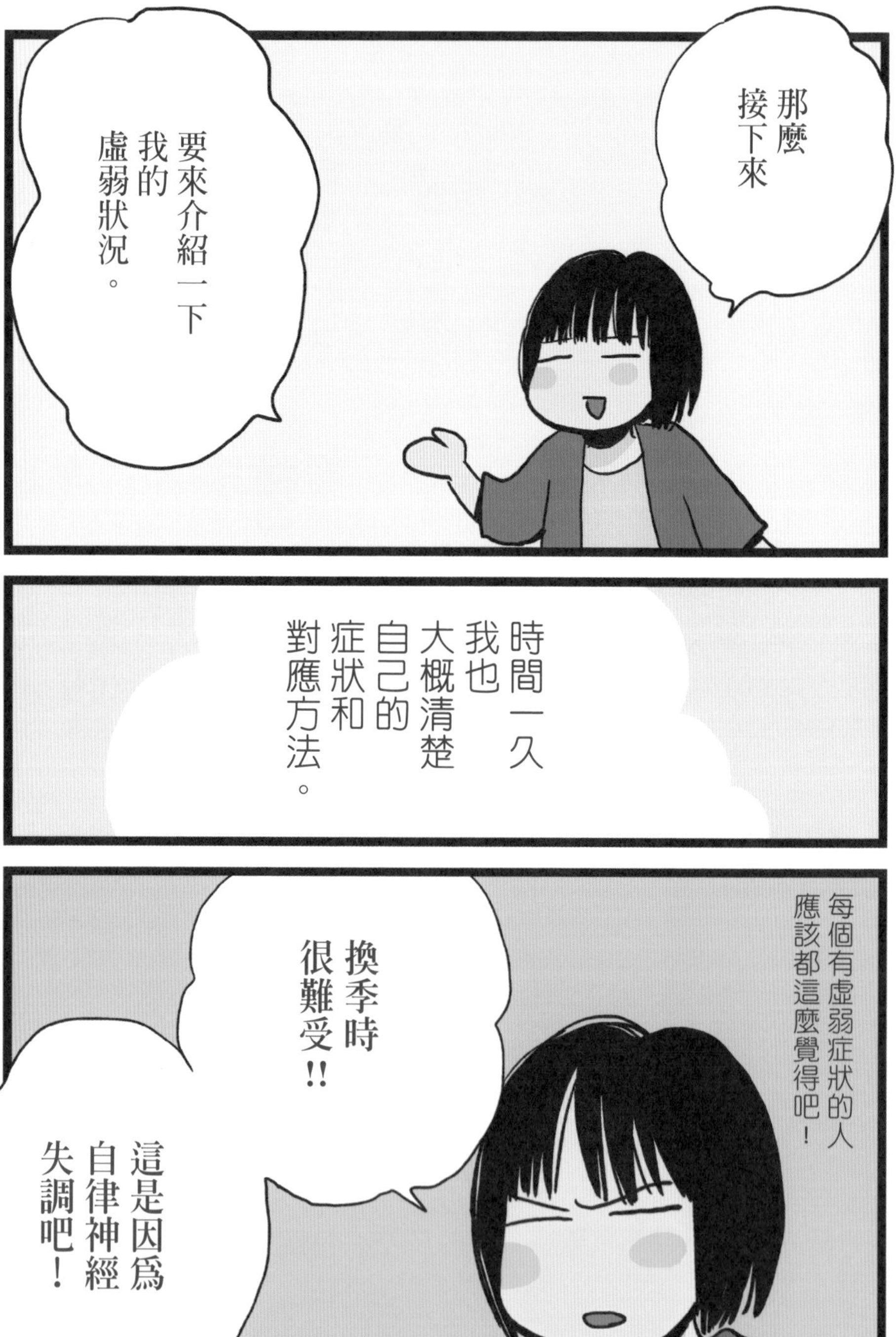
那麼接下來
要來介紹一下我的虛弱狀況。
時間一久我也大概清楚自己的症狀和對應方法。
每個有虛弱症狀的人應該都這麼覺得吧！
換季時很難受!!
這是因爲自律神經失調吧！

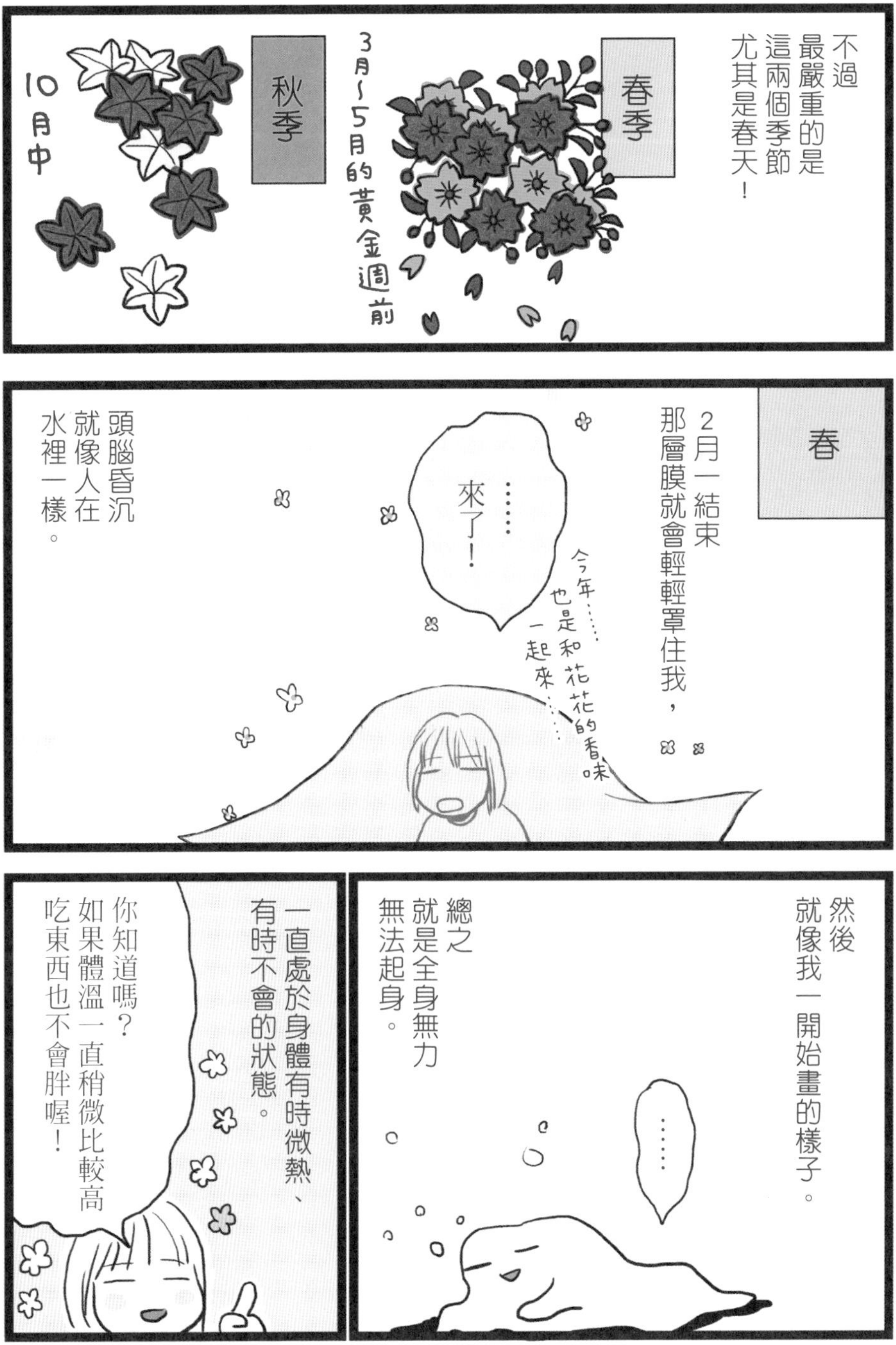
不過
最嚴重的是
這兩個季節
尤其是春天！
春季
3月～5月的黃金週前
秋季
10月中
春
2月一結束
那層膜就會輕輕罩住我，
今年……
也是和花花的香味
一起來……
……來了！
頭腦昏沉
就像人在
水裡一樣。
然後
就像我一開始畫的樣子。
總之
就是全身無力
無法起身。
……
一直處於身體有時微熱、
有時不會的狀態。
你知道嗎？
如果體溫一直稍微比較高
吃東西也不會胖喔！

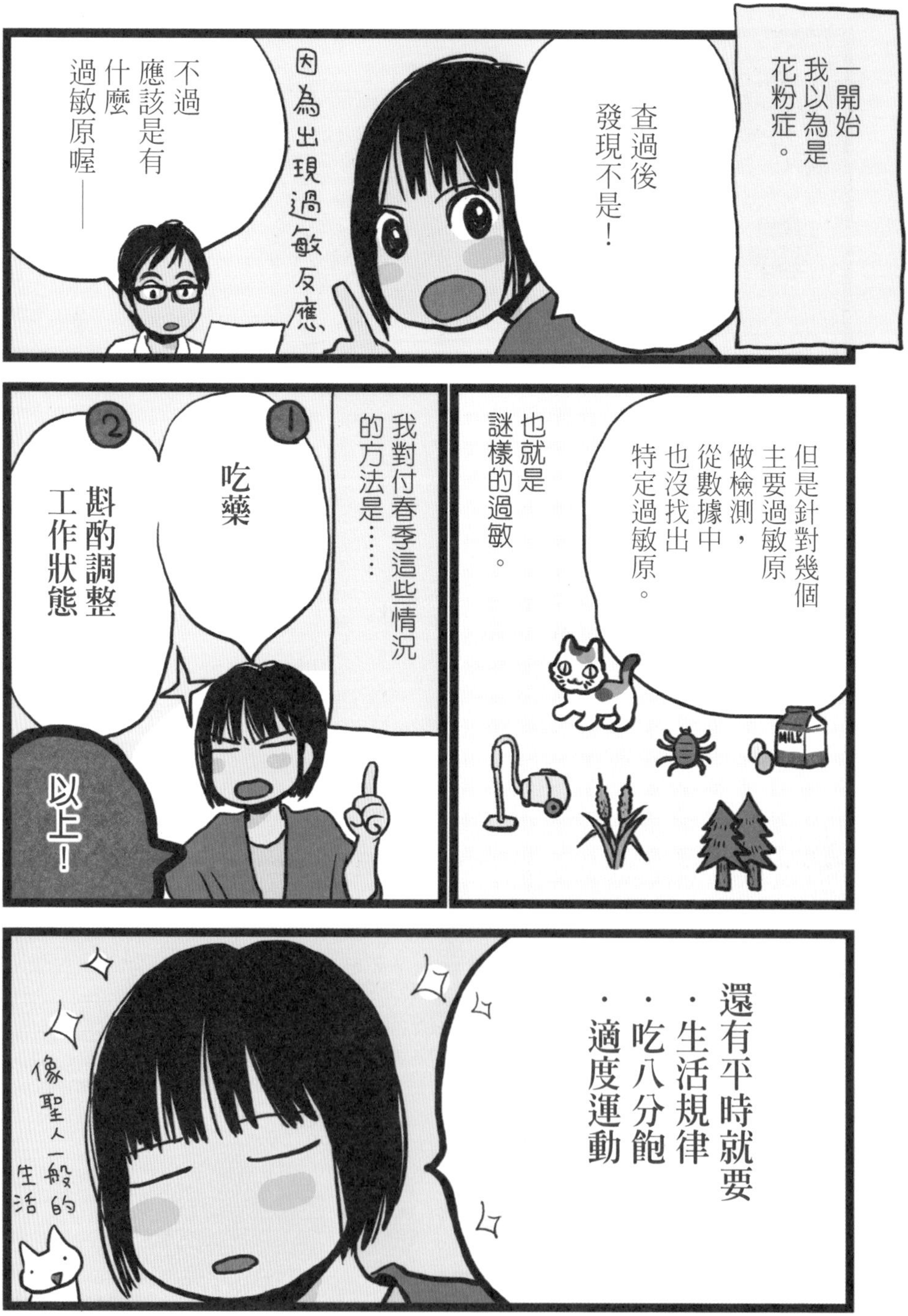
一開始我以為是花粉症。
查過後發現不是！
因為出現過敏反應
不過應該是有什麼過敏原喔——
但是針對幾個主要過敏原做檢測，從數據中也沒找出特定過敏原。
也就是謎樣的過敏。
MILK
我對付春季這些情況的方法是……
① 吃藥
② 斟酌調整工作狀態
以上！
還有平時就要
·生活規律
·吃八分飽
·適度運動
像聖人一般的生活

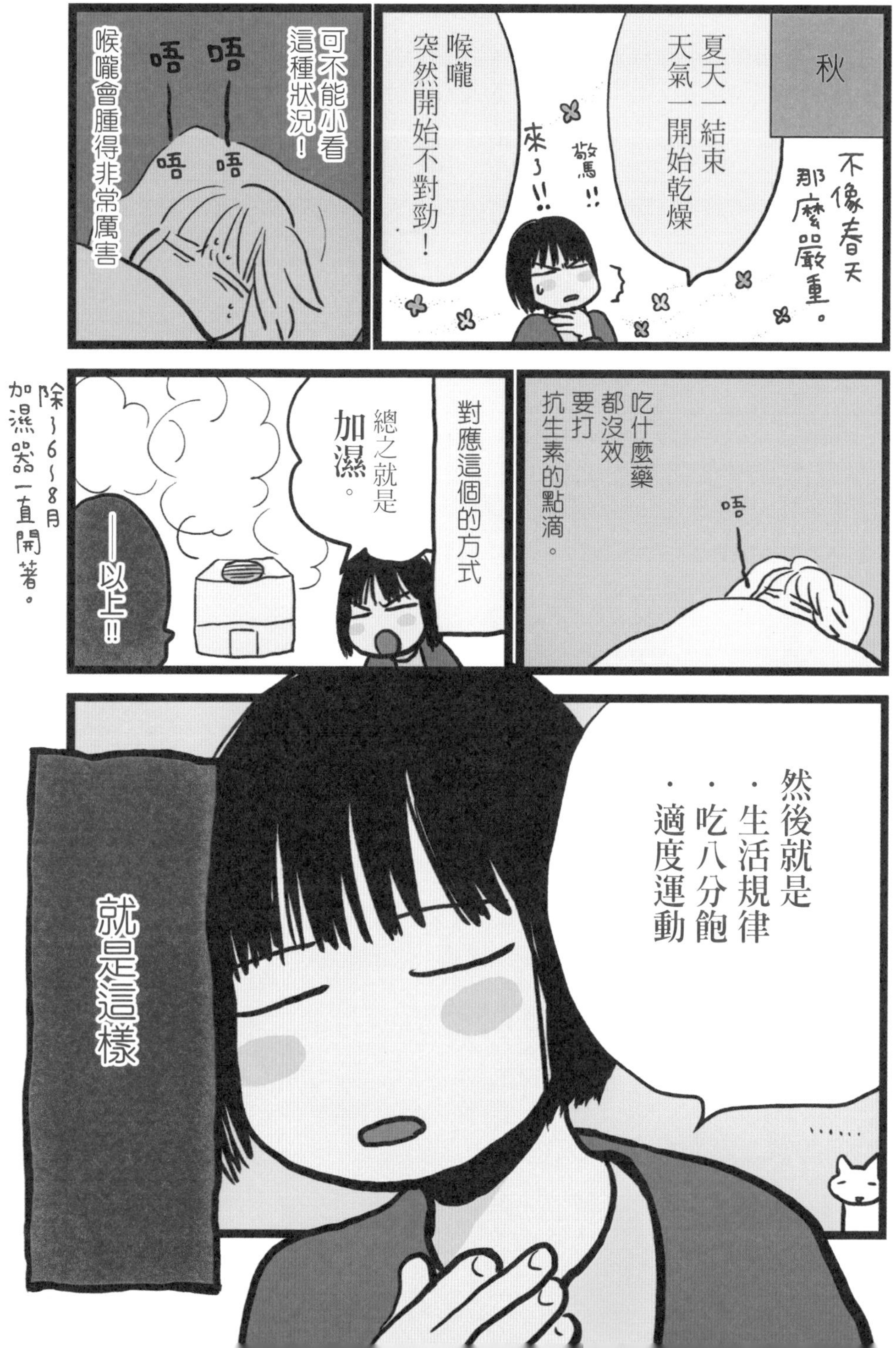
秋
不像春天那麼嚴重。
夏天一結束天氣一開始乾燥
喉嚨突然開始不對勁！
驚!!
來了!!
可不能小看這種狀況！
唔 唔
唔 唔
喉嚨會腫得非常厲害
吃什麼藥都沒效要打抗生素的點滴。
唔
對應這個的方式
總之就是加濕。
—以上!!
除了6～8月加濕器一直開著。
然後就是
・生活規律
・吃八分飽
・適度運動
就是這樣
……

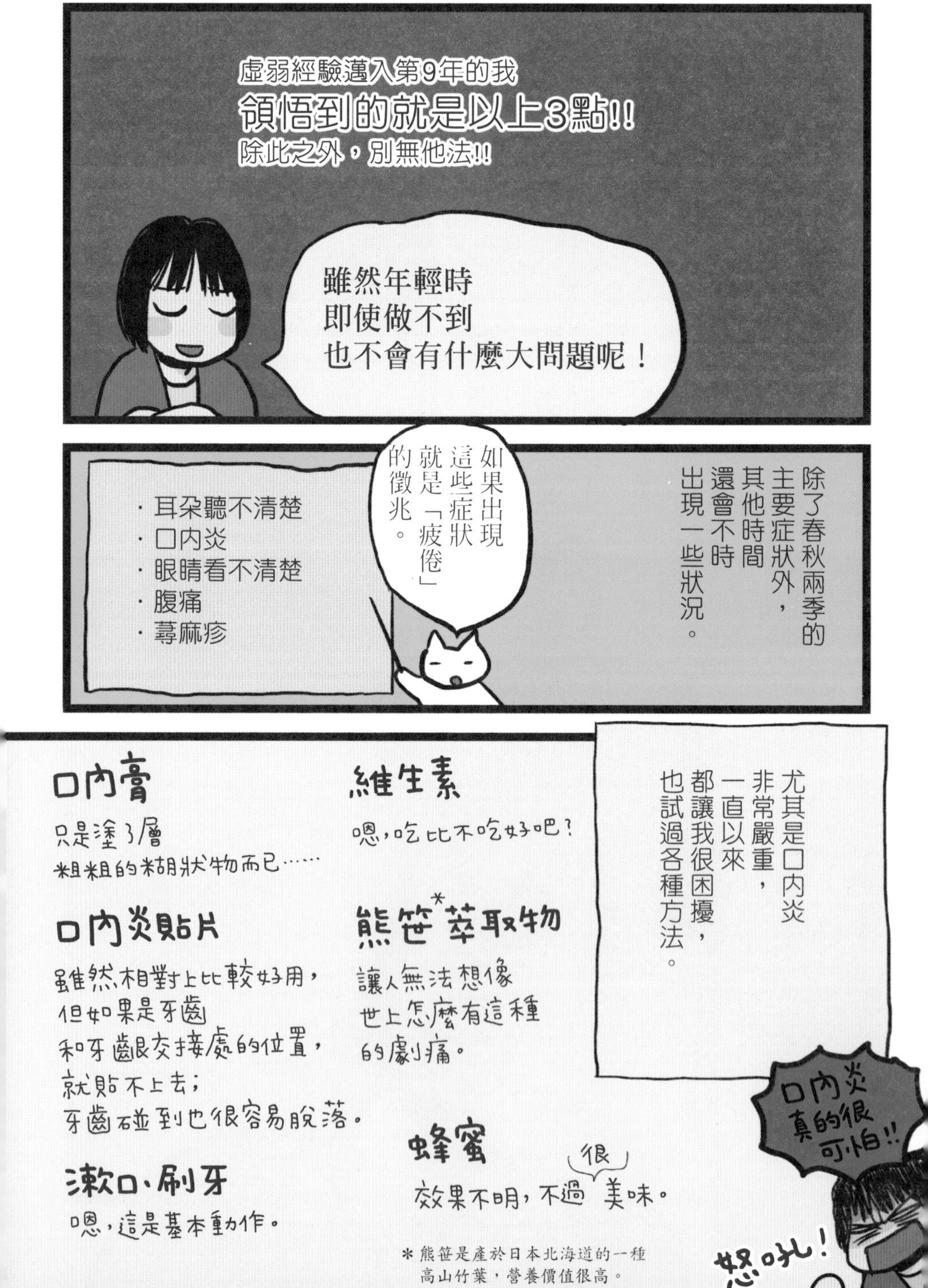
虛弱經驗邁入第9年的我
領悟到的就是以上3點!!
除此之外，別無他法!!
雖然年輕時
即使做不到
也不會有什麼大問題呢！
除了春秋兩季的主要症狀外，其他時間還會不時出現一些狀況。
如果出現這些症狀就是「疲倦」的徵兆。
·耳朵聽不清楚
·口內炎
·眼睛看不清楚
·腹痛
·蕁麻疹
尤其是口內炎非常嚴重，一直以來都讓我很困擾，也試過各種方法。
口內膏
只是塗了層
粗粗的糊狀物而已……
維生素
嗯，吃比不吃好吧？
口內炎貼片
雖然相對上比較好用，
但如果是牙齒
和牙齦交接處的位置，
就貼不上去；
牙齒碰到也很容易脫落。
熊笹*萃取物
讓人無法想像
世上怎麼有這種
的劇痛。
蜂蜜
效果不明，不過很美味。
漱口、刷牙
嗯，這是基本動作。
口內炎真的很可怕!!
怒吼！
* 熊笹是產於日本北海道的一種
高山竹葉，營養價值很高。

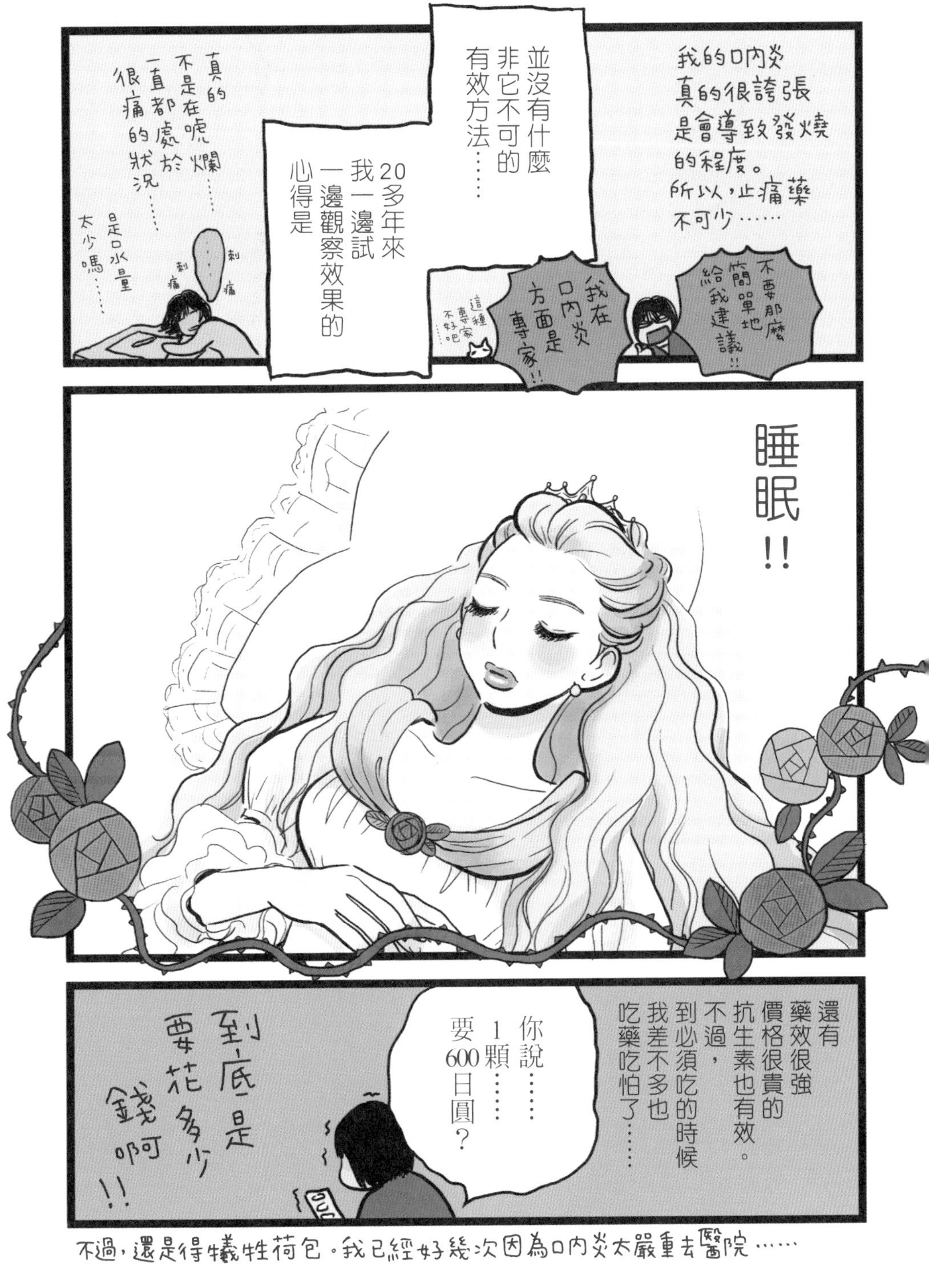
我的口內炎真的很誇張是會導致發燒的程度。所以，止痛藥不可少……
不要那麼簡單地給我建議!!
我在口內炎方面是專家!!
這種專家不好吧
並沒有什麼非它不可的有效方法……
20多年來我一邊試一邊觀察效果的心得是
真的不是在唬爛
一直都處於很痛的狀況……
是口水量太少嗎……
刺痛
刺痛
睡眠!!
還有藥效很強價格很貴的抗生素也有效。
不過，到必須吃的時候我差不多也吃藥吃怕了……
你說……1顆……要600日圓？
到底是要花多少錢啊!!

不過，還是得犧牲荷包。我已經好幾次因為口內炎太嚴重去醫院……

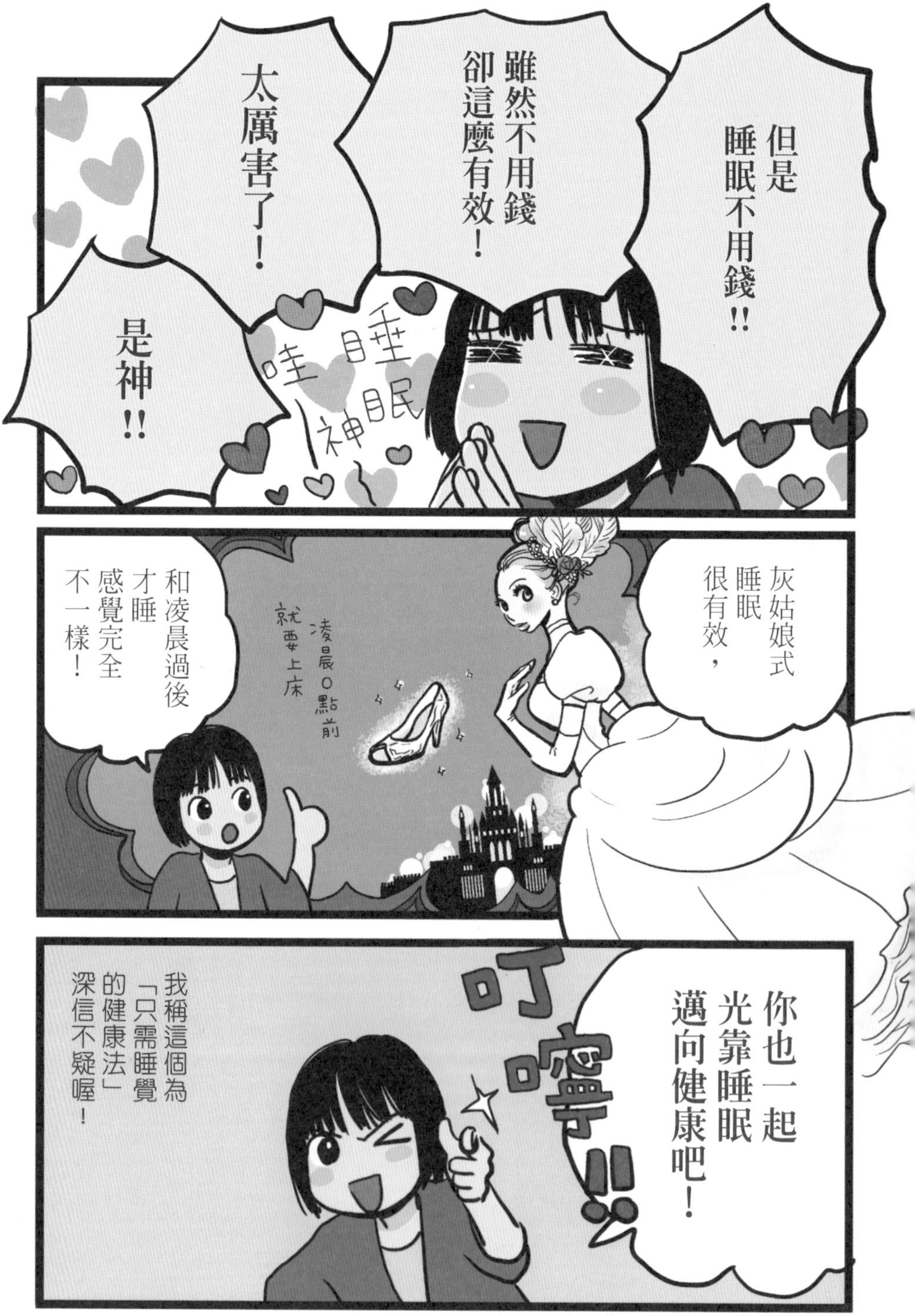
但是
睡眠不用錢!!
雖然不用錢
卻這麼有效！
太厲害了！
是神!!
哇 睡眠神
灰姑娘式
睡眠
很有效，
凌晨0點前
就要上床
和凌晨過後
才睡
感覺完全
不一樣！
你也一起
光靠睡眠
邁向健康吧！
叮嚀!!
我稱這個為
「只需睡覺
的健康法」
深信不疑喔！

不過

現在我才想到，灰姑娘
不是剛好趕在凌晨0點回到家嗎？
回到家後，她還要卸妝、做這做那
等到要睡覺時，差不多是2點了吧？
這可不行。

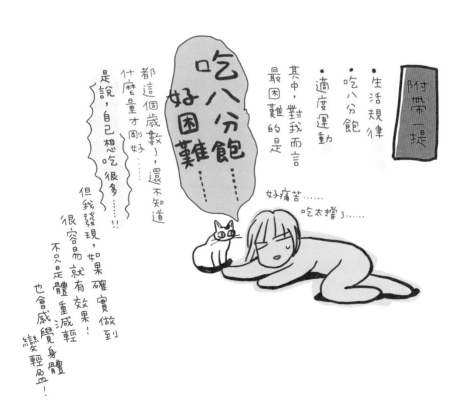

附帶一提

- 生活規律
- 吃八分飽
- 適度運動

其中，對我而言最困難的是

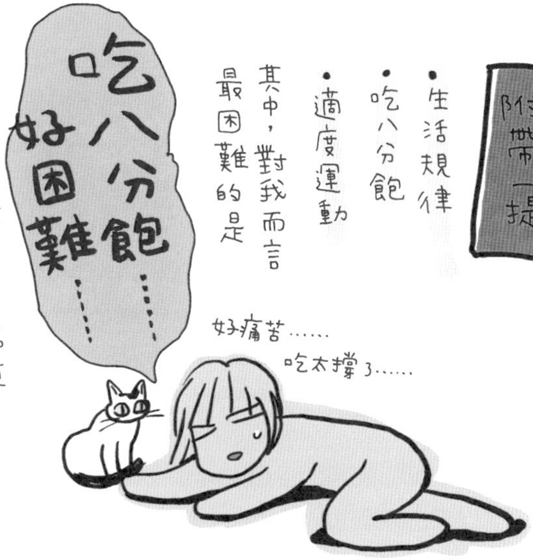

都這個歲數了，還不知道什麼量才剛好……

是說，自己想吃很多……!!

但我發現，如果確實做到
很容易就有效果！
不只是體重減輕
也會感覺身體變輕盈！

與口內炎的戰爭……

口內炎貼片
Aftach A

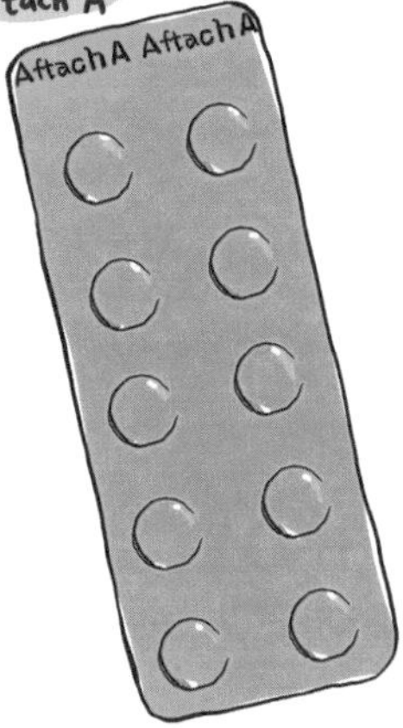

貼上後，它會變成果凍狀包覆
住傷口，真是好物!!
雖然不太好貼啦。
藥局買得到，去醫院看診
也會給。

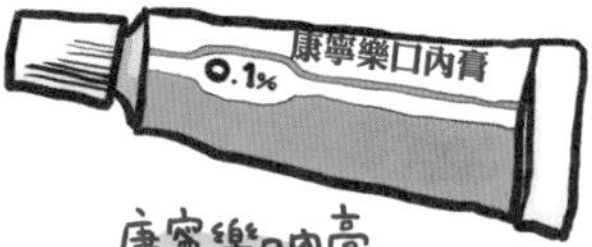

康寧樂口內膏
(Kenalog)

每——個人都推薦它，
不過，我從來都不覺得它有效……

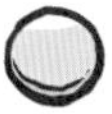

維生素

以B群和C為主。
我覺得DHC的維生素CP值很高。
外國的產品雖然便宜，
但顆粒也很大，很難吞～!!

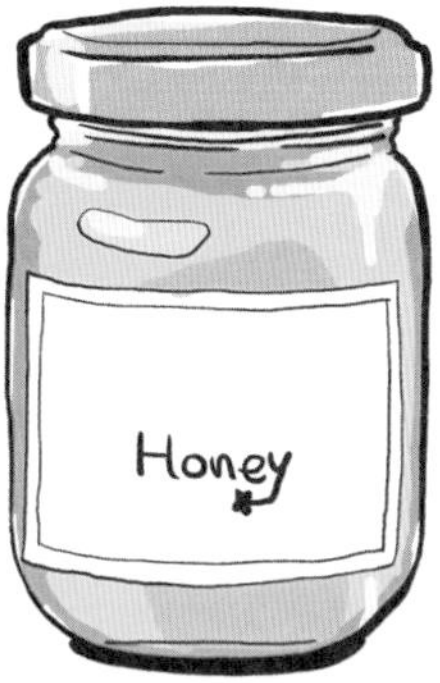

蜂蜜

雖然常聽說塗在傷口上很好
但很刺耶～～～～。
我真的不知道有沒有效，
不過很美味。

第5話

睡眠是……神?!

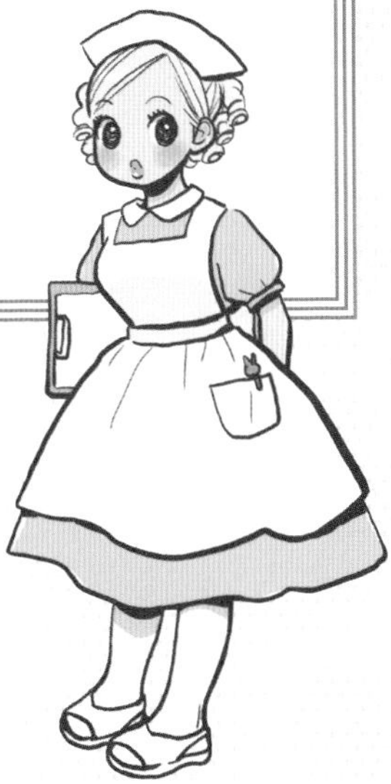

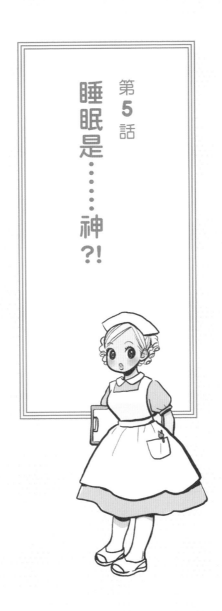

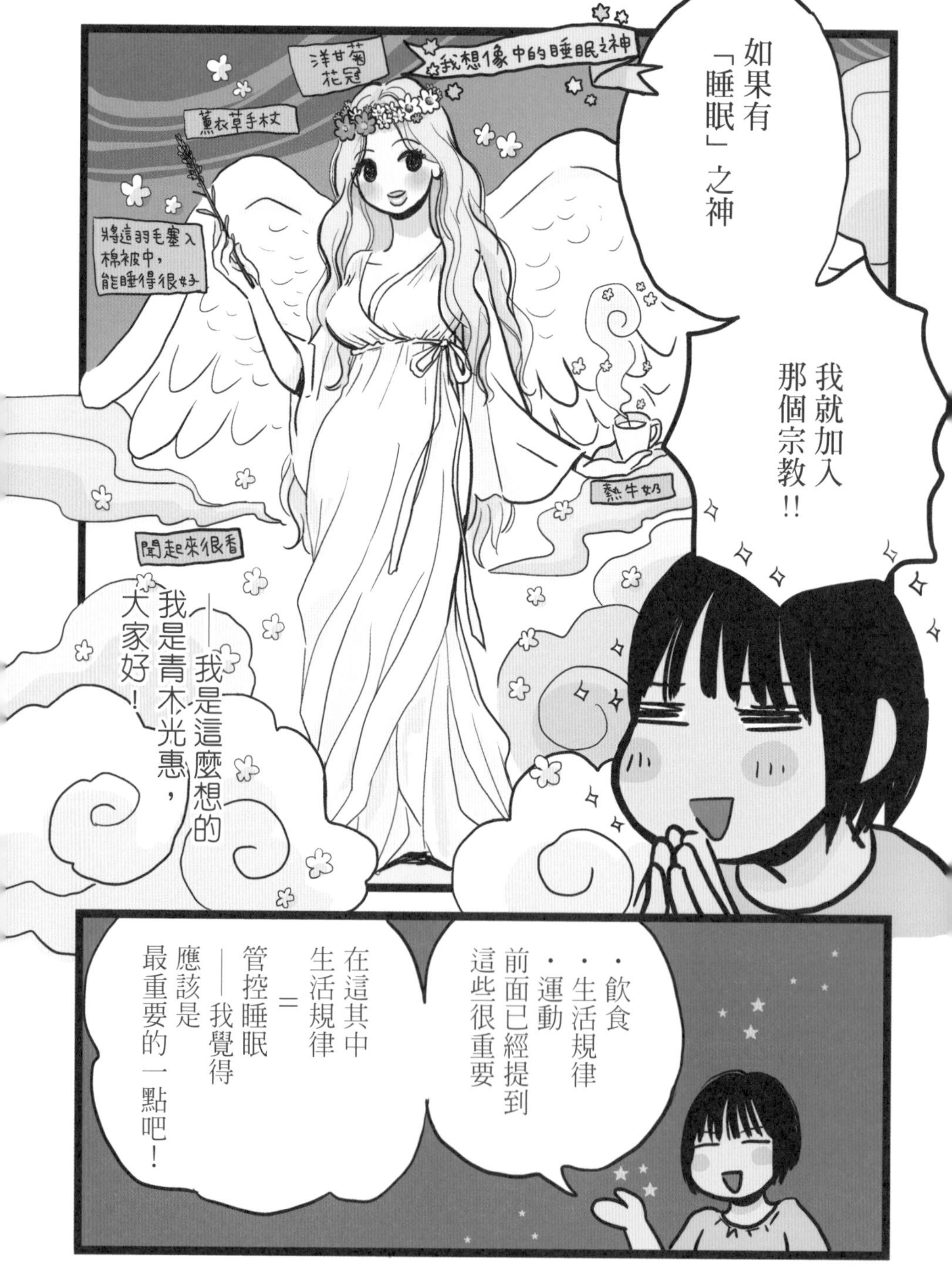
如果有「睡眠」之神
我就加入那個宗教!!
我想像中的睡眠之神
洋甘菊花冠
薰衣草手杖
將這羽毛塞入棉被中，能睡得很好
熱牛奶
聞起來很香
──我是這麼想的
大家好！我是青木光惠，
・飲食
・生活規律
・運動
前面已經提到這些很重要
在這其中
生活規律
＝
管控睡眠
──我覺得
應該是最重要的一點吧！

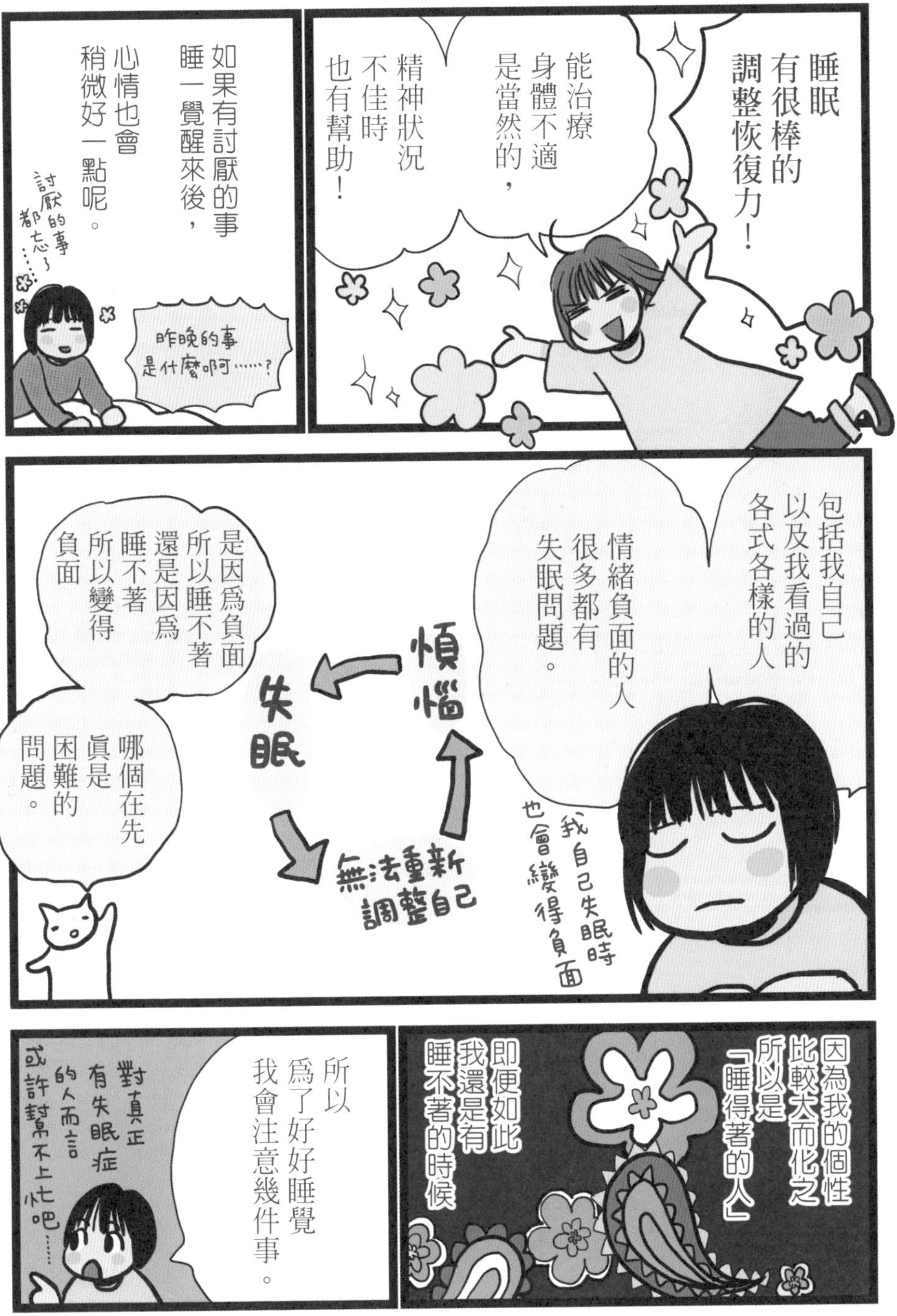

睡眠
有很棒的
調整恢復力！
能治療
身體不適
是當然的，
精神狀況
不佳時
也有幫助！
如果有討厭的事
睡一覺醒來後，
心情也會
稍微好一點呢。
討厭的事都忘～……
昨晚的事是什麼啊……？
包括我自己
以及我看過的
各式各樣的人
情緒負面的人
很多都有
失眠問題。
我自己失眠時
也會變得負面
煩惱
失眠
無法重新調整自己
是因爲負面
所以睡不著
還是因爲
睡不著
所以變得
負面
哪個在先
眞是
困難的
問題。
因為我的個性
比較大而化之
所以是
「睡得著的人」
即便如此
我還是有
睡不著的時候
所以
爲了好好睡覺
我會注意幾件事。
對真正有失眠症的人而言
或許幫不上忙吧……

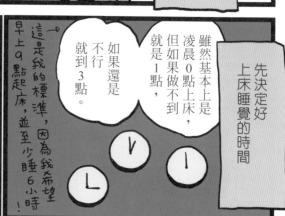

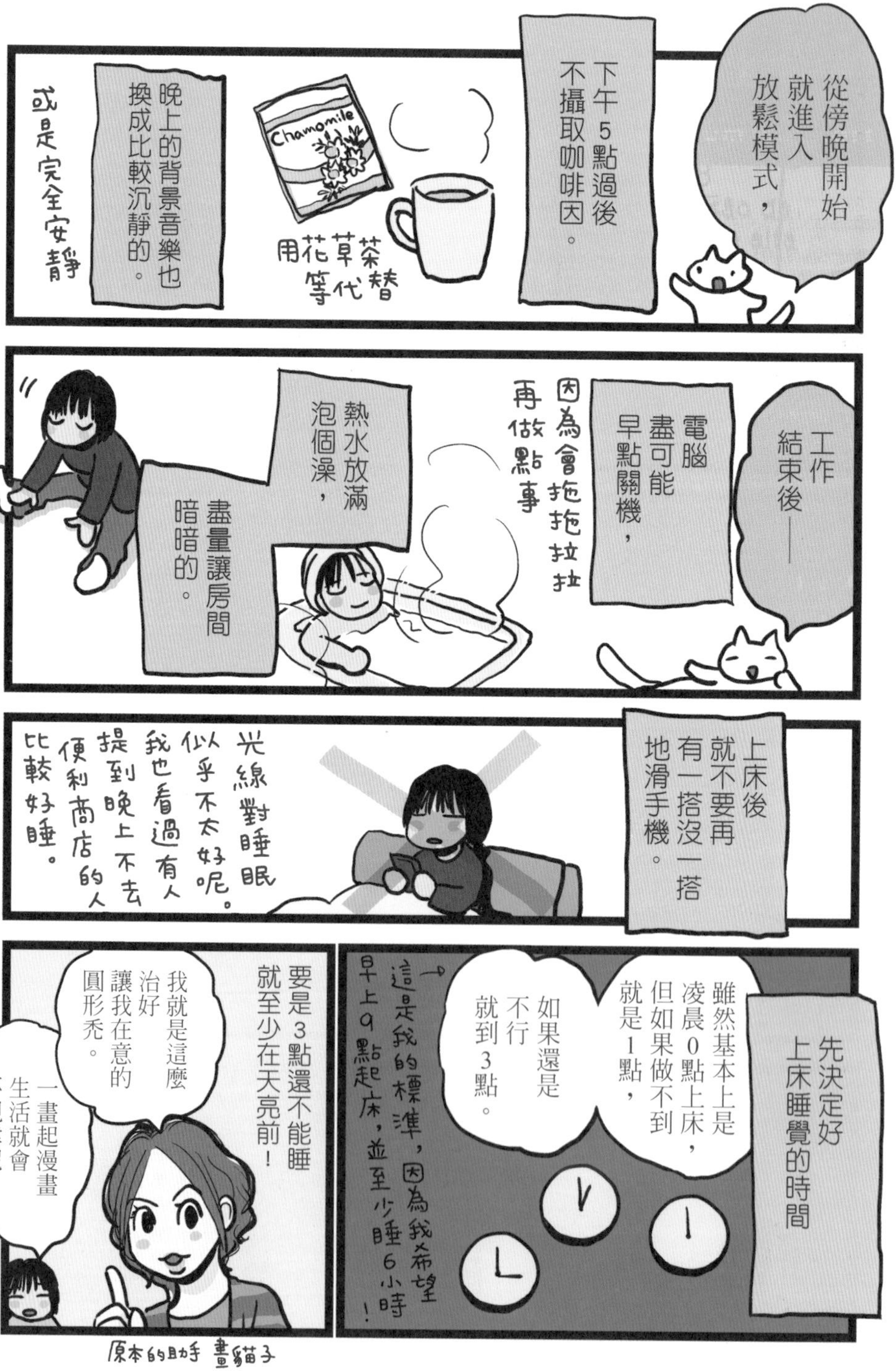

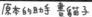

從傍晚開始就進入放鬆模式，
下午5點過後不攝取咖啡因。
用花草茶等代替
Chamomile
晚上的背景音樂也換成比較沉靜的。
或是完全安靜
工作結束後——
電腦盡可能早點關機，
因為會拖拖拉拉再做點事
熱水放滿泡個澡，
盡量讓房間暗暗的。
上床後就不要再有一搭沒一搭地滑手機。
光線對睡眠似乎不太好呢。
我也看過有人提到晚上不去便利商店的人比較好睡。
先決定好上床睡覺的時間
雖然基本上是凌晨0點上床，但如果做不到就是1點，
如果還是不行就到3點。
這是我的標準，因為我希望早上9點起床，並至少睡6小時！
要是3點還不能睡就至少在天亮前！
我就是這麼治好讓我在意的圓形禿。
一畫起漫畫生活就會不規律呢～

原本的助手 畫貓子

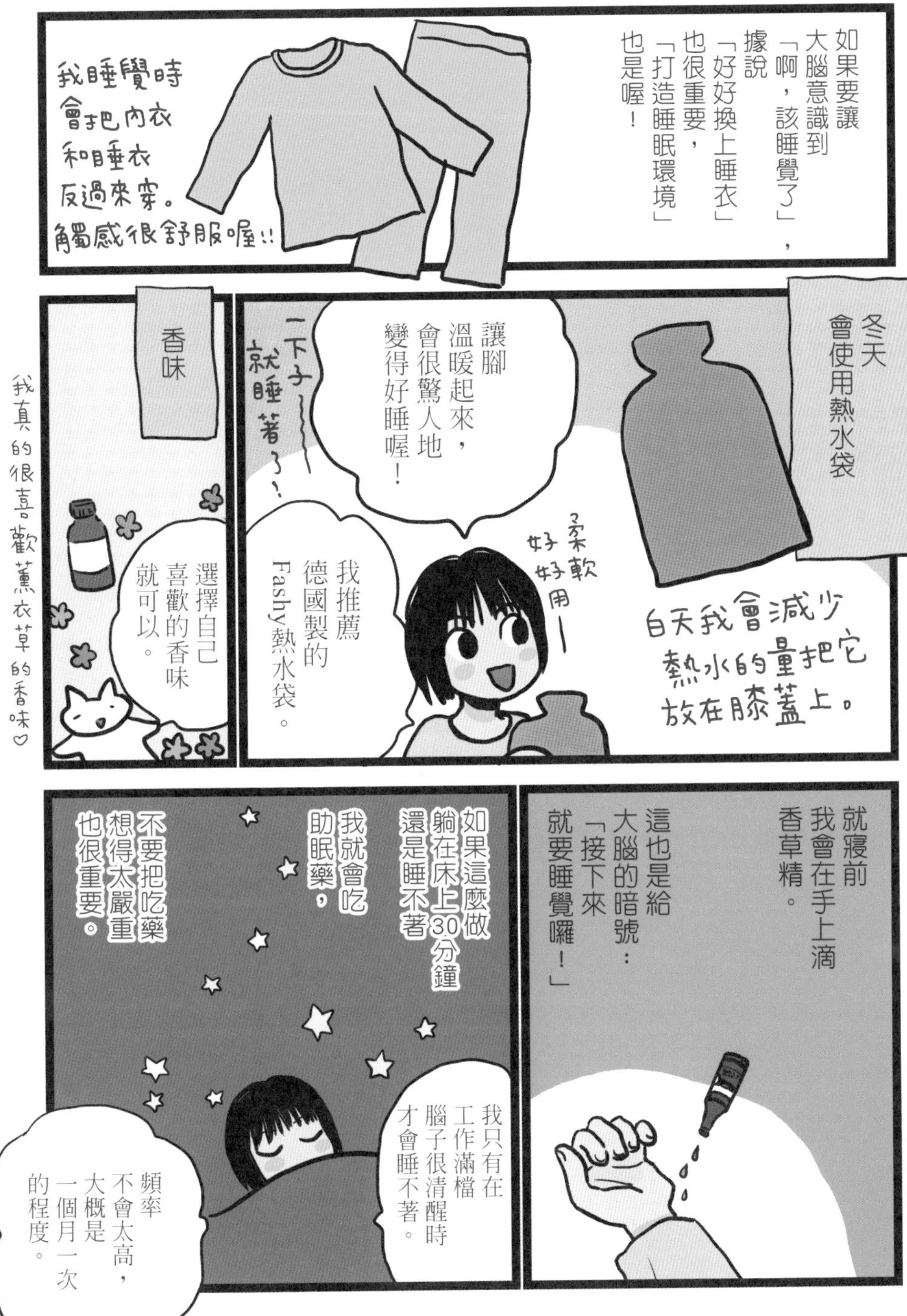
如果要讓大腦意識到「啊，該睡覺了」，據說「好好換上睡衣」也很重要，「打造睡眠環境」也是喔！
我睡覺時會把內衣和睡衣反過來穿。觸感很舒服喔!!
冬天會使用熱水袋
讓腳溫暖起來，會很驚人地變得好睡喔！
一下子就睡著了~
好柔軟好用—
我推薦德國製的Fashy熱水袋。
白天我會減少熱水的量把它放在膝蓋上。
香味
選擇自己喜歡的香味就可以。
我真的很喜歡薰衣草的香味♡
就寢前我會在手上滴香草精。
這也是給大腦的暗號：「接下來就要睡覺囉！」
如果這麼做躺在床上30分鐘還是睡不著
我就會吃助眠藥，
不要把吃藥想得太嚴重也很重要。
我只有在工作滿檔腦子很清醒時才會睡不著。
頻率不會太高，大概是一個月一次的程度。

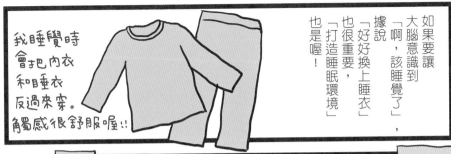

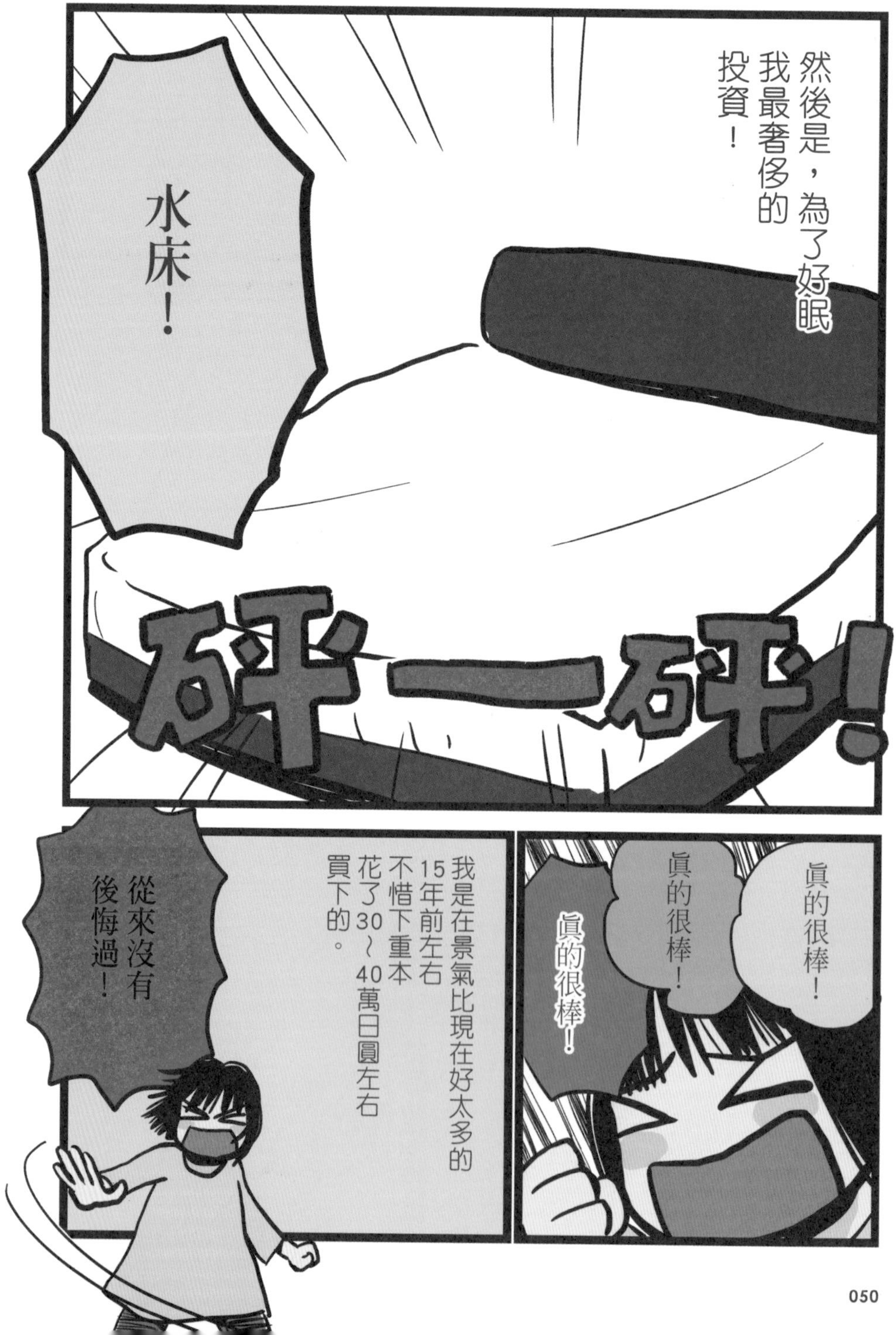

然後是，為了好眠我最奢侈的投資！
水床！
砰—砰！
眞的很棒！
眞的很棒！
眞的很棒！
我是在景氣比現在好太多的15年前左右不惜下重本花了30～40萬日圓左右買下的。
從來沒有後悔過！

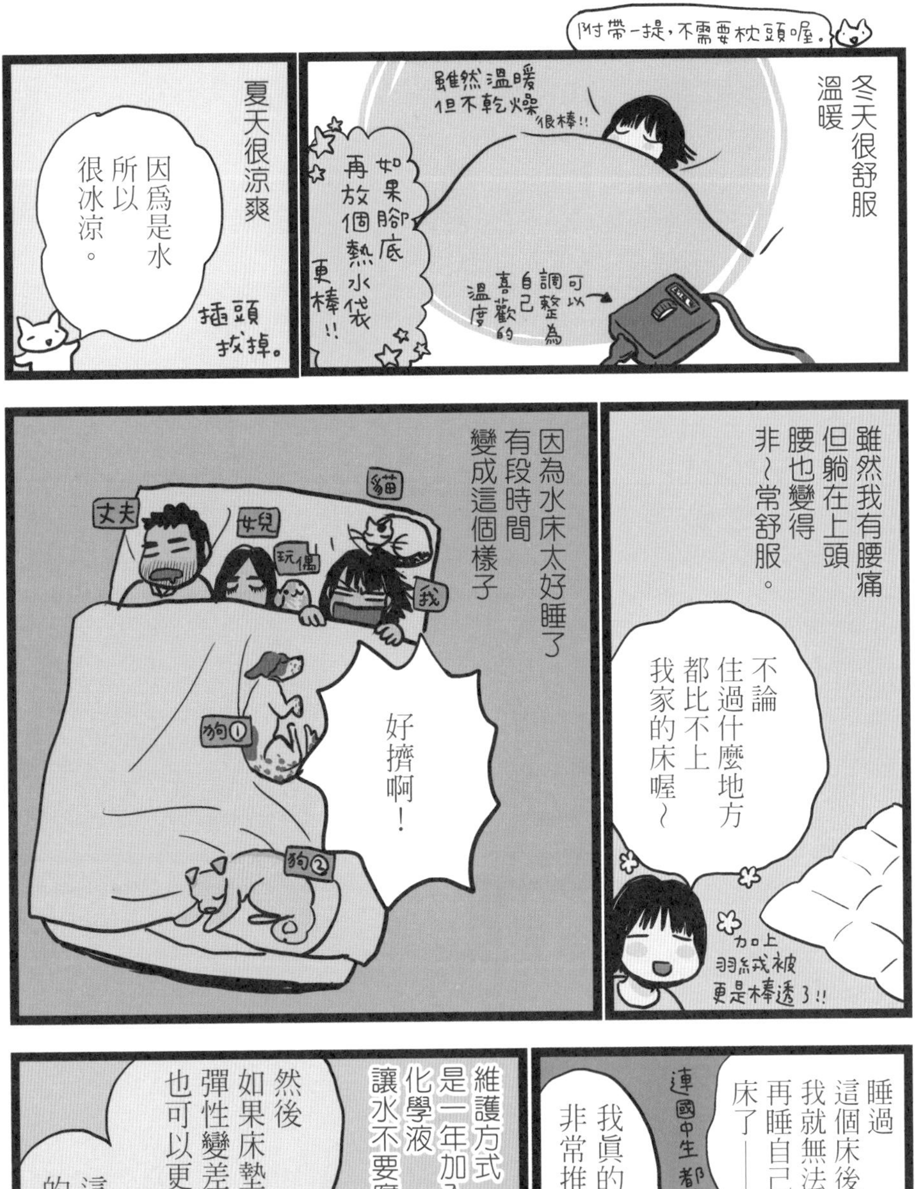
附帶一提，不需要枕頭喔。
冬天很舒服溫暖
雖然溫暖但不乾燥
很棒!!
如果腳底再放個熱水袋更棒!!
可以調整為自己喜歡的溫度
夏天很涼爽
因爲是水所以很冰涼。
插頭拔掉。
雖然我有腰痛但躺在上頭腰也變得非～常舒服。
不論住過什麼地方都比不上我家的床喔～
加上羽絨被更是棒透了!!
因為水床太好睡了有段時間變成這個樣子
丈夫
女兒
玩偶
貓
我
狗①
狗②
好擠啊！
睡過這個床後我就無法再睡自己的床了——
我真的非常推薦！
連國中生都這麼說
女兒
維護方式是一年加入一次化學液讓水不要腐臭。
然後如果床墊彈性變差也可以更換，這點和普通的床一樣。

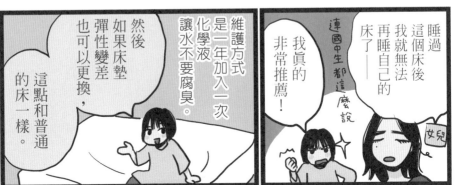

我用了15年，換過一次床墊。然後，老實說，我家沒有每年加入化學液……。
大概是2～3年一次。好孩子不要學喔☆

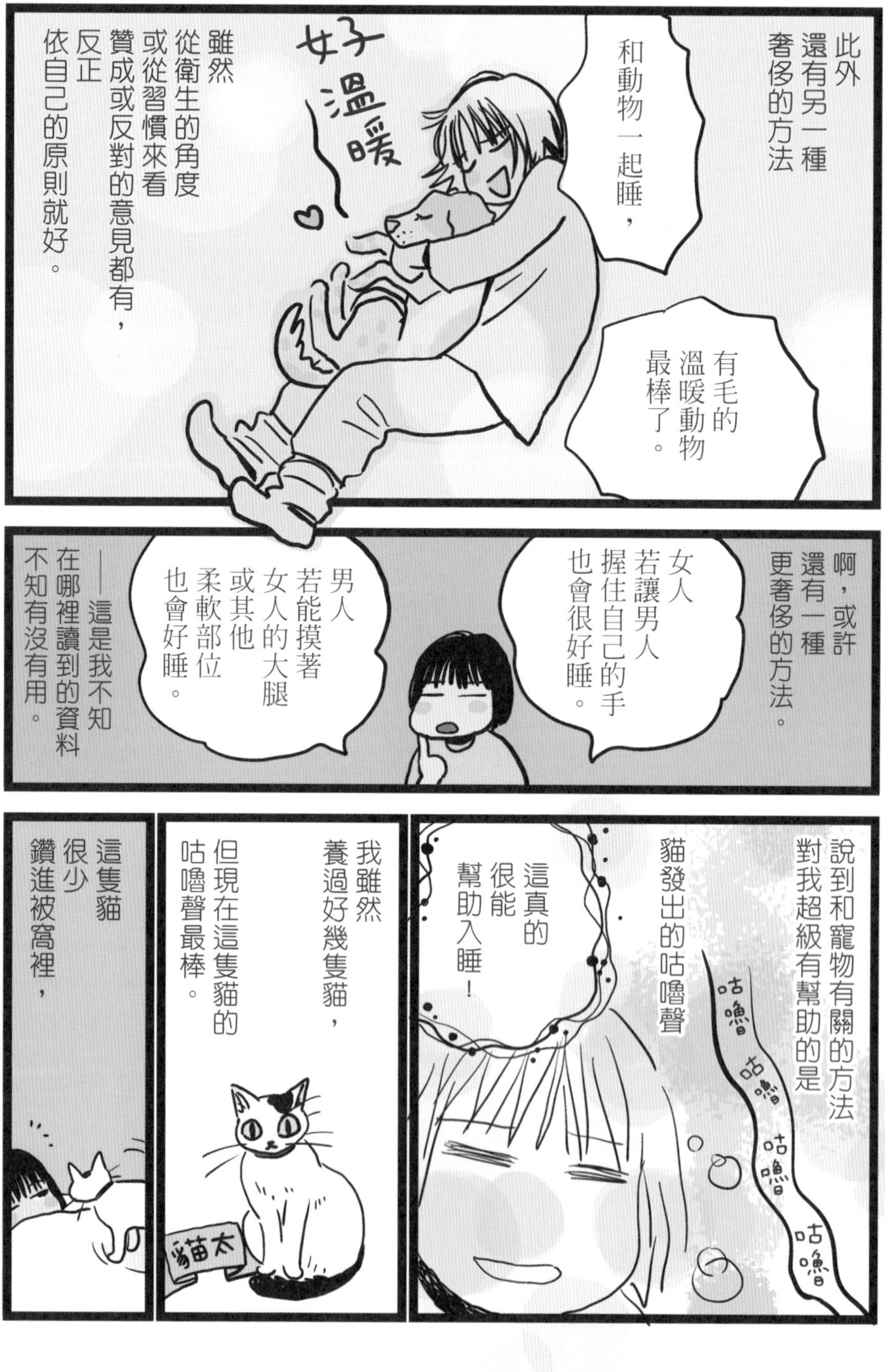
此外
還有另一種
奢侈的方法
和動物一起睡，
好溫暖
有毛的
溫暖動物
最棒了。
雖然
從衛生的角度
或從習慣來看
贊成或反對的意見都有，
反正
依自己的原則就好。
啊，或許
還有一種
更奢侈的方法。
女人
若讓男人
握住自己的手
也會很好睡。
男人
若能摸著
女人的大腿
或其他
柔軟部位
也會好睡。
——這是我不知
在哪裡讀到的資料
不知有沒有用。
說到和寵物有關的方法
對我超級有幫助的是
貓發出的咕嚕聲
咕嚕
咕嚕
咕嚕
咕嚕
這真的
很能
幫助入睡！
我雖然
養過好幾隻貓，
但現在這隻貓的
咕嚕聲最棒。
貓太
這隻貓
很少
鑽進被窩裡，

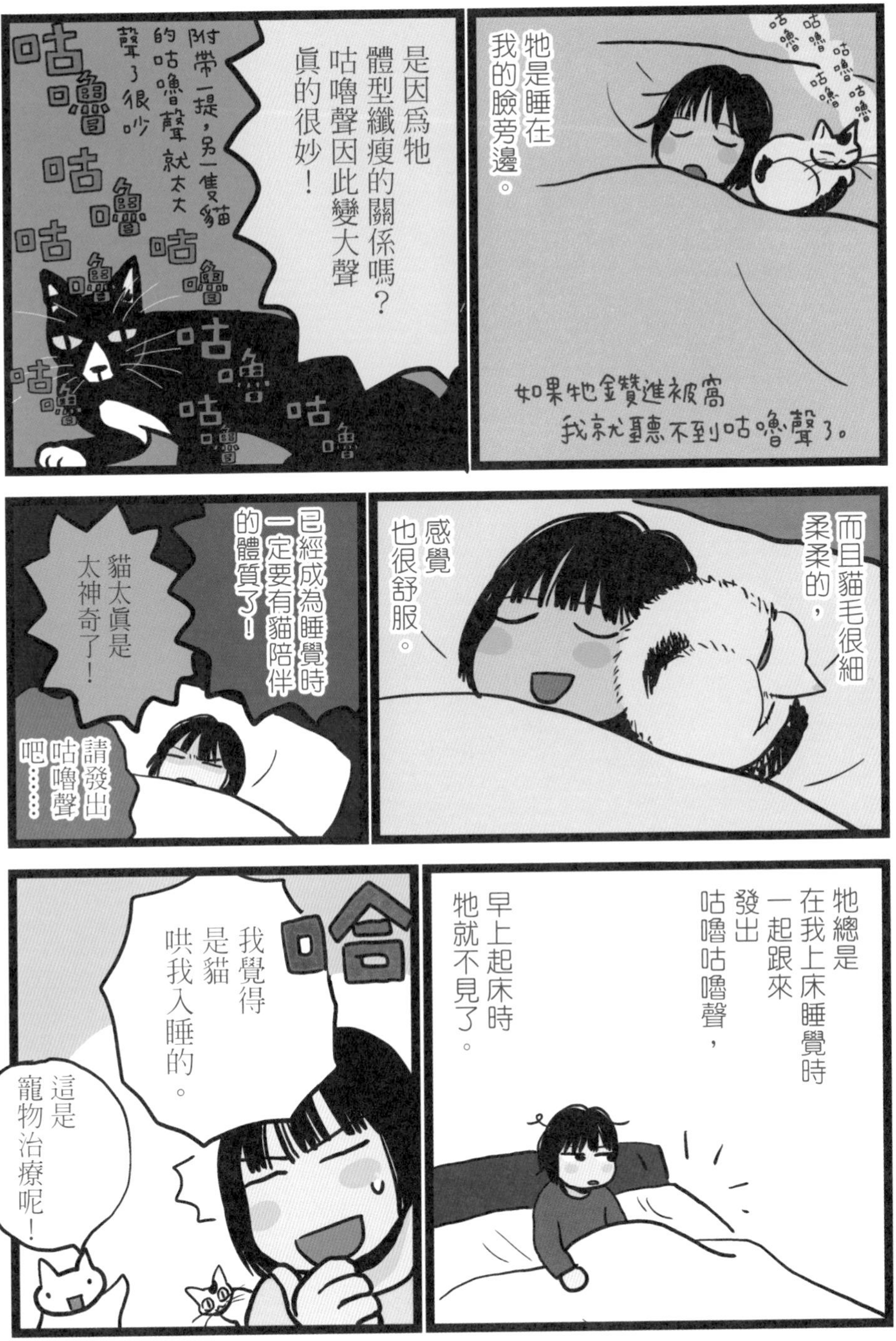
牠是睡在我的臉旁邊。
咕嚕咕嚕咕嚕咕嚕咕嚕
如果牠鑽進被窩 我就聽不到咕嚕聲了。
是因爲牠體型纖瘦的關係嗎？咕嚕聲因此變大聲眞的很妙！
附帶一提，另一隻貓的咕嚕聲就太大聲了很吵
咕嚕咕嚕咕嚕咕嚕咕嚕咕嚕咕嚕咕嚕
而且貓毛很細柔柔的，
感覺也很舒服。
已經成為睡覺時一定要有貓陪伴的體質了！
貓太眞是太神奇了！
請發出咕嚕聲吧……
牠總是在我上床睡覺時一起跟來發出咕嚕咕嚕聲，
早上起床時牠就不見了。
哈
我覺得是貓哄我入睡的。
這是寵物治療呢！

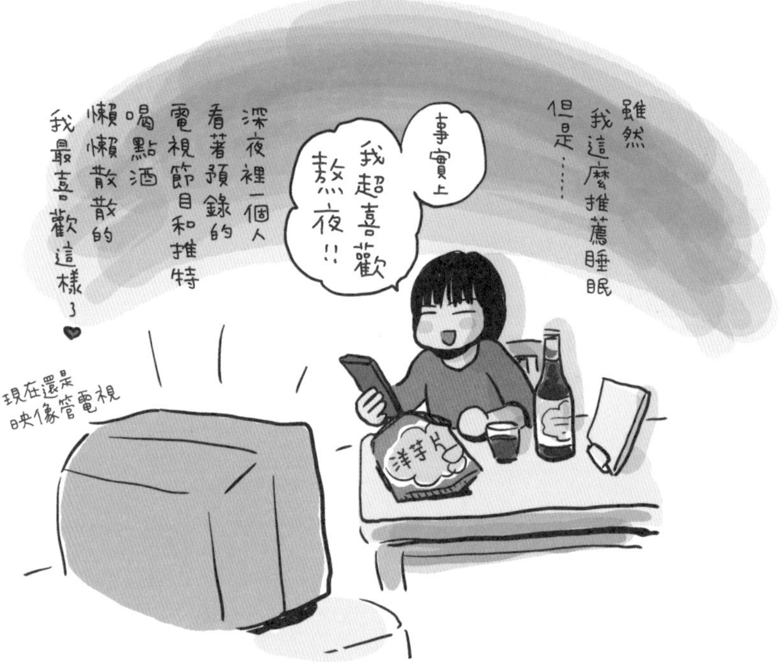
雖然
我這麼推薦睡眠
但是……
事實上
我超喜歡
熬夜!!
深夜裡一個人
看著預錄的
電視節目和推特
喝點酒
懶懶散散的
我最喜歡這樣了
現在還是
映像管電視
洋芋片

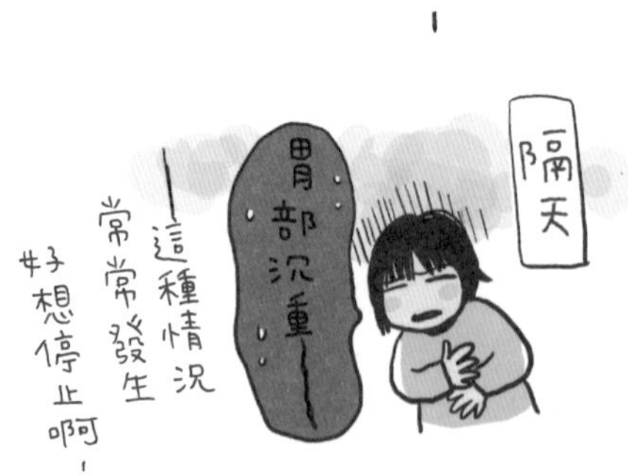
隔天
胃部沉重
這種情況
常常發生
好想停止啊!

舒眠工具　之❶

薰衣草

我家院子有，味道很好聞。我在想，薰衣草的花明明一點都不可愛，但或許正是因為味道很香，所以才能生存下來吧。

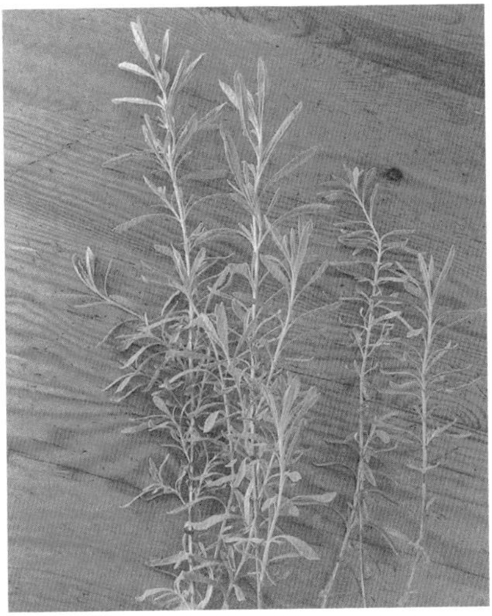

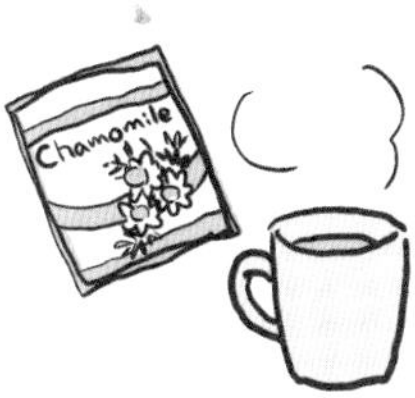

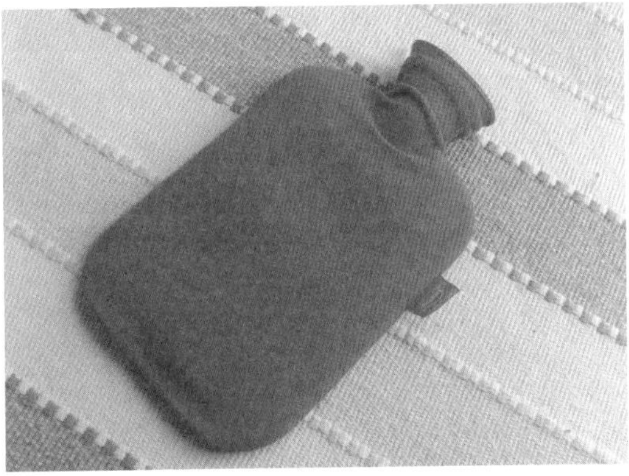

熱水袋

熱水袋附的套子有點薄。我好想自己做個套子啊～。用毛線編應該不錯，薄薄的針織套子也不賴呢～。

舒眠工具　之❷

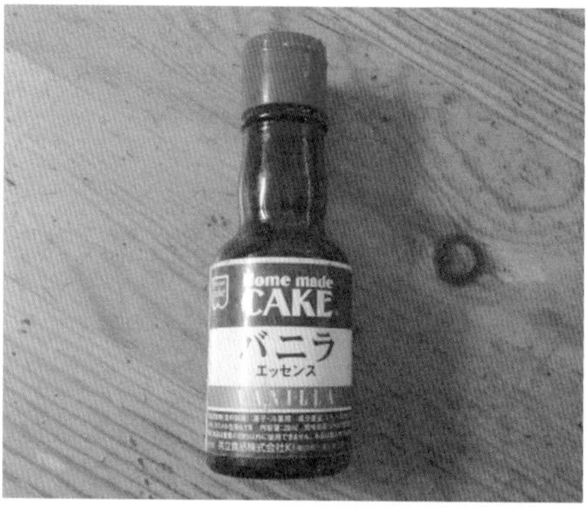

香草精

嗯，就是一般用來做甜點的那種。我喜歡食物類的甜香，所以，發現有椰子香味的肥皂、沐浴乳或是香氛蠟燭就買了。巧克力的香味也不賴呢。

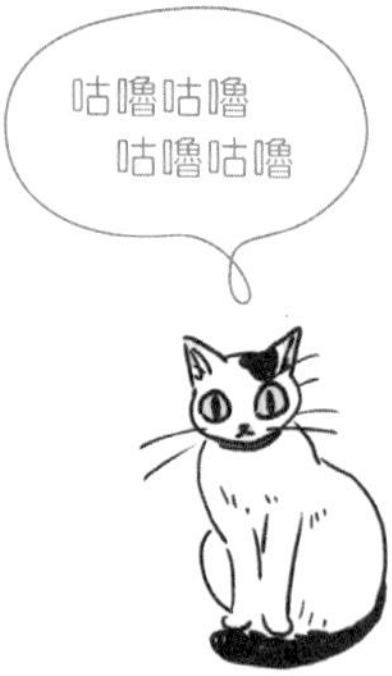

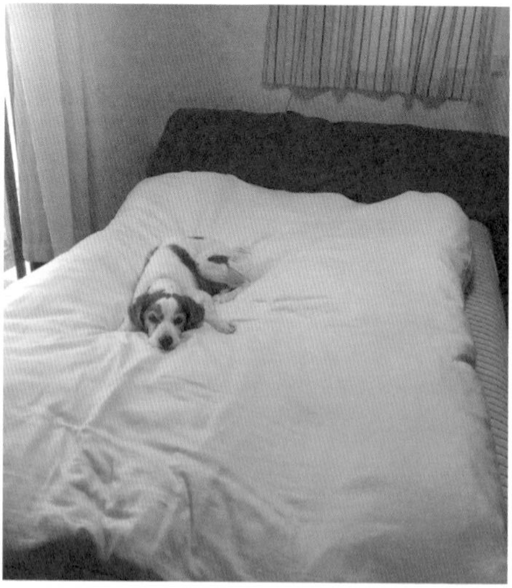

水床

因為溫暖舒服，冬天很受歡迎。人和動物都喜歡。

第6話

適度的運動真困難

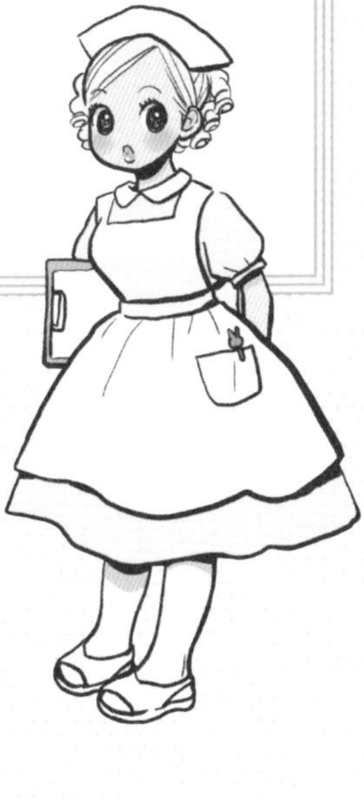

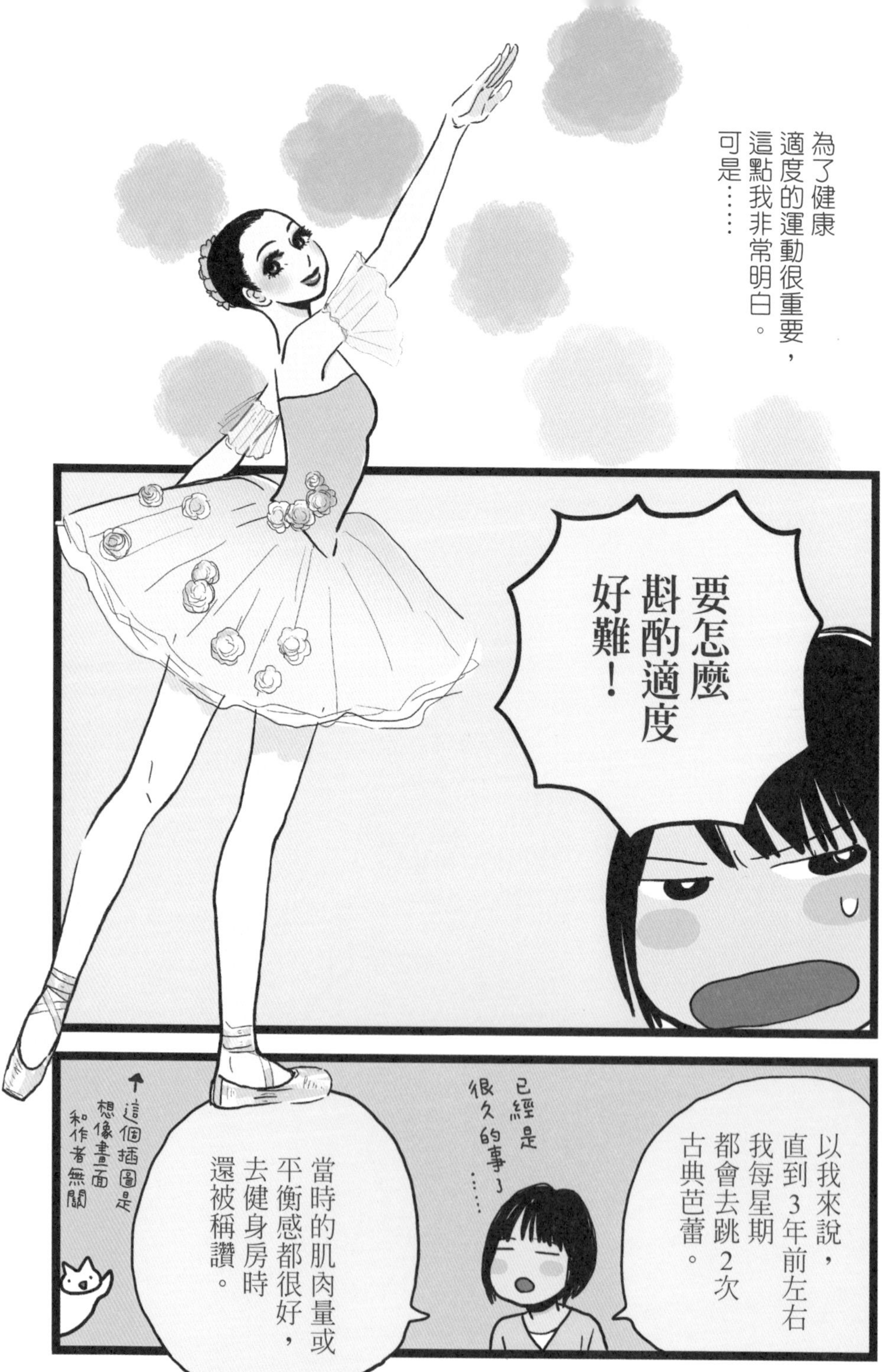
為了健康
適度的運動很重要，這點我非常明白。
可是……
要怎麼斟酌適度好難！
以我來說，直到3年前左右我每星期都會去跳2次古典芭蕾。
已經是很久的事了……
當時的肌肉量或平衡感都很好，去健身房時還被稱讚。
↑這個插圖是想像畫面和作者無關

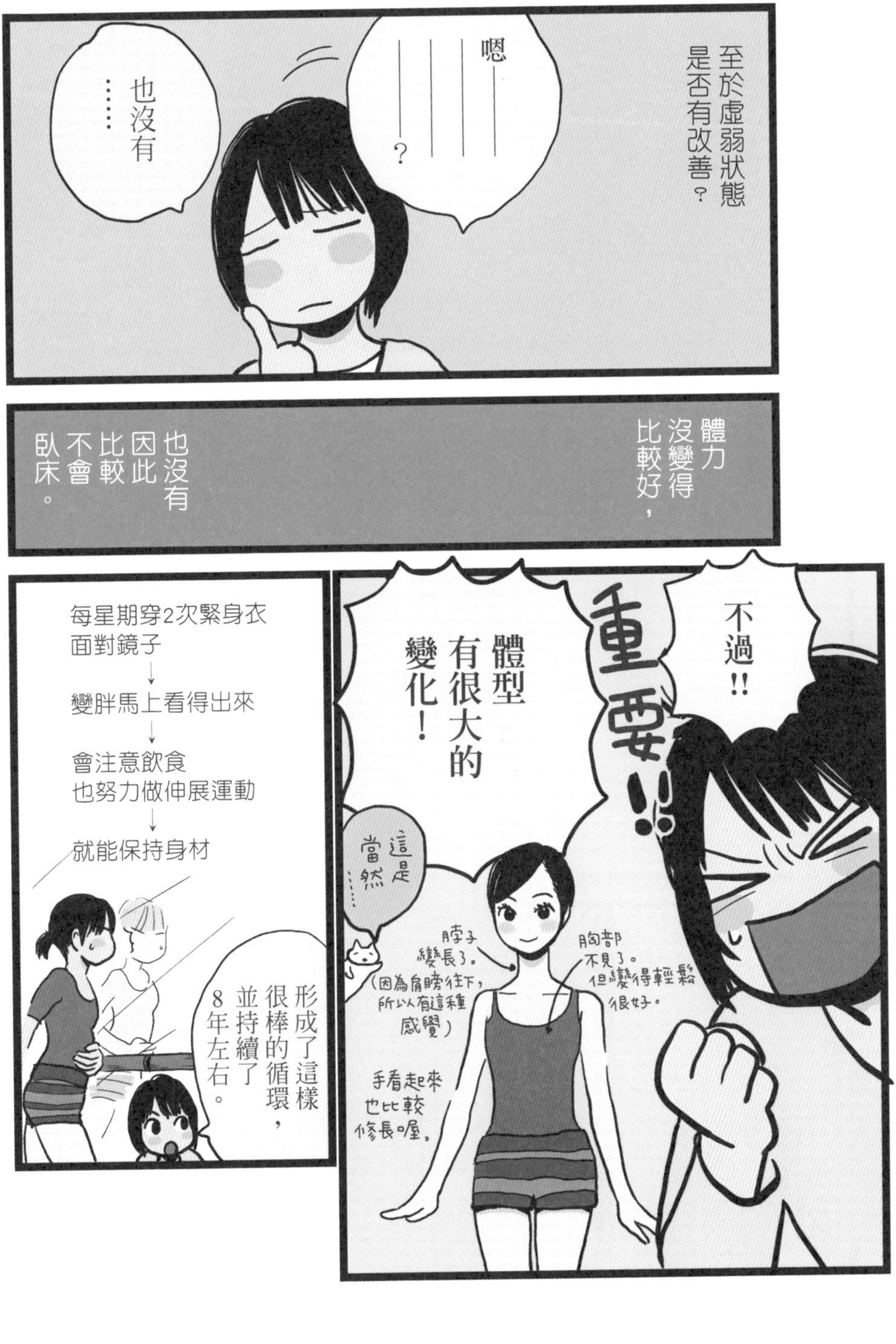

至於虛弱狀態是否有改善？
嗯————？
也沒有……
體力沒變得比較好，
也沒有因此比較不會臥床。
不過!!
重要!!
體型有很大的變化！
這是當然……
脖子變長了。(因為肩膀往下，所以有這種感覺)
胸部不見了。但變得輕鬆很好。
手看起來也比較修長喔。
每星期穿2次緊身衣面對鏡子
↓
變胖馬上看得出來
↓
會注意飲食
也努力做伸展運動
↓
就能保持身材
形成了這樣很棒的循環，並持續了8年左右。

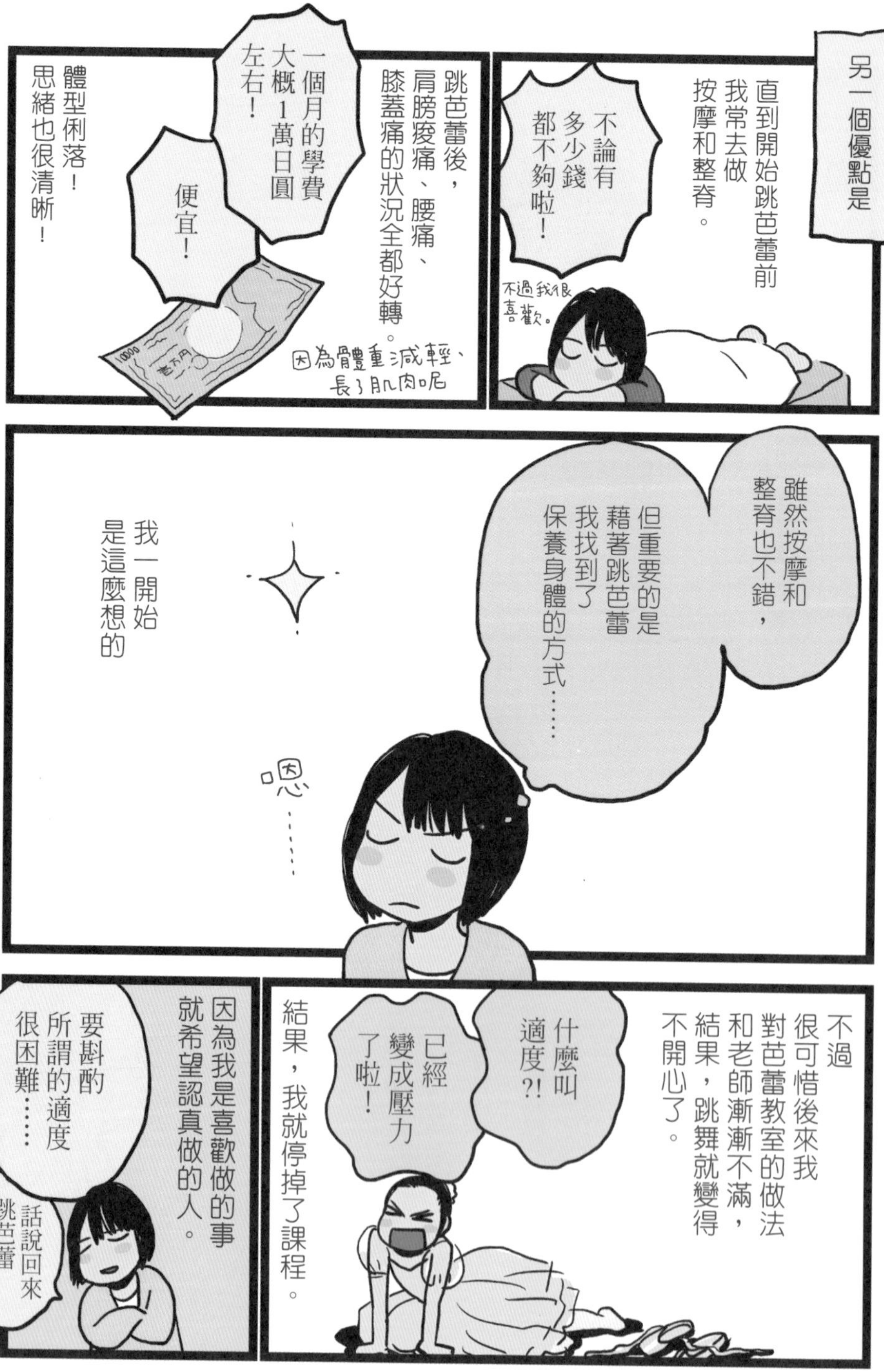
另一個優點是
直到開始跳芭蕾前我常去做按摩和整脊。
不論有多少錢都不夠啦！
不過我很喜歡。
跳芭蕾後，肩膀痠痛、腰痛、膝蓋痛的狀況全都好轉。
因為體重減輕、長了肌肉呢
一個月的學費大概1萬日圓左右！
便宜！
體型俐落！思緒也很清晰！
10000
壹万円
雖然按摩和整脊也不錯，
但重要的是藉著跳芭蕾我找到了保養身體的方式……
嗯……
我一開始是這麼想的
不過很可惜後來我對芭蕾教室的做法和老師漸漸不滿，結果，跳舞就變得不開心了。
什麼叫適度?!
已經變成壓力了啦！
結果，我就停掉了課程。
因為我是喜歡做的事就希望認真做的人。
要斟酌所謂的適度很困難……
話說回來跳芭蕾不輕鬆啊！

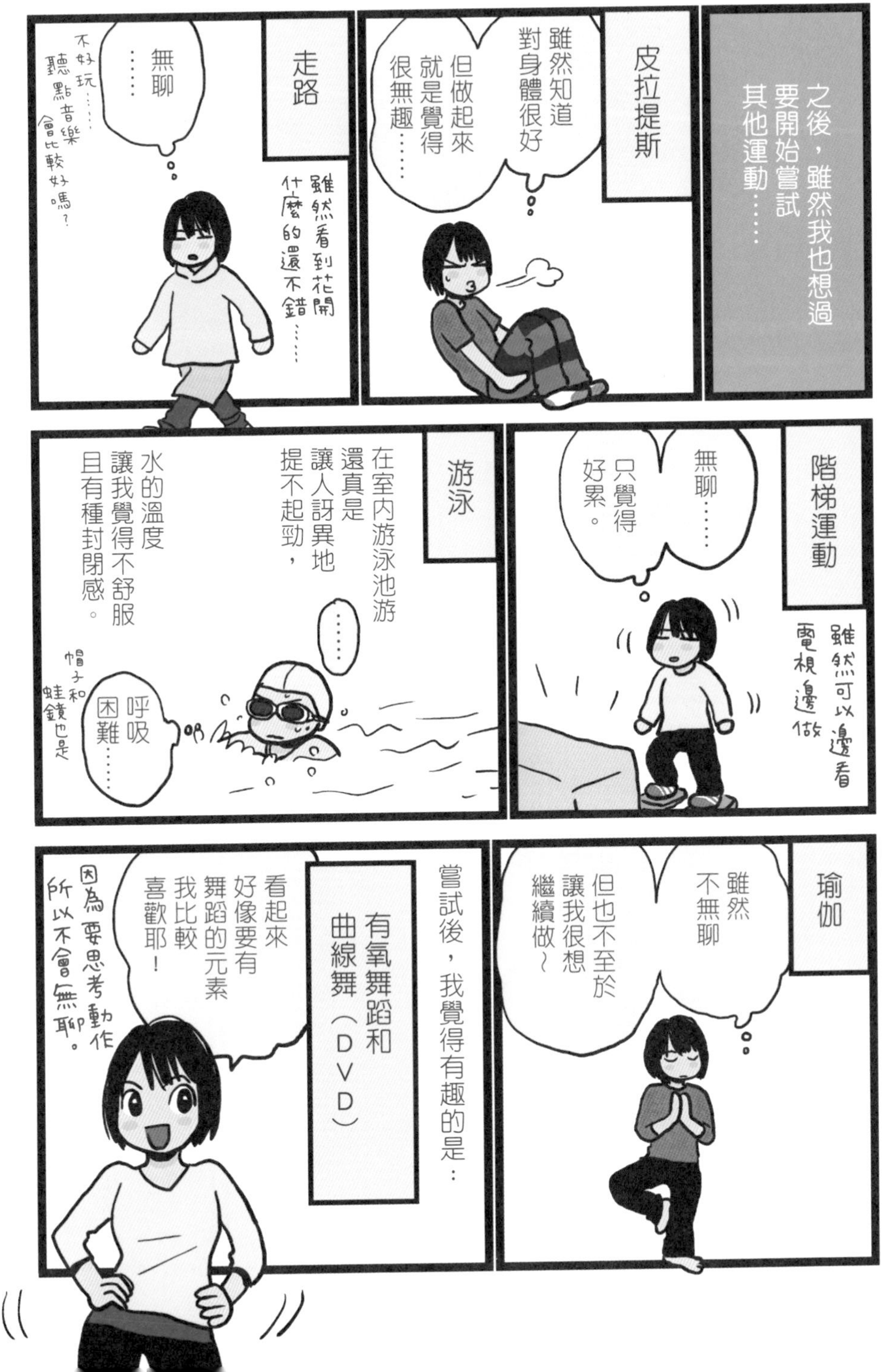
之後，雖然我也想過要開始嘗試其他運動……
皮拉提斯
雖然知道對身體很好
但做起來就是覺得很無趣……
走路
雖然看到花開什麼的還不錯……
無聊……
不好玩……聽點音樂會比較好嗎？
階梯運動
無聊……只覺得好累。
雖然可以邊看電視邊做
游泳
在室內游泳池游還真是讓人訝異地提不起勁，
水的溫度讓我覺得不舒服且有種封閉感。
……
呼吸困難……
帽子和蛙鏡也是
瑜伽
雖然不無聊
但也不至於讓我很想繼續做～
嘗試後，我覺得有趣的是：
有氧舞蹈和曲線舞（DVD）
看起來好像要有舞蹈的元素我比較喜歡耶！
因為要思考動作所以不會無聊。

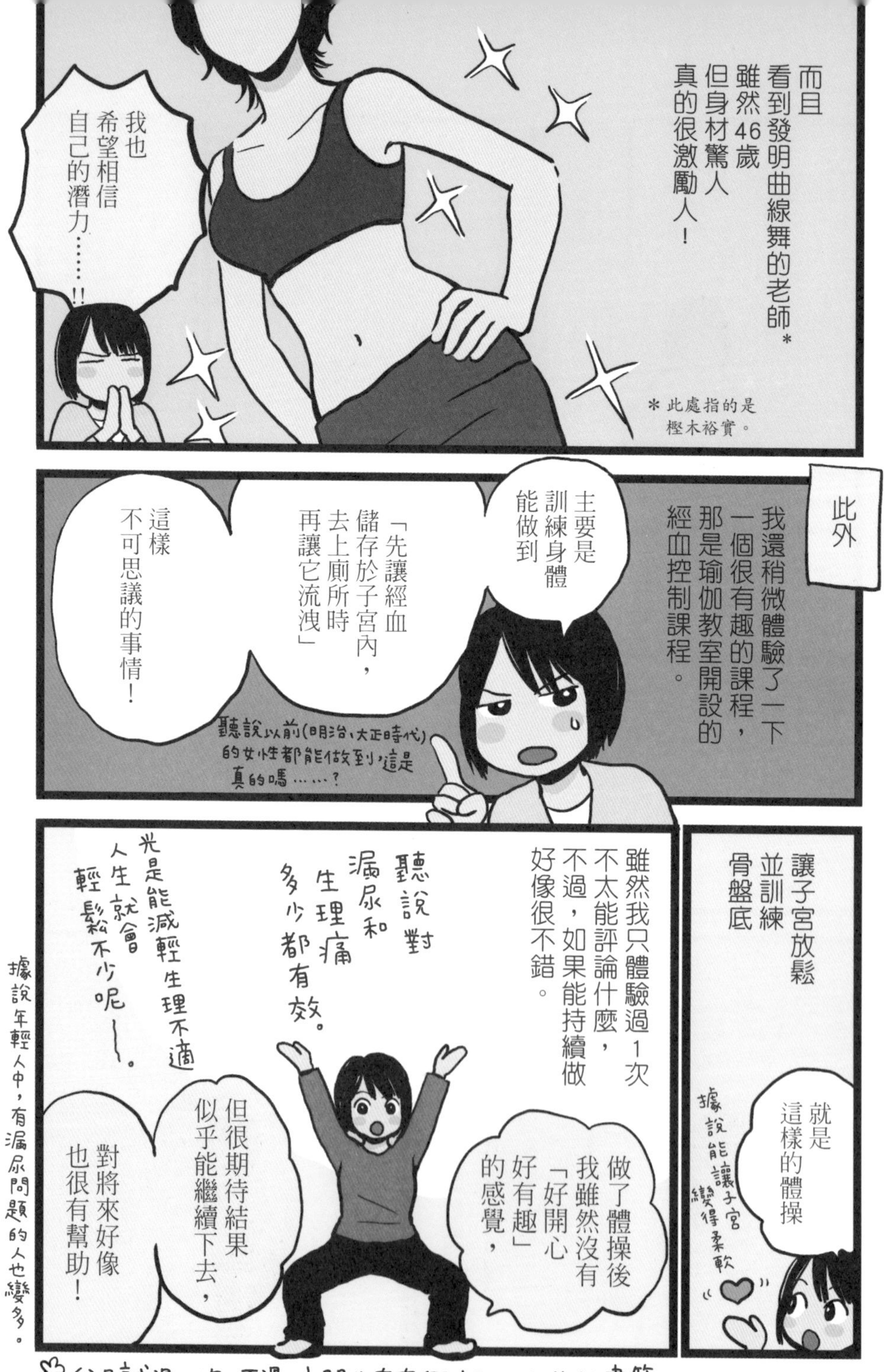
而且
看到發明曲線舞的老師＊
雖然46歲
但身材驚人
真的很激勵人！
我也希望相信自己的潛力……!!
＊此處指的是樫木裕實。
此外
我還稍微體驗了一下一個很有趣的課程，那是瑜伽教室開設的經血控制課程。
主要是訓練身體能做到
「先讓經血儲存於子宮內，去上廁所時再讓它流洩」
這樣不可思議的事情！
聽說以前(明治、大正時代)的女性都能做到，這是真的嗎……？
讓子宮放鬆並訓練骨盤底
就是這樣的體操
據說能讓子宮變得柔軟
雖然我只體驗過1次不太能評論什麼，不過，如果能持續做好像很不錯。
聽說對漏尿和生理痛多少都有效。
光是能減輕生理不適人生就會輕鬆不少呢～。
做了體操後我雖然沒有「好開心好有趣」的感覺，
但很期待結果似乎能繼續下去，
對將來好像也很有幫助！
據說年輕人中，有漏尿問題的人也變多。

✿我只試過一次，不過坊間也有有興趣的人出的書籍，所以，可以去查一下喔！

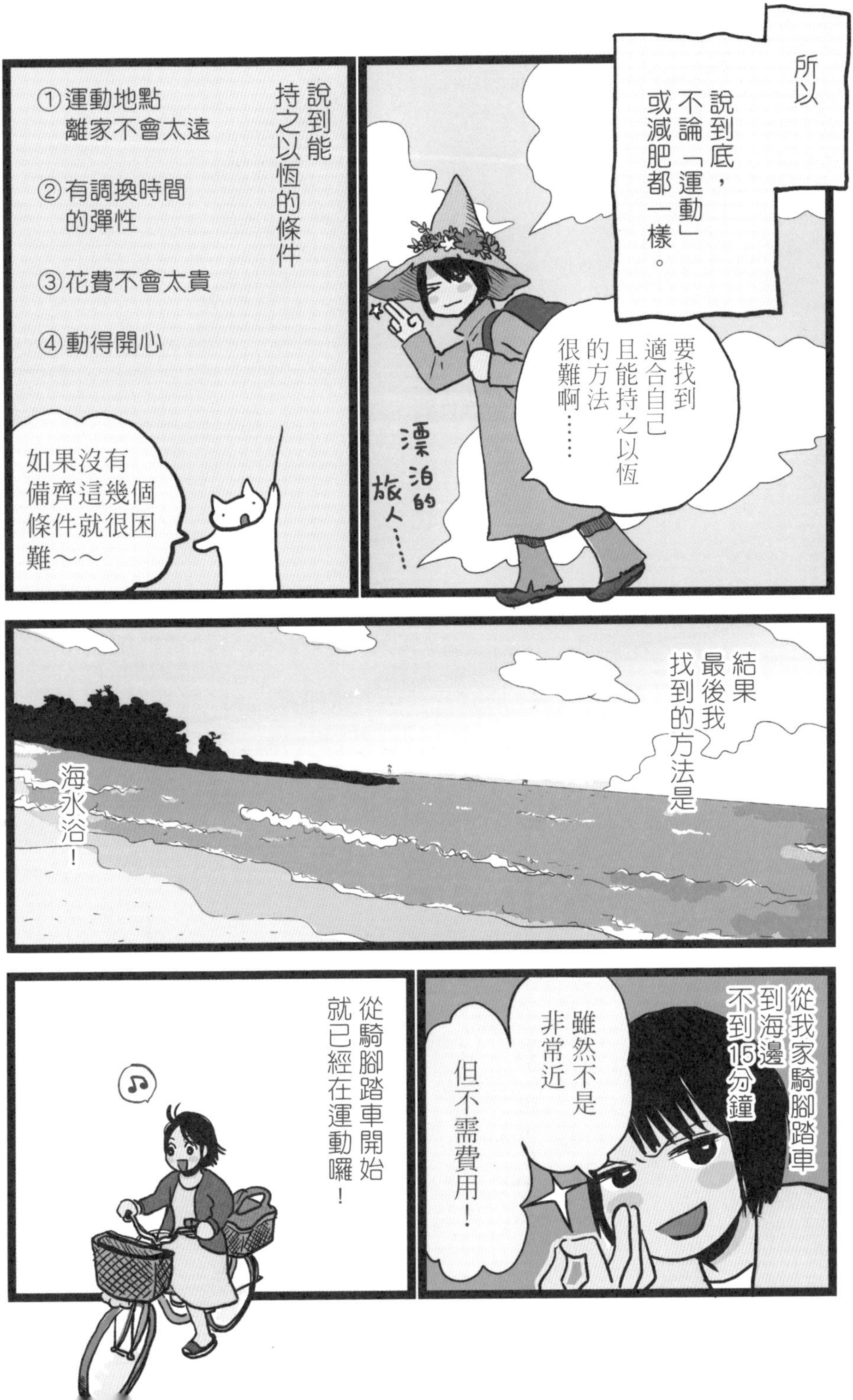

所以說到底，不論「運動」或減肥都一樣。
要找到適合自己且能持之以恆的方法很難啊……
漂泊的旅人……
說到能持之以恆的條件
①運動地點離家不會太遠
②有調換時間的彈性
③花費不會太貴
④動得開心
如果沒有備齊這幾個條件就很困難～～
結果最後我找到的方法是
海水浴！
從我家騎腳踏車到海邊不到15分鐘
雖然不是非常近
但不需費用！
從騎腳踏車開始就已經在運動囉！

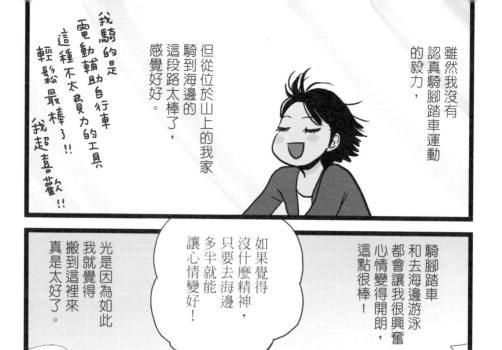

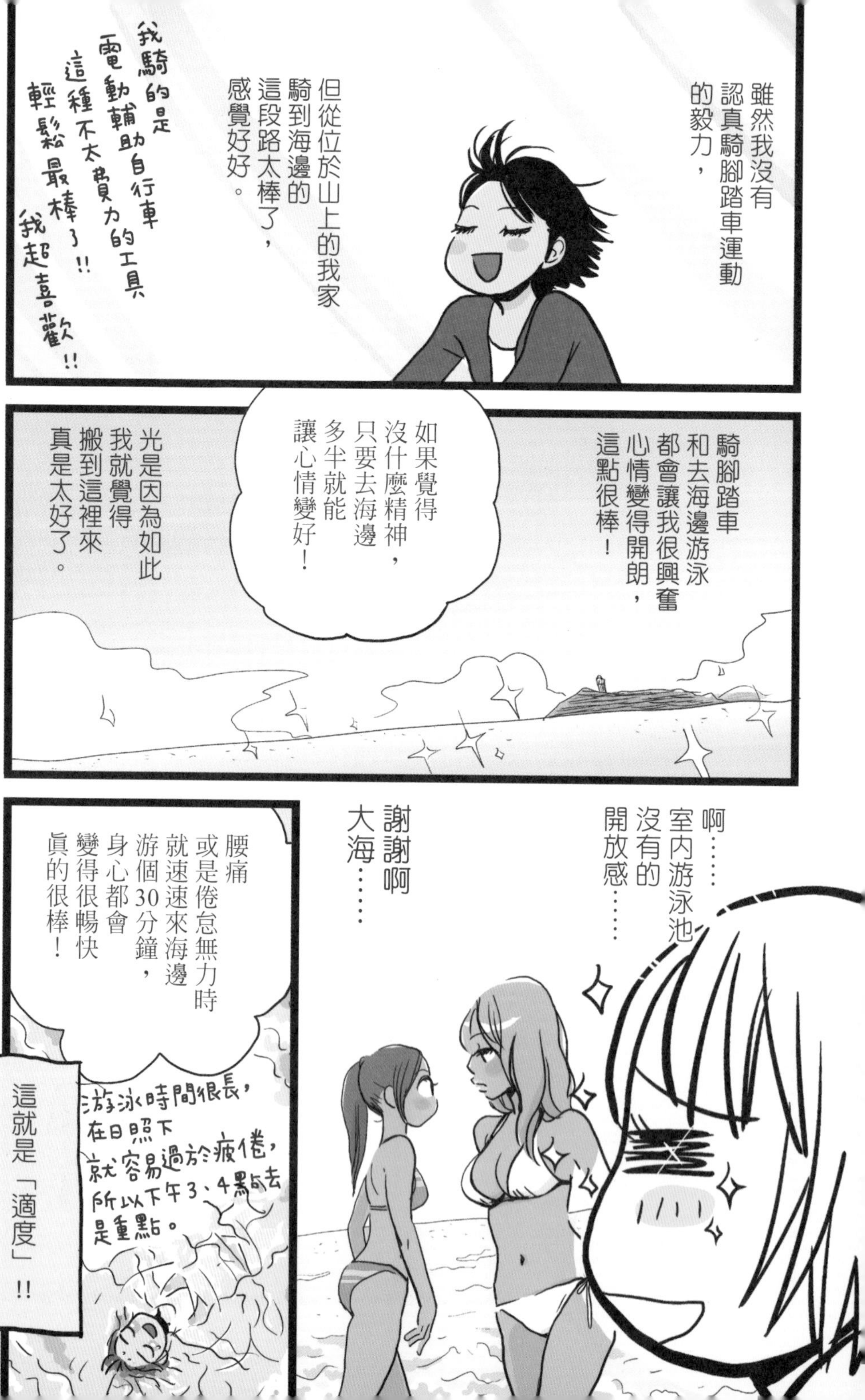
雖然我沒有
認真騎腳踏車運動
的毅力，
但從位於山上的我家
騎到海邊的
這段路太棒了，
感覺好好。
我騎的是
電動輔助自行車
這種不太費力的工具
輕鬆最棒了!!
我超喜歡!!
騎腳踏車
和去海邊游泳
都會讓我很興奮
心情變得開朗，
這點很棒！
如果覺得
沒什麼精神，
只要去海邊
多半就能
讓心情變好！
光是因為如此
我就覺得
搬到這裡來
真是太好了。
啊……
室內游泳池
沒有的
開放感……
謝謝啊
大海……
腰痛
或是倦怠無力時
就速速來海邊
游個30分鐘，
身心都會
變得很暢快
眞的很棒！
這就是「適度」!!
游泳時間很長，
在日照下
就容易過於疲倦，
所以下午3、4點去
是重點。

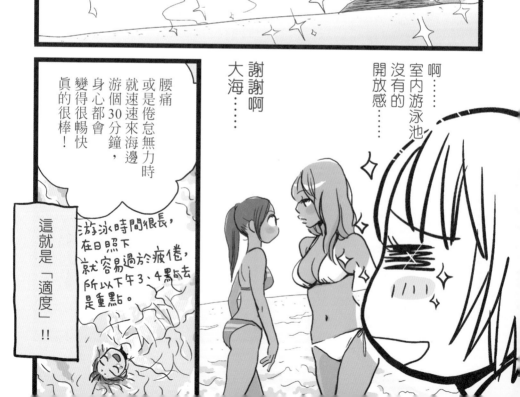

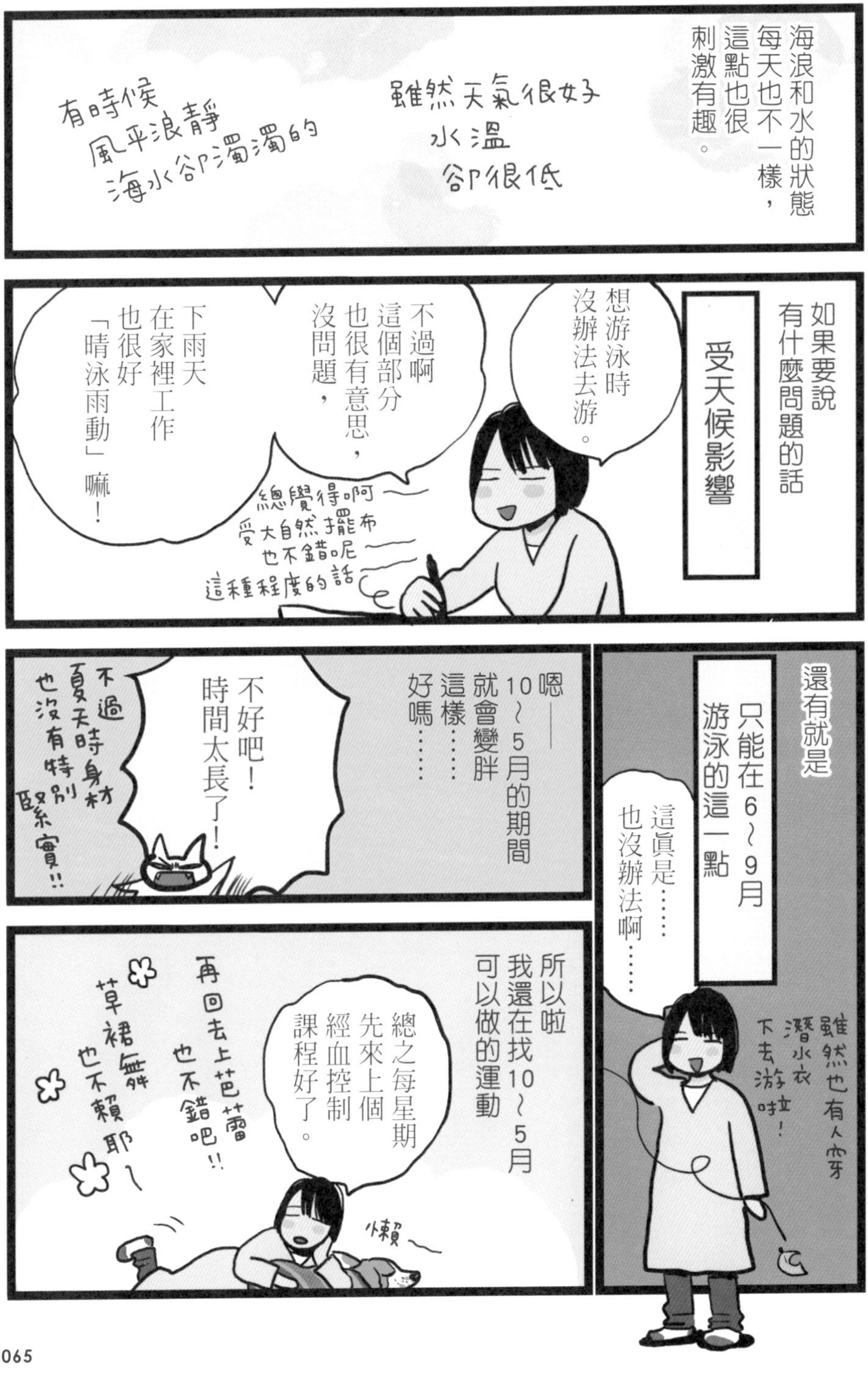
海浪和水的狀態每天也不一樣，這點也很刺激有趣。
雖然天氣很好 水溫 卻很低
有時候 風平浪靜 海水卻濁濁的
如果要說有什麼問題的話
受天候影響
想游泳時沒辦法去游。
不過啊 這個部分也很有意思，沒問題，
下雨天 在家裡工作 也很好 「晴泳雨動」嘛！
總覺得啊～ 受大自然擺布 也不錯呢～ 這種程度的話
還有就是
只能在6～9月游泳的這一點
這真是……也沒辦法啊……
雖然也有人穿潛水衣下去游啦！
嗯── 10～5月的期間 就會變胖 這樣…… 好嗎……
不好吧！ 時間太長了！
不過夏天時身材也沒有特別緊實!!
所以啦 我還在找10～5月 可以做的運動
總之每星期 先來上個 經血控制 課程好了。
再回去上芭蕾 也不錯吧!!
草裙舞 也不賴耶～
懶～

夏季適度運動時的用品

泳裝

真的很抱歉。

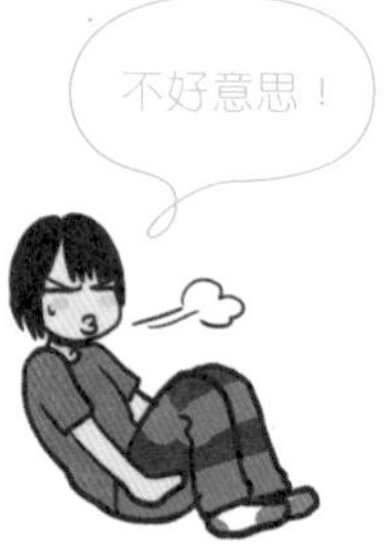

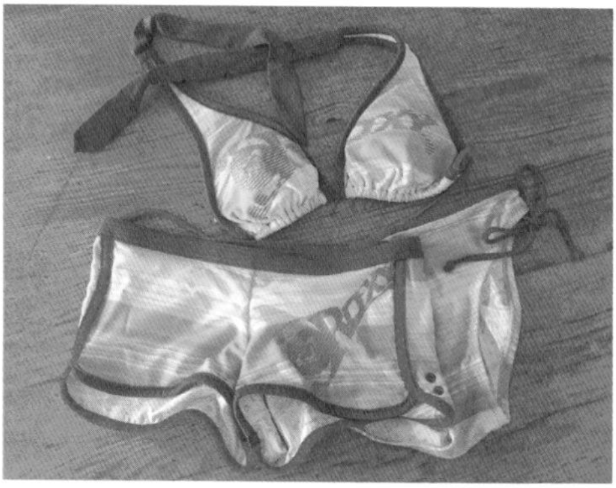

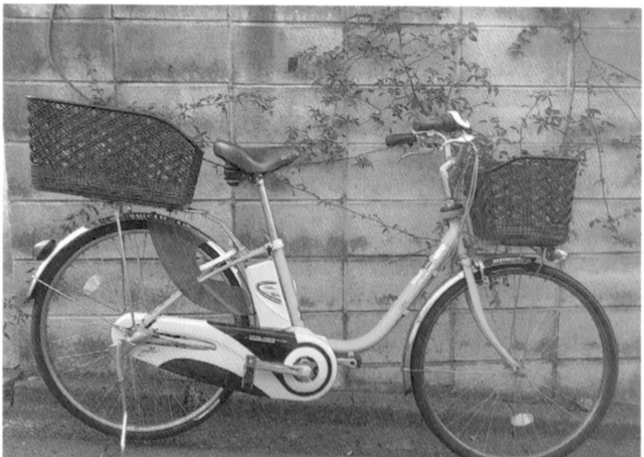

電動腳踏車

我家人也覺得它很棒。
最近還要再買一輛一樣的。

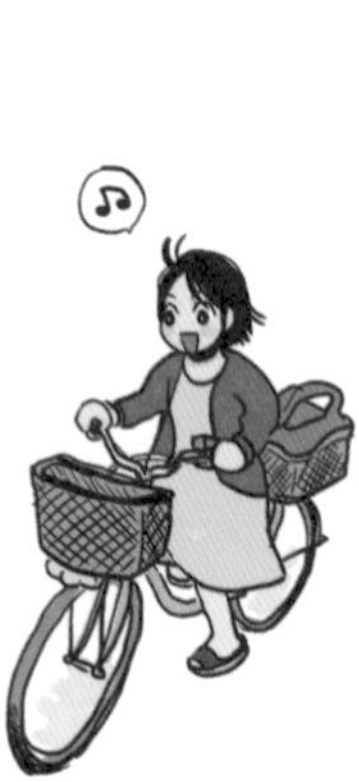

薄荷的正確使用方法？

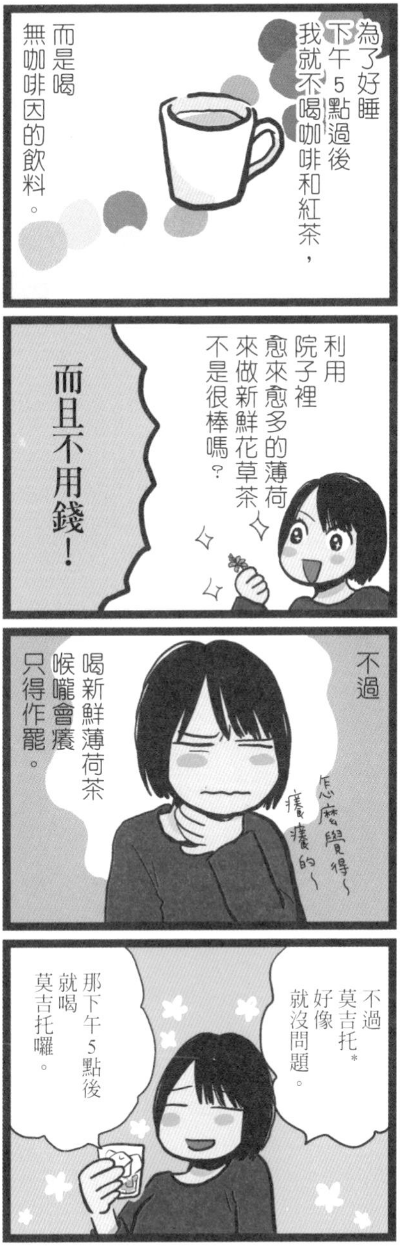

為了好睡下午5點過後我就不喝咖啡和紅茶，
而是喝無咖啡因的飲料。
利用院子裡愈來愈多的薄荷來做新鮮花草茶不是很棒嗎？
而且不用錢！
不過
怎麼覺得～癢癢的～
喝新鮮薄荷茶喉嚨會癢只得作罷。
不過莫吉托*好像就沒問題。
那下午5點後就喝莫吉托囉。

＊莫吉托（Mojoto）是一種加了薄荷葉的調酒。

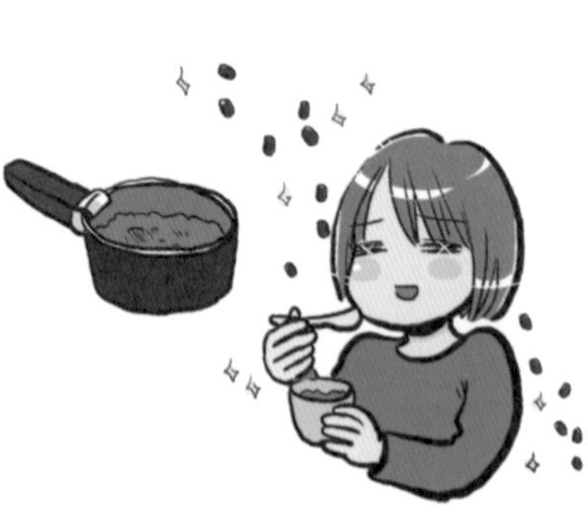

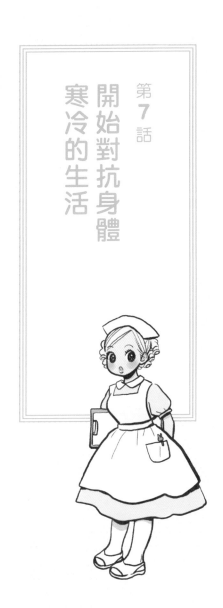

第7話
開始對抗身體寒冷的生活

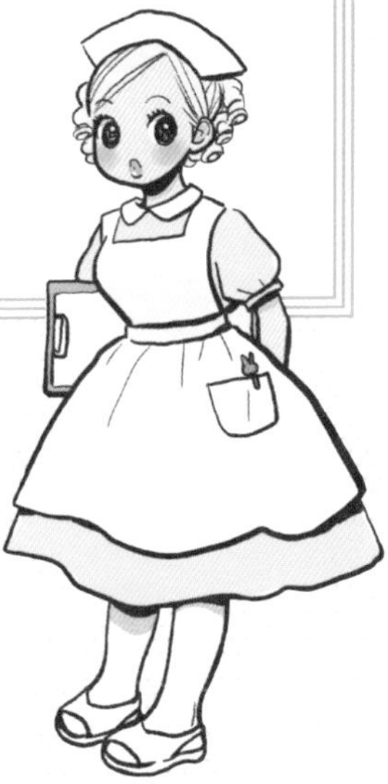

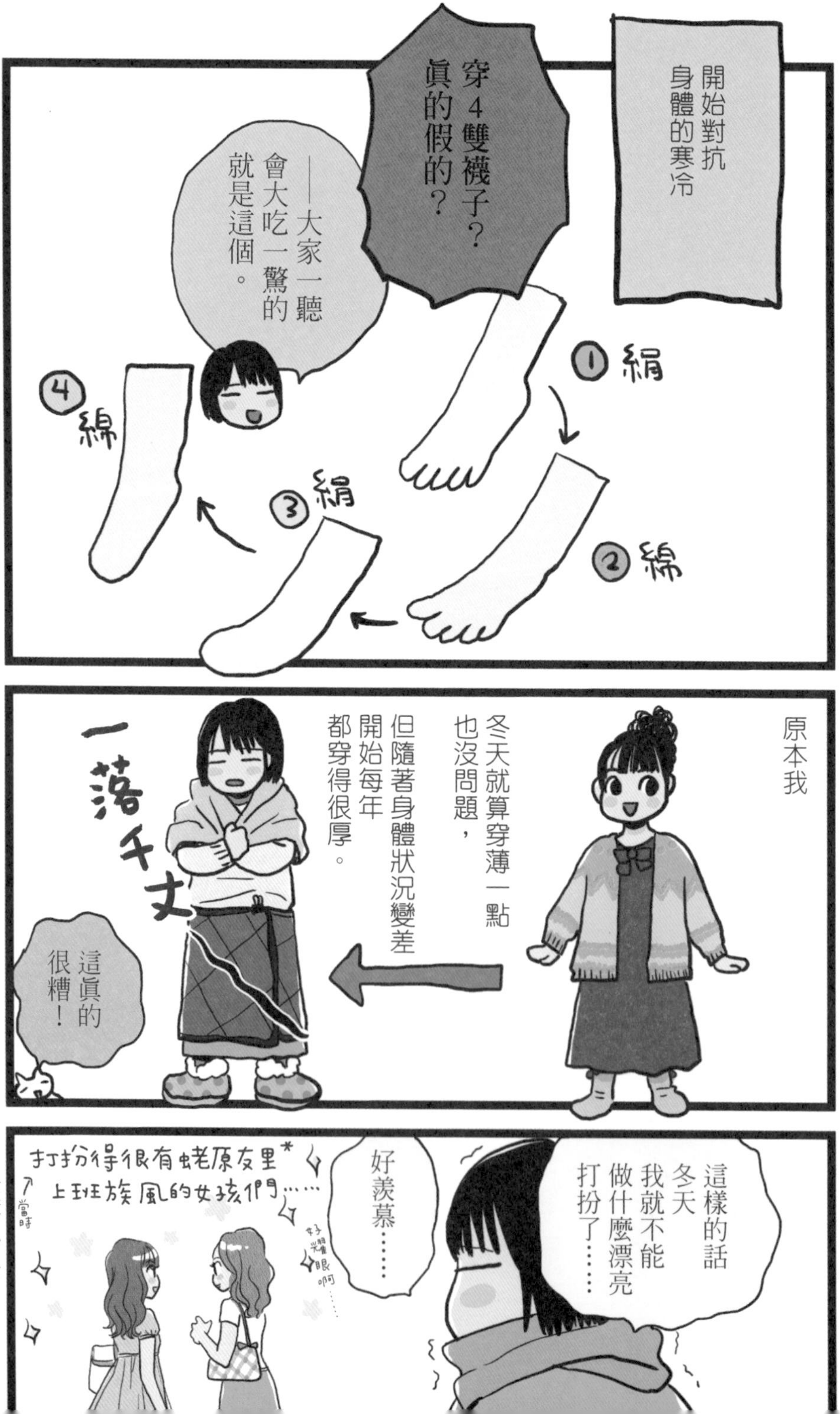
開始對抗身體的寒冷
穿4雙襪子？真的假的？
——大家一聽會大吃一驚的就是這個。
①絹
②綿
③絹
④綿
原本我
冬天就算穿薄一點也沒問題，但隨著身體狀況變差開始每年都穿得很厚。
一落千丈
這真的很糟！
這樣的話冬天我就不能做什麼漂亮打扮了……
好羨慕……
打扮得很有蛯原友里＊上班族風的女孩們……
當時
好耀眼啊……

＊日本模特兒、演員。

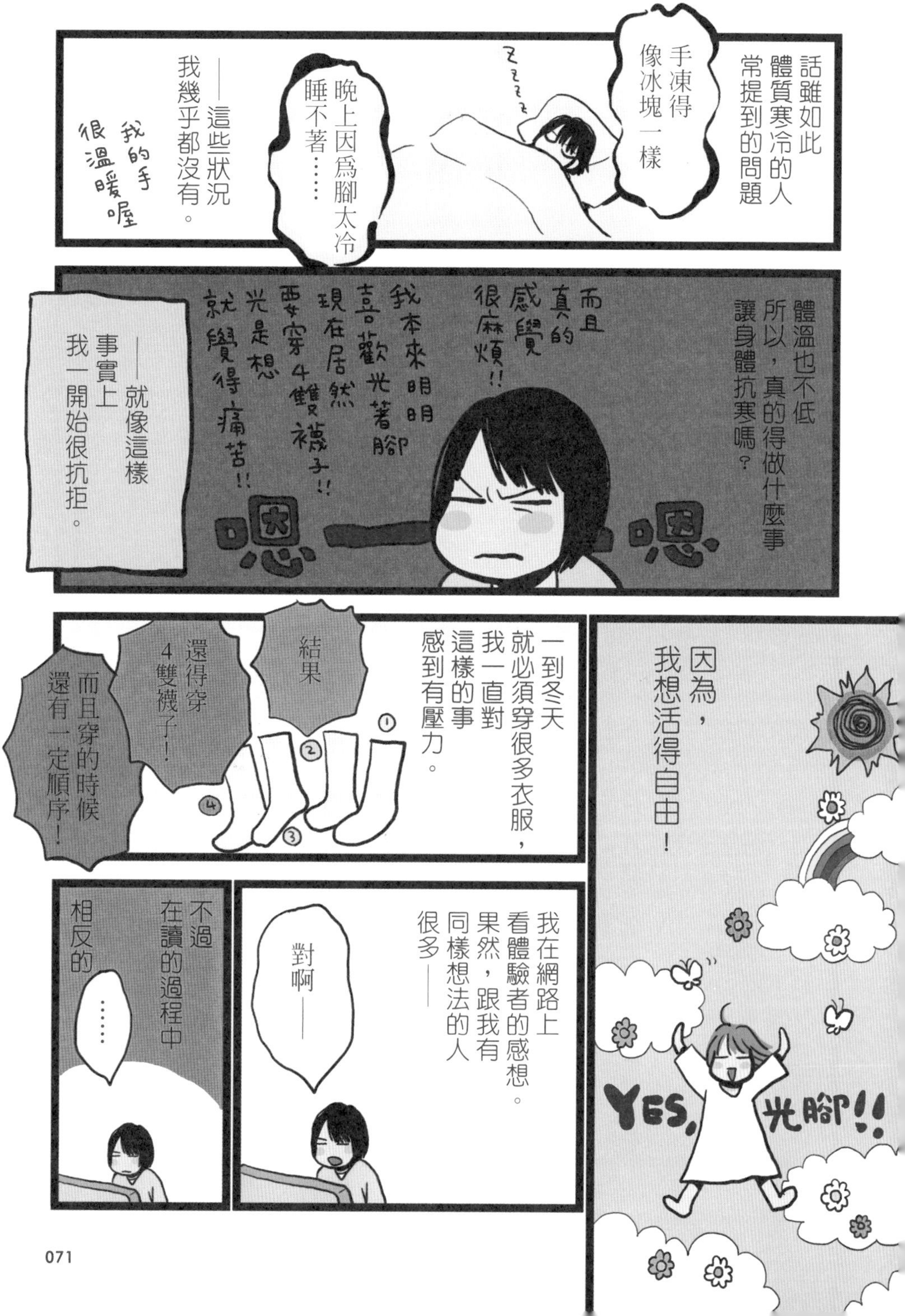
話雖如此
體質寒冷的人常提到的問題
手凍得像冰塊一樣
晚上因爲腳太冷睡不著……
——這些狀況我幾乎都沒有。
我的手很溫暖喔
所以，真的得做什麼事讓身體抗寒嗎？
體溫也不低
而且真的感覺很麻煩!!
我本來明明喜歡光著腳
現在居然要穿4雙襪子!!
光是想就覺得痛苦!!
嗯——嗯
——就像這樣
事實上我一開始很抗拒。

因為，我想活得自由!
YES，光腳!!

一到冬天就必須穿很多衣服，我一直對這樣的事感到有壓力。
結果
還得穿4雙襪子!
而且穿的時候還有一定順序!

我在網路上看體驗者的感想。果然，跟我有同樣想法的人很多——
對啊——
不過在讀的過程中
相反的
……

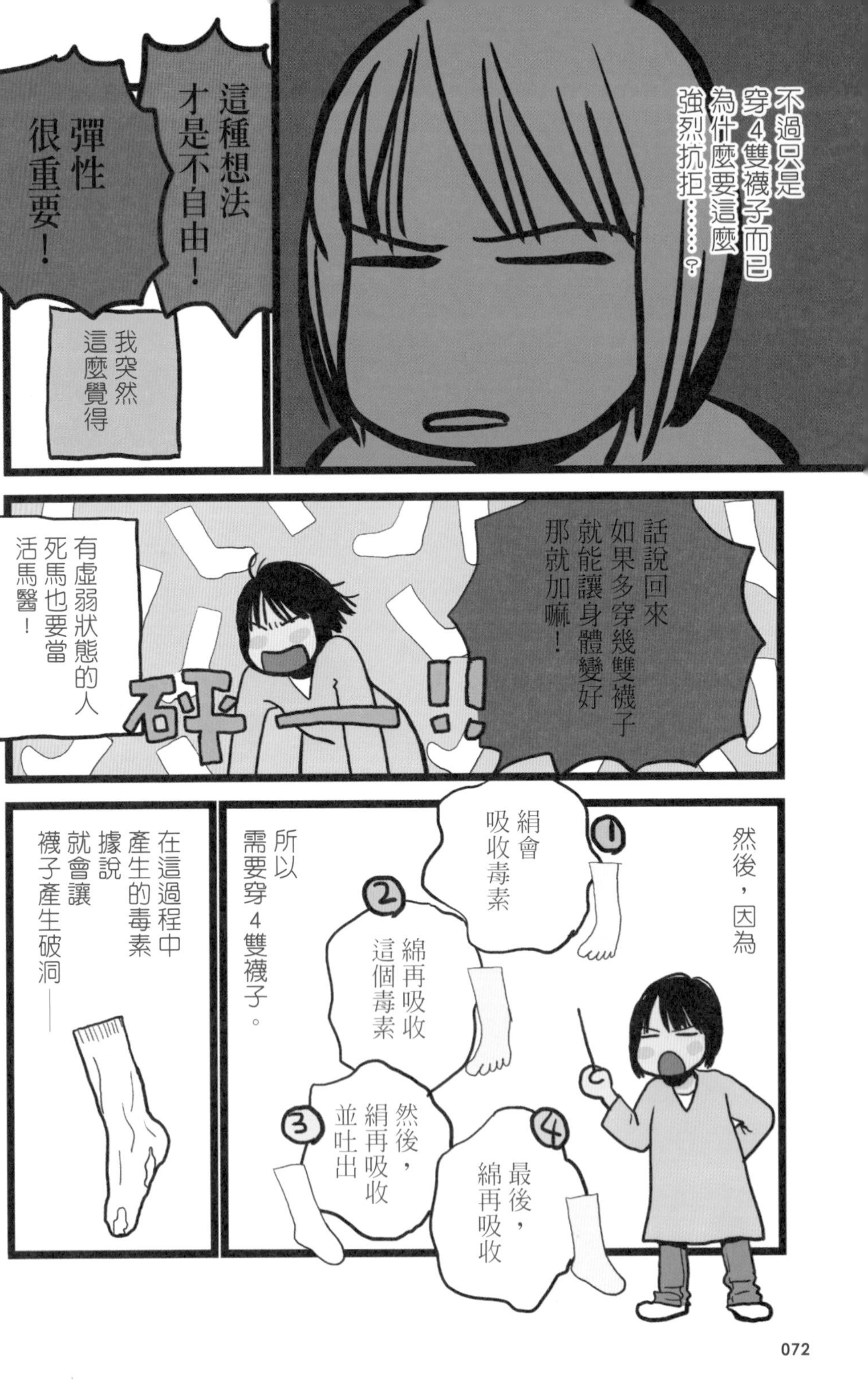
不過只是穿4雙襪子而已為什麼要這麼強烈抗拒……？
這種想法才是不自由！
彈性很重要！
我突然這麼覺得
話說回來如果多穿幾雙襪子就能讓身體變好那就加嘛！
砰—!!
有虛弱狀態的人死馬也要當活馬醫！
然後，因為
① 絹會吸收毒素
② 綿再吸收這個毒素
③ 然後，絹再吸收並吐出
④ 最後，綿再吸收
所以需要穿4雙襪子。
在這過程中產生的毒素據說就會讓襪子產生破洞——

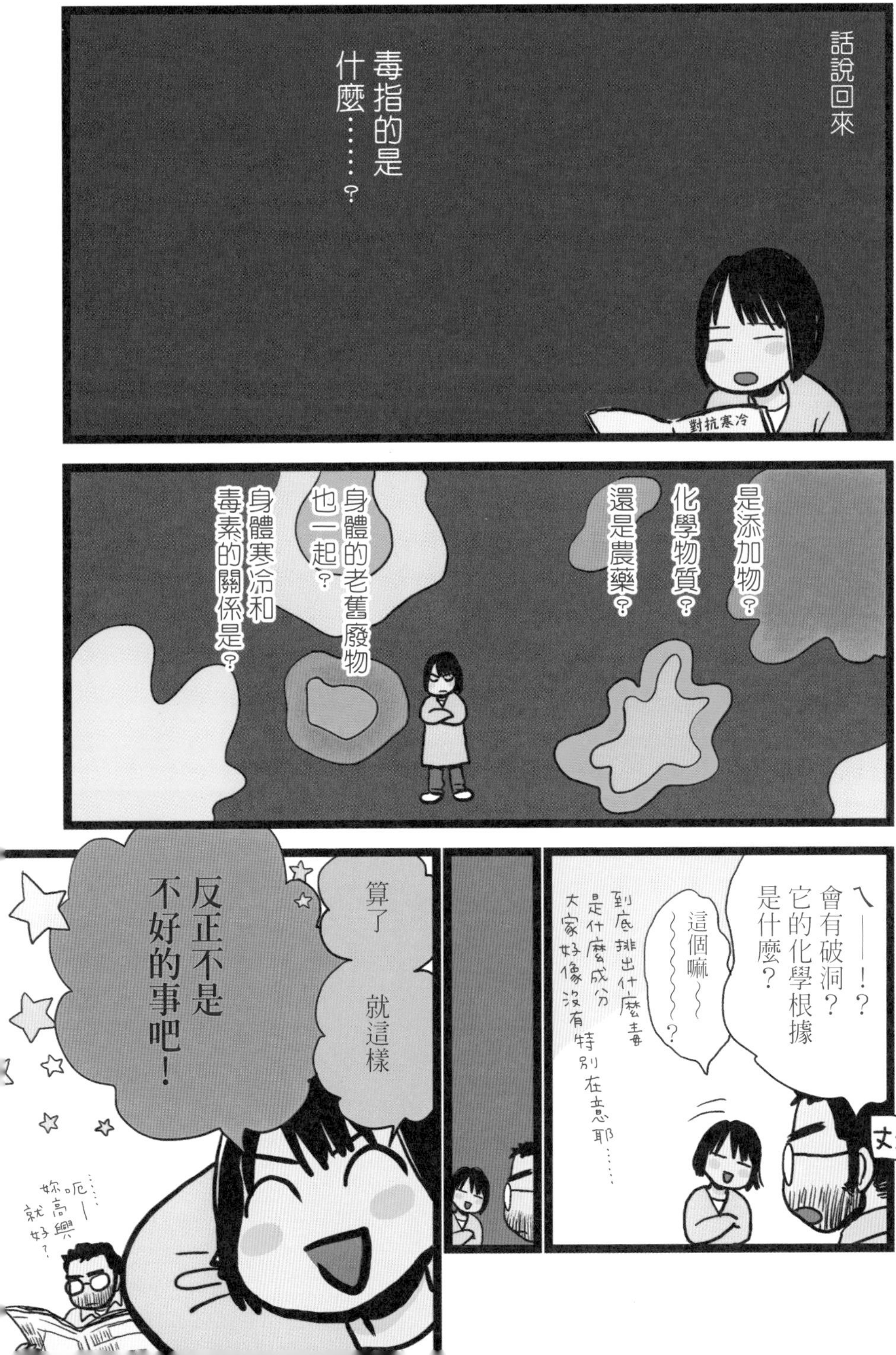
話說回來
毒指的是什麼……？
對抗寒冷
是添加物？
化學物質？
還是農藥？
身體的老舊廢物也一起？
身體寒冷和毒素的關係是？
ㄟ——！？會有破洞？它的化學根據是什麼？
這個嘛～～～～？
到底排出什麼毒是什麼成分大家好像沒有特別在意耶……
丈夫
算了 就這樣
反正不是不好的事吧！
呃—……妳高興就好？

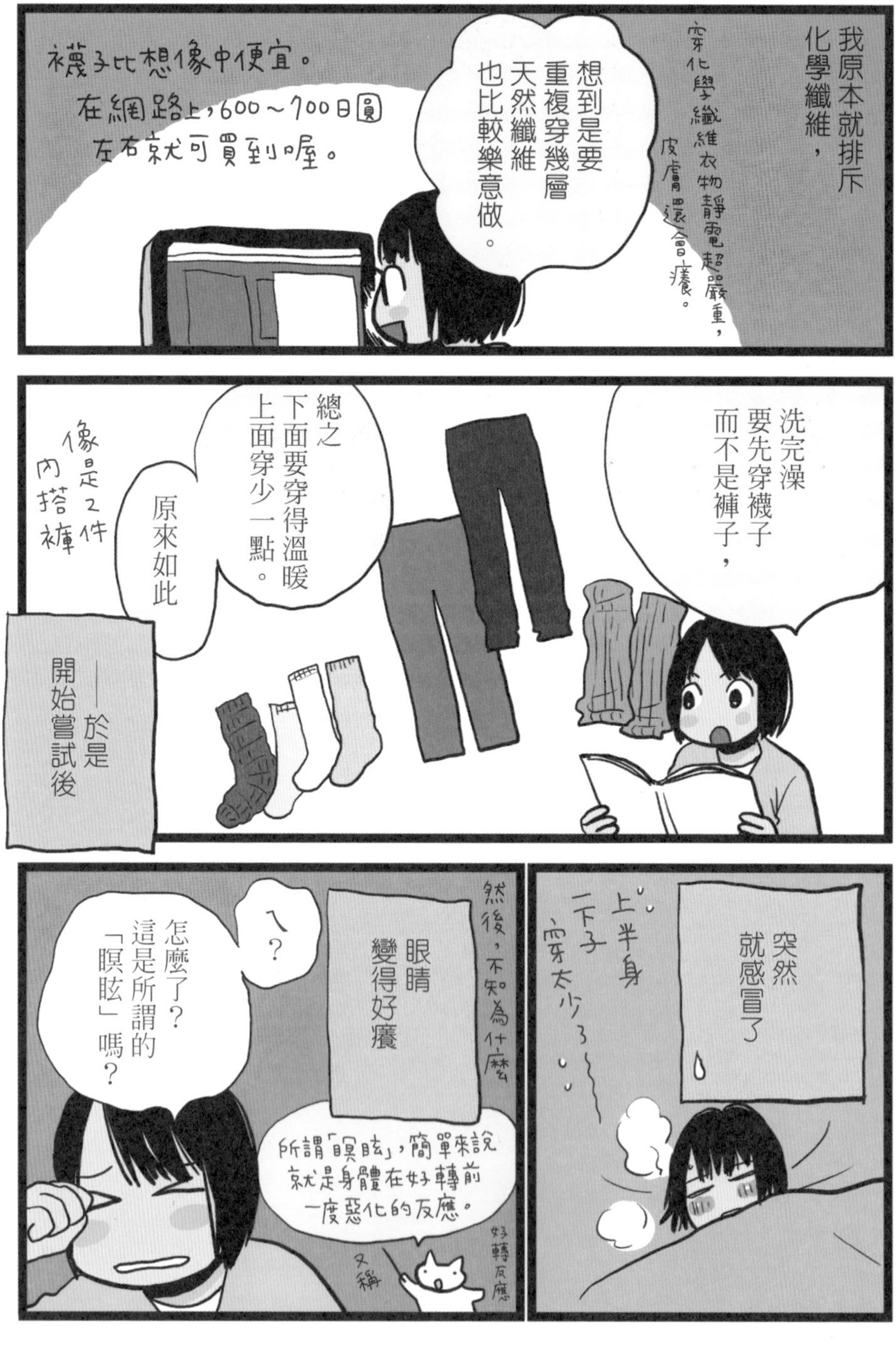
我原本就排斥化學纖維，
穿化學纖維衣物靜電超嚴重，皮膚還會癢。
想到是要重複穿幾層天然纖維也比較樂意做。
襪子比想像中便宜。
在網路上，600～700日圓左右就可買到喔。
洗完澡要先穿襪子而不是褲子，
總之下面要穿得溫暖上面穿少一點。
原來如此
像是2件內搭褲
——於是開始嘗試後
突然就感冒了
上半身一下子穿太少了～
然後，不知為什麼
眼睛變得好癢
ㄟ？
怎麼了？這是所謂的「瞑眩」嗎？
所謂「瞑眩」，簡單來說就是身體在好轉前一度惡化的反應。
又稱好轉反應

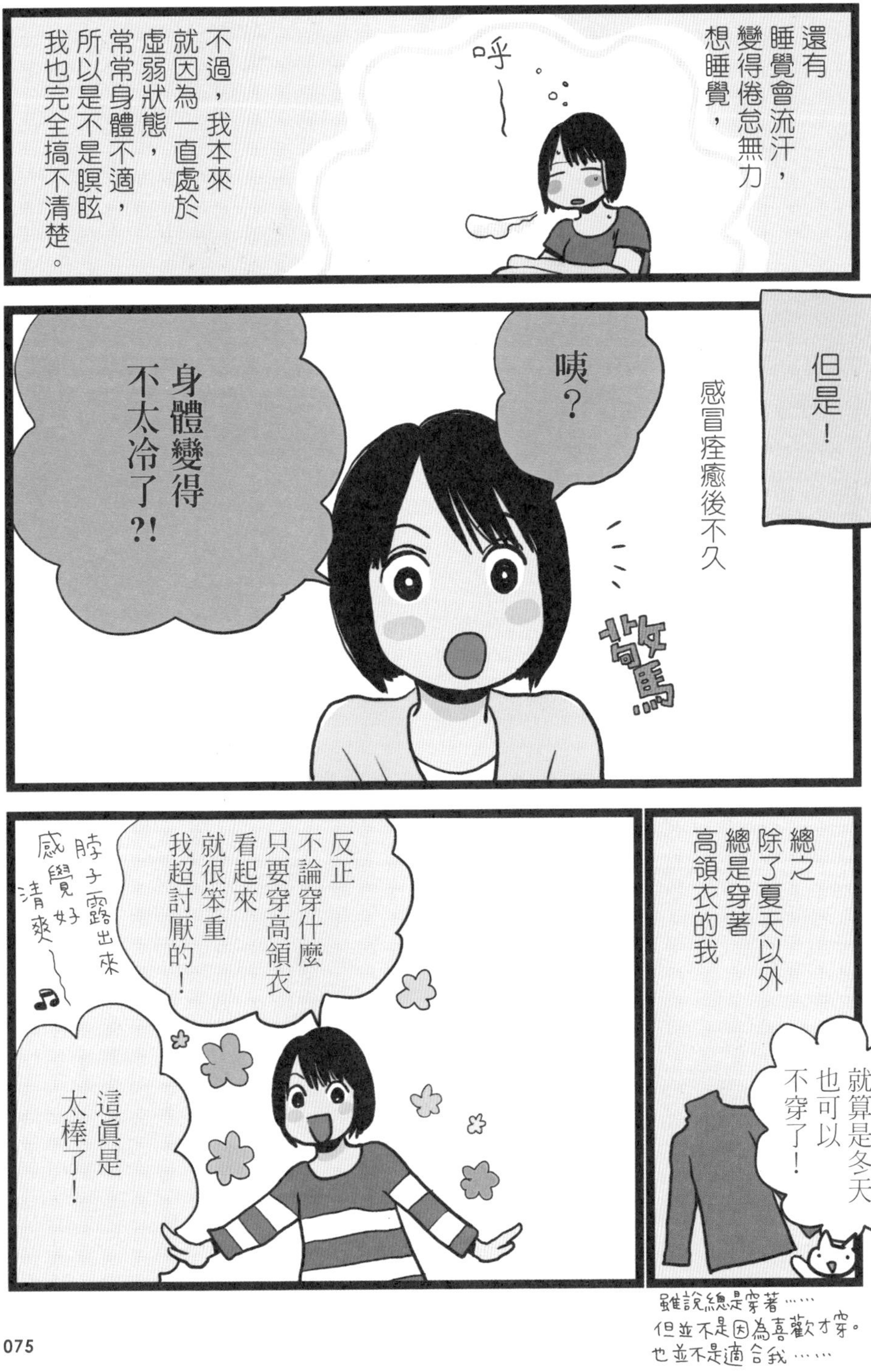
還有
睡覺會流汗，
變得倦怠無力
想睡覺，
呼～～
不過，我本來
就因為一直處於
虛弱狀態，
常常身體不適，
所以是不是瞑眩
我也完全搞不清楚。
但是！
感冒痊癒後不久
咦？
驚
身體變得
不太冷了?!
總之
除了夏天以外
總是穿著
高領衣的我
就算是冬天
也可以
不穿了！
反正
不論穿什麼
只要穿高領衣
看起來
就很笨重
我超討厭的！
脖子露出來
感覺好
清爽～♪
這真是
太棒了！
雖說總是穿著……
但並不是因為喜歡才穿。
也並不是適合我……

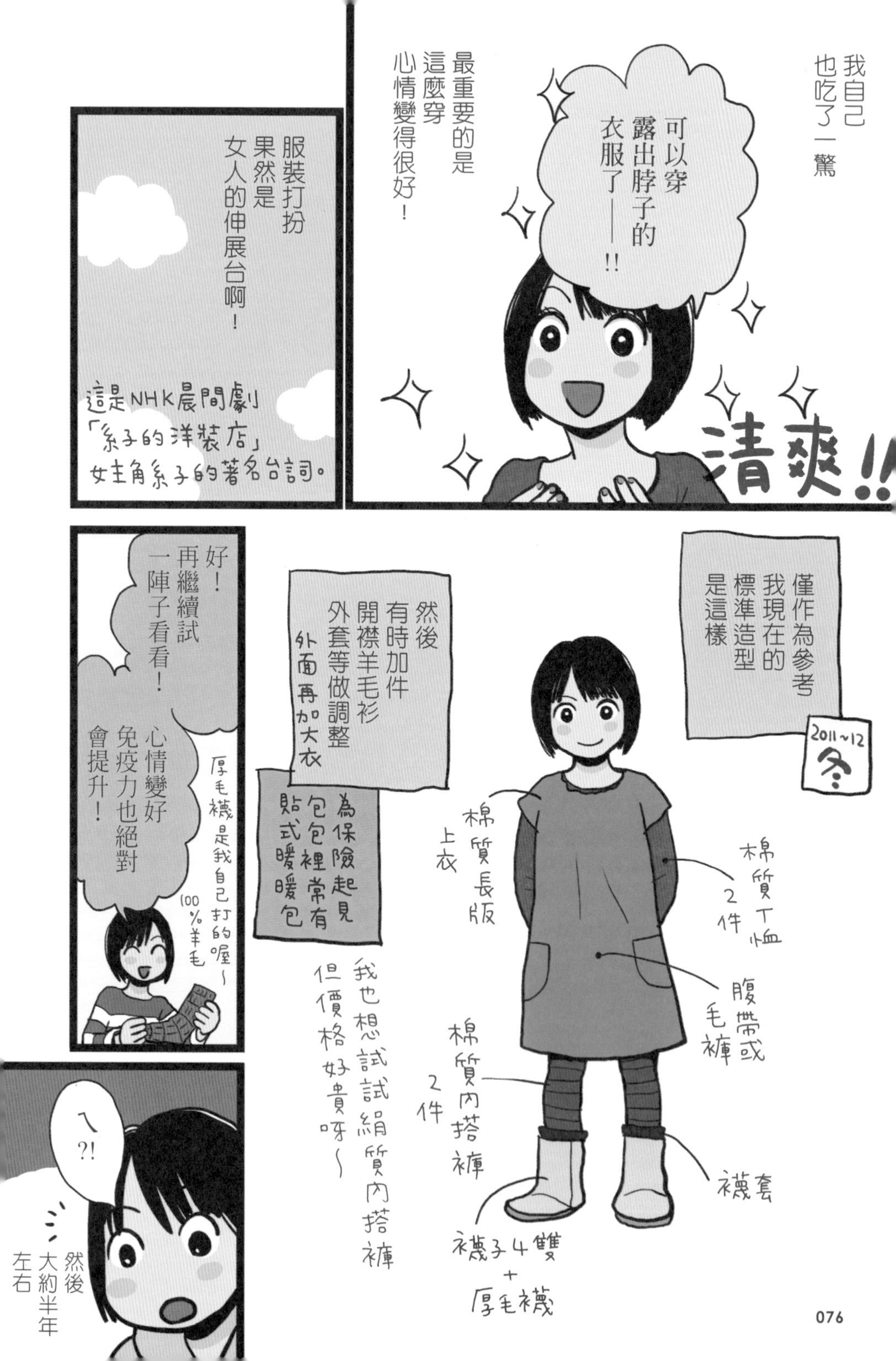

我自己也吃了一驚
可以穿露出脖子的衣服了——!!
清爽!!
最重要的是這麼穿心情變得很好!
服裝打扮果然是女人的伸展台啊!
這是NHK晨間劇「糸子的洋裝店」女主角糸子的著名台詞。
僅作為參考我現在的標準造型是這樣
2011~12 冬
棉質長版上衣
棉質T恤2件
腹帶或毛褲
棉質內搭褲2件
襪套
襪子4雙+厚毛襪
然後有時加件開襟羊毛衫外套等做調整
外面再加大衣
為保險起見包包裡常有貼式暖暖包
我也想試試絹質內搭褲但價格好貴呀~
好!再繼續試一陣子看看!
心情變好免疫力也絕對會提升!
厚毛襪是我自己打的喔~
100%羊毛
然後大約半年左右
ㄟ?!

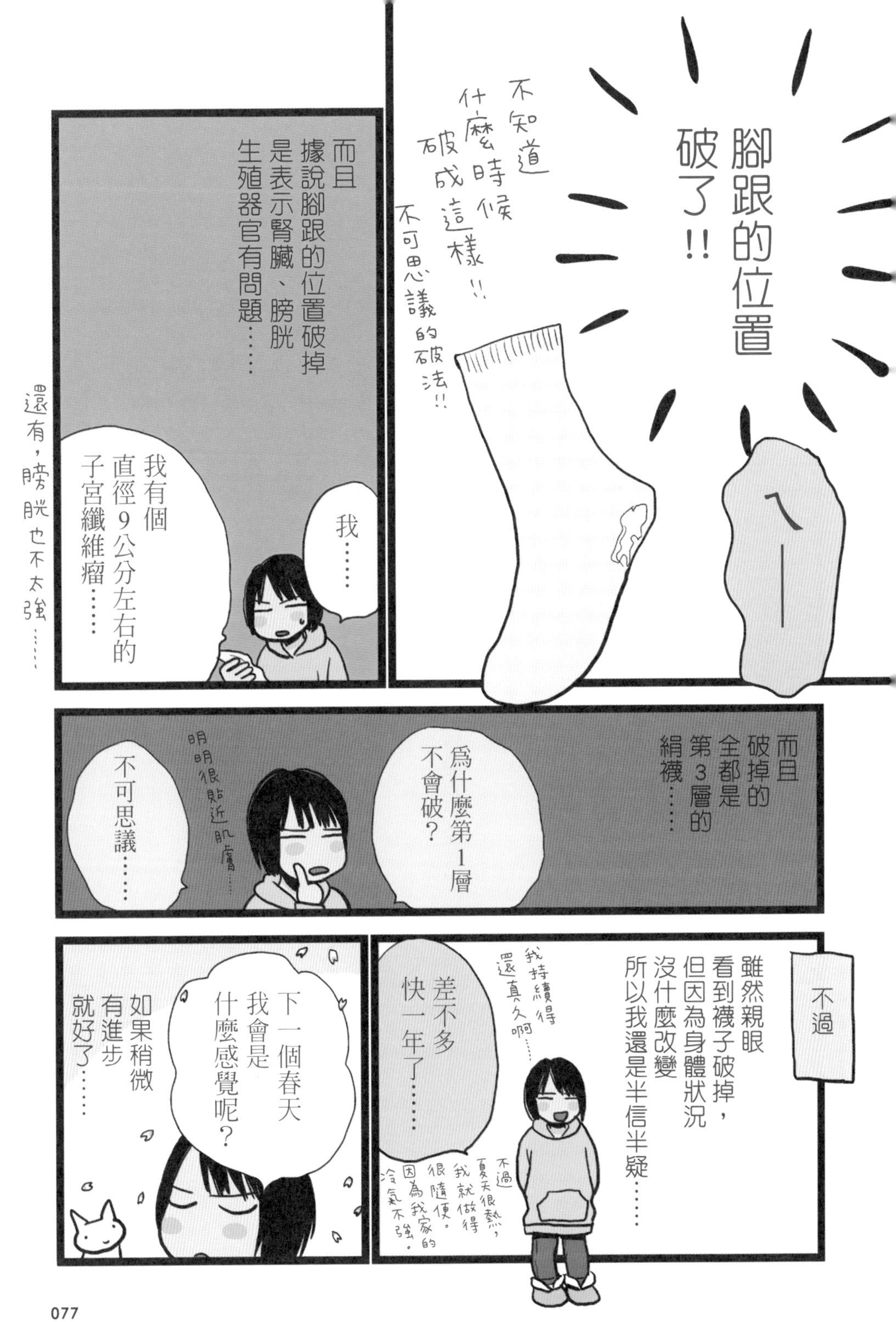

腳跟的位置破了!!
不知道什麼時候破成這樣!!
不可思議的破法!!
ㄟ—
而且據說腳跟的位置破掉是表示腎臟、膀胱生殖器官有問題……
我……
我有個直徑9公分左右的子宮纖維瘤……
還有，膀胱也不太強……
而且破掉的全都是第3層的絹襪……
爲什麼第1層不會破？
明明很貼近肌膚……
不可思議……
不過
雖然親眼看到襪子破掉，但因為身體狀況沒什麼改變所以我還是半信半疑……
我持續得還真久啊……
差不多快一年了……
不過夏天很熱，我就做得很隨便。因為我家的冷氣不強。
下一個春天我會是什麼感覺呢？
如果稍微有進步就好了……

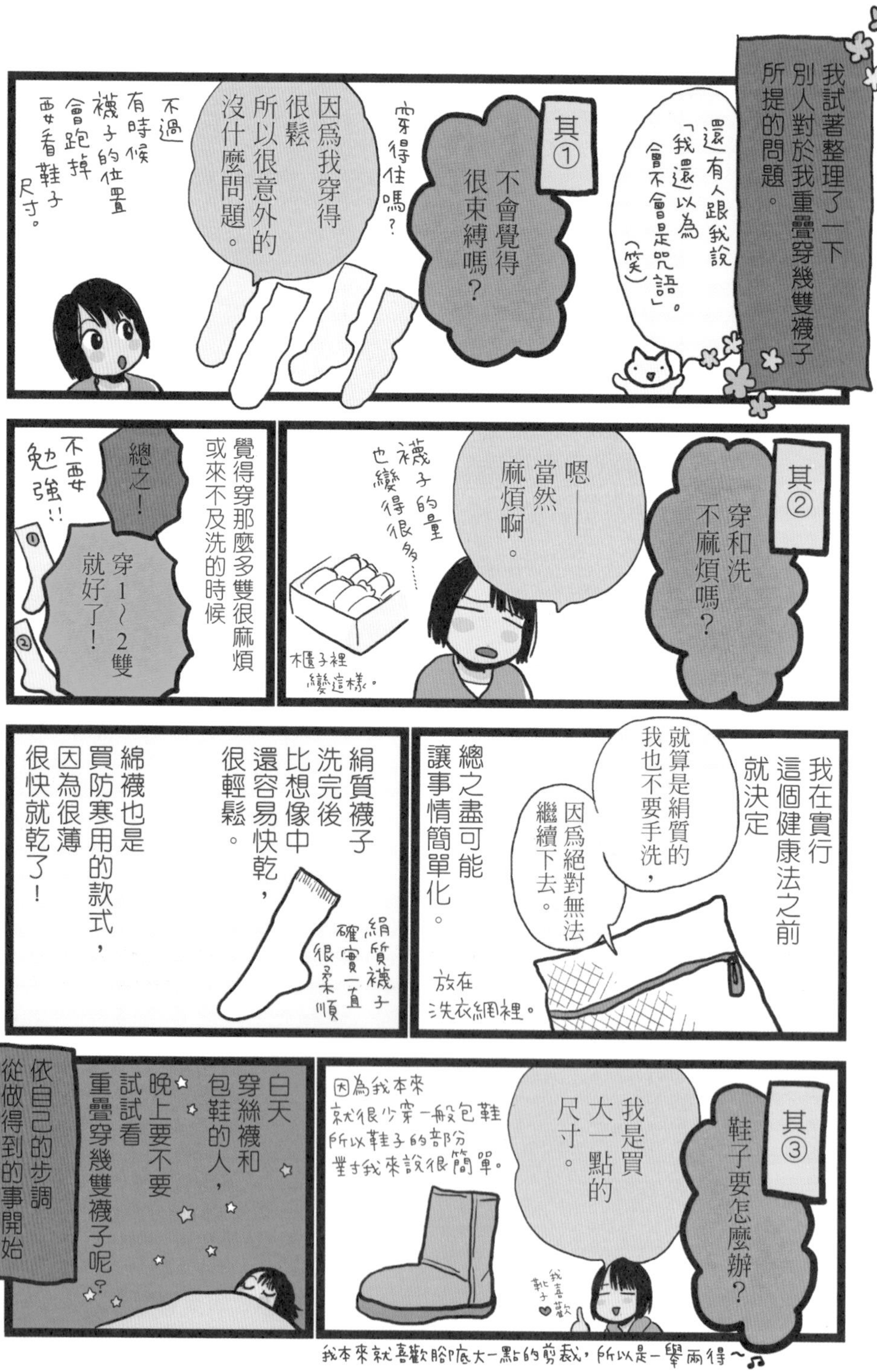

我試著整理了一下別人對於我重疊穿幾雙襪子所提的問題。
還有人跟我說「我還以為會不會是咒語」。(笑)
其①
不會覺得很束縛嗎？
穿得住嗎？
因爲我穿得很鬆所以很意外的沒什麼問題。
不過有時候襪子的位置會跑掉要看鞋子尺寸。
其②
穿和洗不麻煩嗎？
嗯——當然麻煩啊。
襪子的量也變得很多……
櫃子裡變這樣。
覺得穿那麼多雙很麻煩或來不及洗的時候
總之！
穿1～2雙就好了！
不要勉強!!
我在實行健康法之前就決定
就算是絹質的我也不要手洗，
因爲絕對無法繼續下去。
總之盡可能讓事情簡單化。
放在洗衣網裡。
絹質襪子洗完後比想像中還容易快乾，很輕鬆。
絹質襪子確實一直很柔順
綿襪也是買防寒用的款式，因為很薄很快就乾了！
其③
鞋子要怎麼辦？
我是買大一點的尺寸。
因為我本來就很少穿一般包鞋所以鞋子的部份對我來說很簡單。
我喜歡靴子♥
白天穿絲襪和包鞋的人，晚上要不要試試看重疊穿幾雙襪子呢？
依自己的步調從做得到的事開始
我本來就喜歡腳底大一點的剪裁，所以是一舉兩得～♪

對抗身體寒冷需要的生活用品 之❶

防寒襪

基本上要重疊穿4雙。

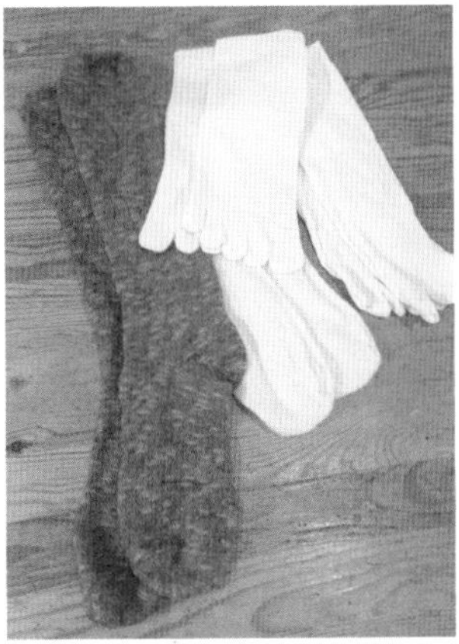

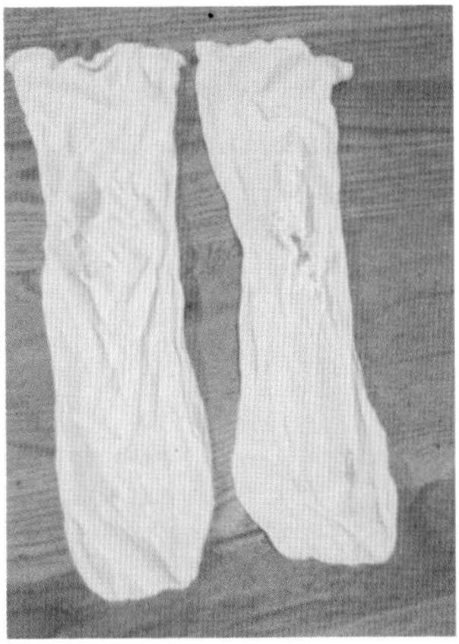

破洞的襪子

像這樣破破的。

羊毛衫

這只是一小部分。我很重視肌膚的觸感，以及穿起來要舒服。我對編織的要求之多（看起來不能胖），這裡也寫不下。雖然我喜歡披肩式外套，但冬天穿大外套時，袖子的部分就很傷腦筋。

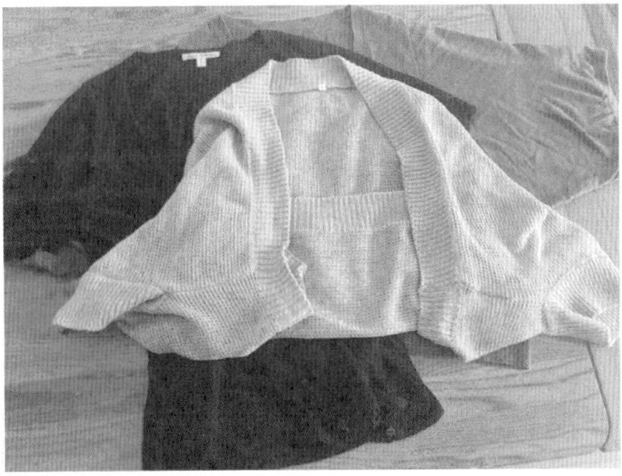

對抗身體寒冷需要的生活用品　之❷

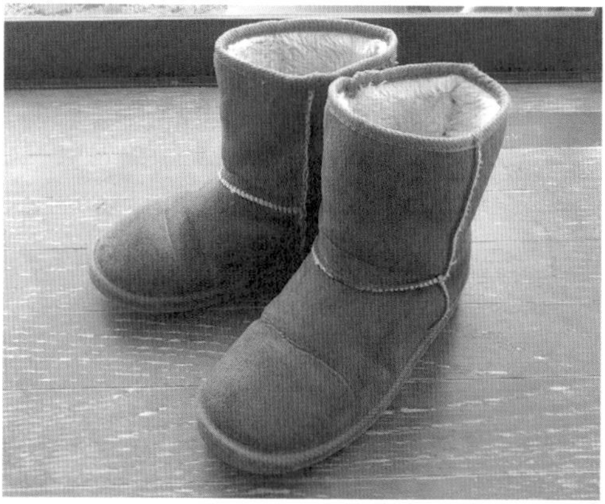

靴子

雖然只是便宜貨，不那麼講究，但是很溫暖～夏天以外，我都穿它。如果還年輕，我想光著曬得有光澤的腳直接穿（笑）。

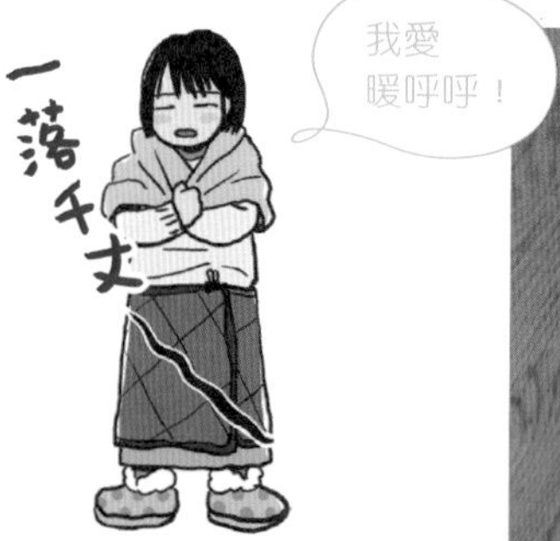

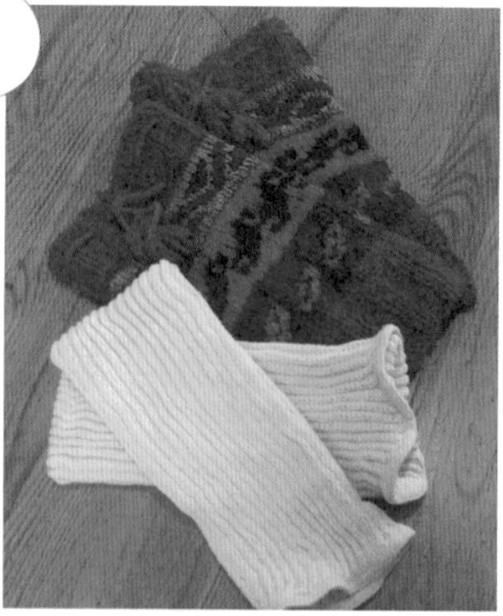

襪套

夏天也會穿在牛仔褲等衣物底下。我常使用的是在異國風商店，用合理價格買的羊毛材質可愛單品。

第8話
泡半身浴
以及持續使用熱水袋

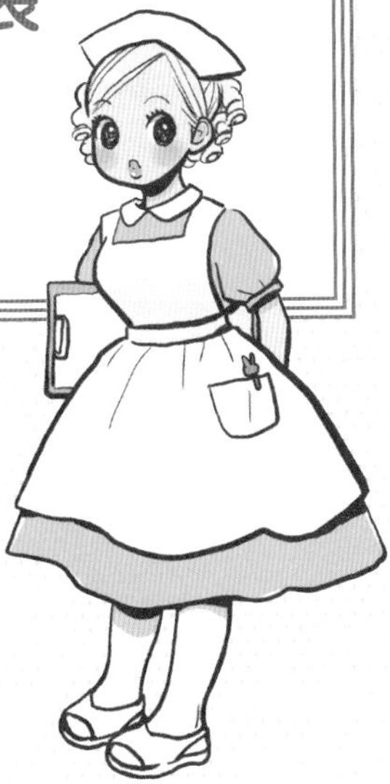

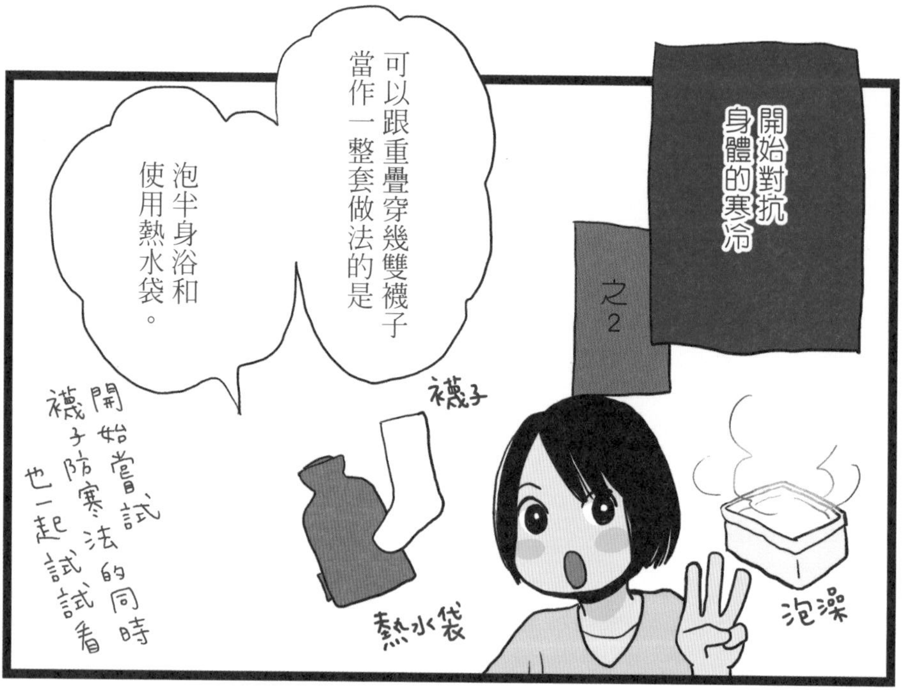
開始對抗身體的寒冷
之2
可以跟重疊穿幾雙襪子當作一整套做法的是
泡半身浴和使用熱水袋。
襪子
熱水袋
泡澡
開始嘗試襪子防寒法的同時也一起試試看

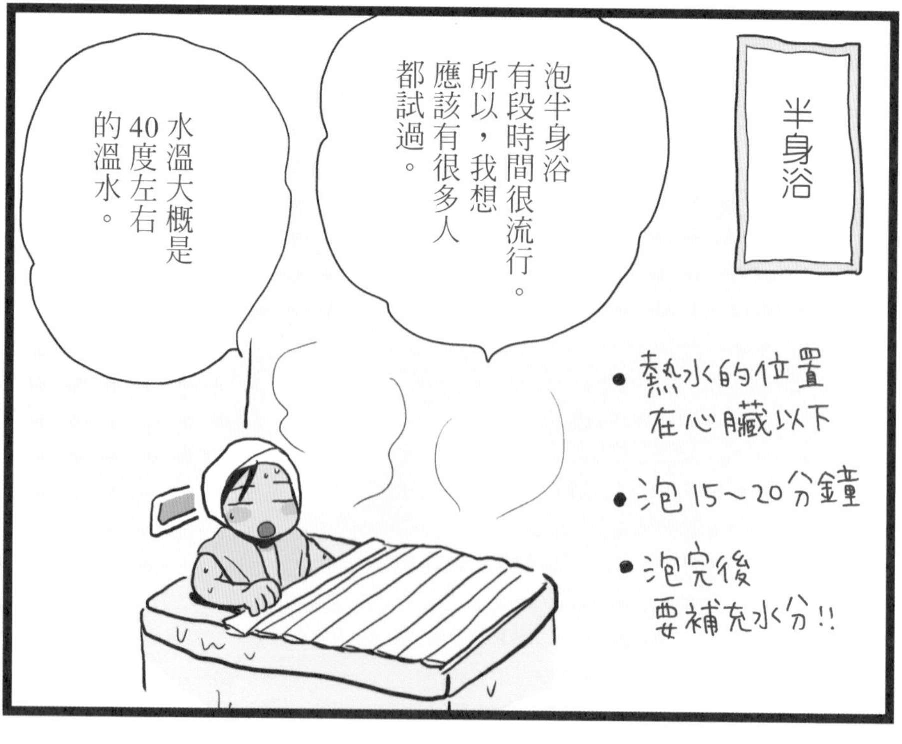
半身浴
泡半身浴有段時間很流行。所以，我想應該有很多人都試過。
水溫大概是40度左右的溫水。
• 熱水的位置在心臟以下
• 泡15～20分鐘
• 泡完後要補充水分!!

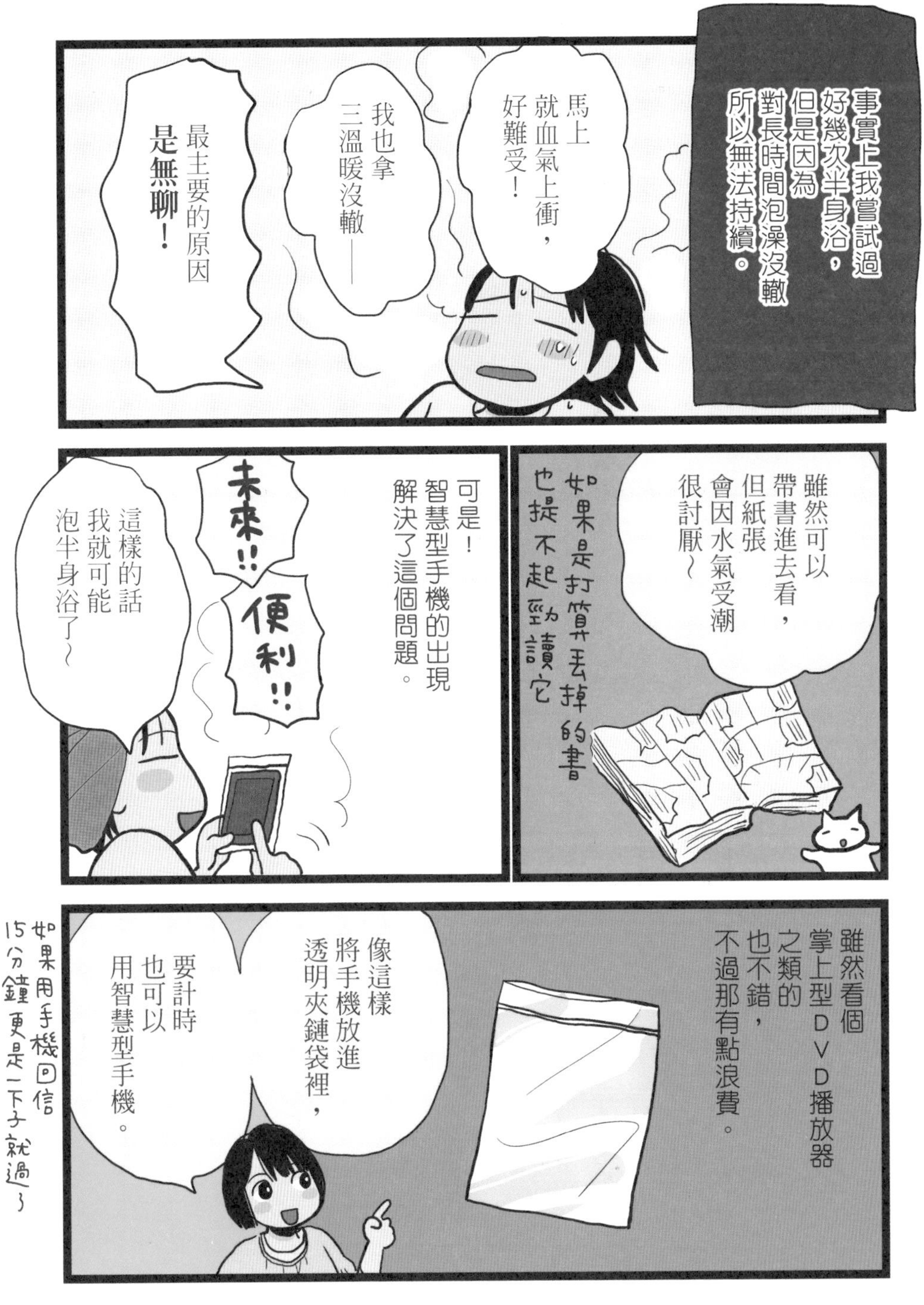
事實上我嘗試過好幾次半身浴，但是因為對長時間泡澡沒輒所以無法持續。
馬上就血氣上衝，好難受！
我也拿三溫暖沒輒——
最主要的原因是無聊！
雖然可以帶書進去看，但紙張會因水氣受潮很討厭～
如果是打算丟掉的書也提不起勁讀它
可是！智慧型手機的出現解決了這個問題。
未來!!
便利!!
這樣的話我就可能泡半身浴了～
雖然看個掌上型DVD播放器之類的也不錯，不過那有點浪費。
像這樣將手機放進透明夾鏈袋裡，
要計時也可以用智慧型手機。
如果用手機回信15分鐘更是一下子就過了

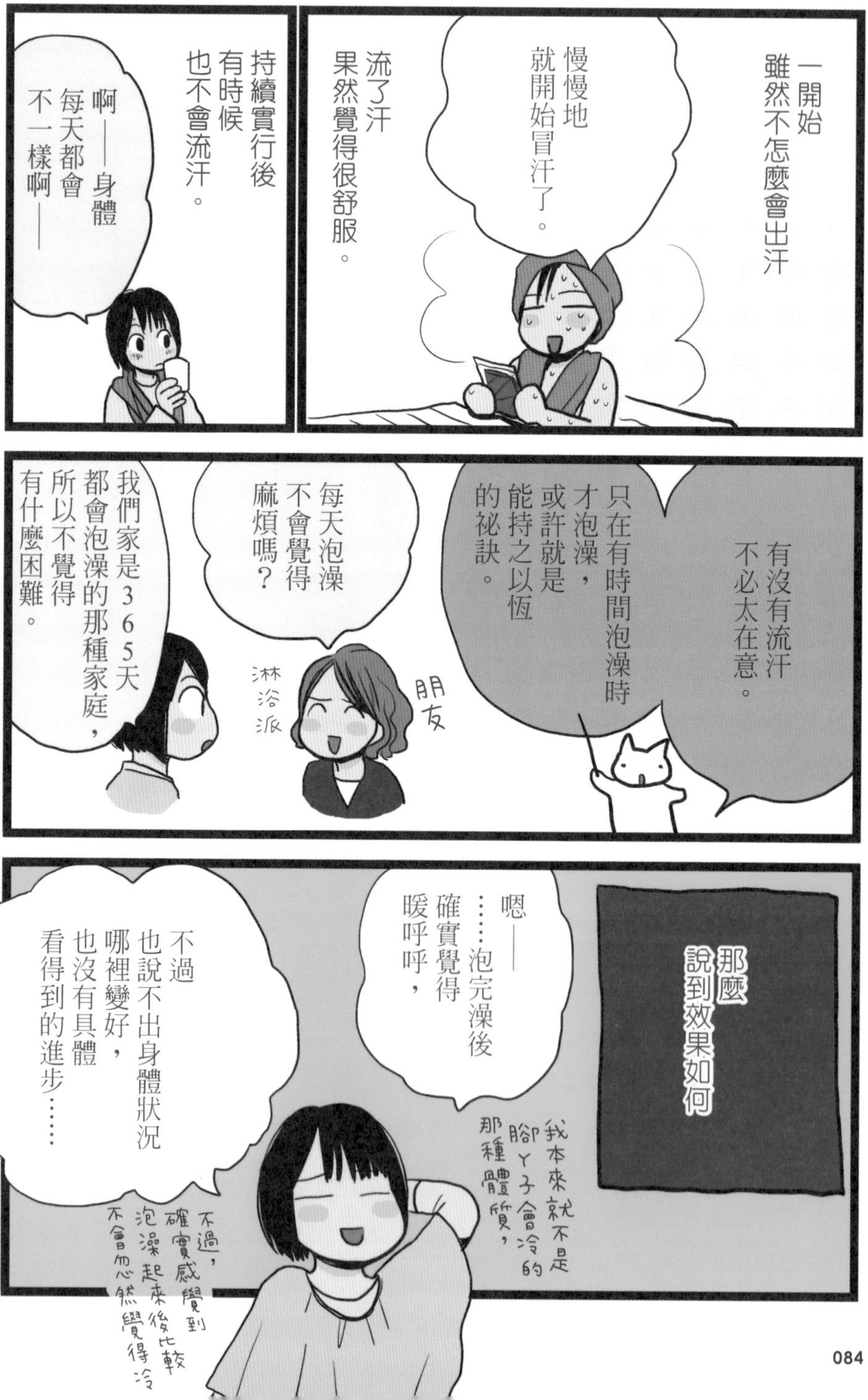
一開始 雖然不怎麼會出汗
慢慢地 就開始冒汗了。
流了汗 果然覺得很舒服。
持續實行後 有時候 也不會流汗。
啊——身體 每天都會 不一樣啊——
有沒有流汗 不必太在意。
只在有時間泡澡時 才泡澡，或許就是 能持之以恆 的祕訣。
朋友
淋浴派
每天泡澡 不會覺得 麻煩嗎？
我們家是365天 都會泡澡的那種家庭，所以不覺得 有什麼困難。
那麼 說到效果如何
嗯——……泡完澡後 確實覺得 暖呼呼，
我本來就不是 腳丫子會冷的 那種體質，
不過 也說不出身體狀況 哪裡變好，也沒有具體 看得到的進步……
不過，確實感覺到 泡澡起來後比較 不會忽然覺得冷

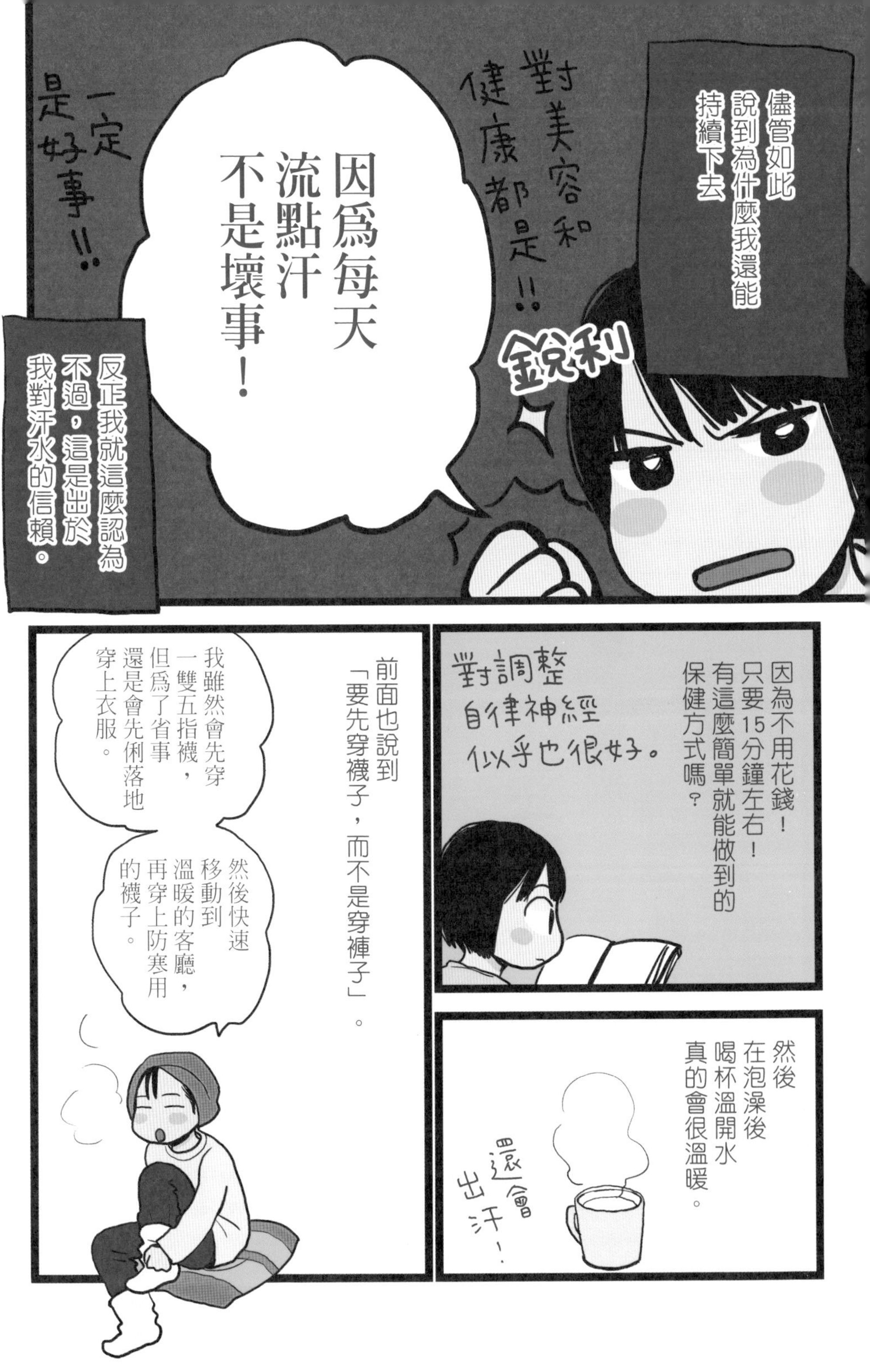
儘管如此
說到為什麼我還能
持續下去
對美容和
健康都是!!
銳利
因爲每天
流點汗
不是壞事！
一定
是好事!!
反正我就這麼認為
不過，這是出於
我對汗水的信賴。
因為不用花錢！
只要15分鐘左右！
有這麼簡單就能做到的
保健方式嗎？
對調整
自律神經
似乎也很好。
然後
在泡澡後
喝杯溫開水
真的會很溫暖。
還會
出汗！
前面也說到
「要先穿襪子，而不是穿褲子」。
我雖然會先穿
一雙五指襪，
但爲了省事
還是會先俐落地
穿上衣服。
然後快速
移動到
溫暖的客廳，
再穿上防寒用
的襪子。

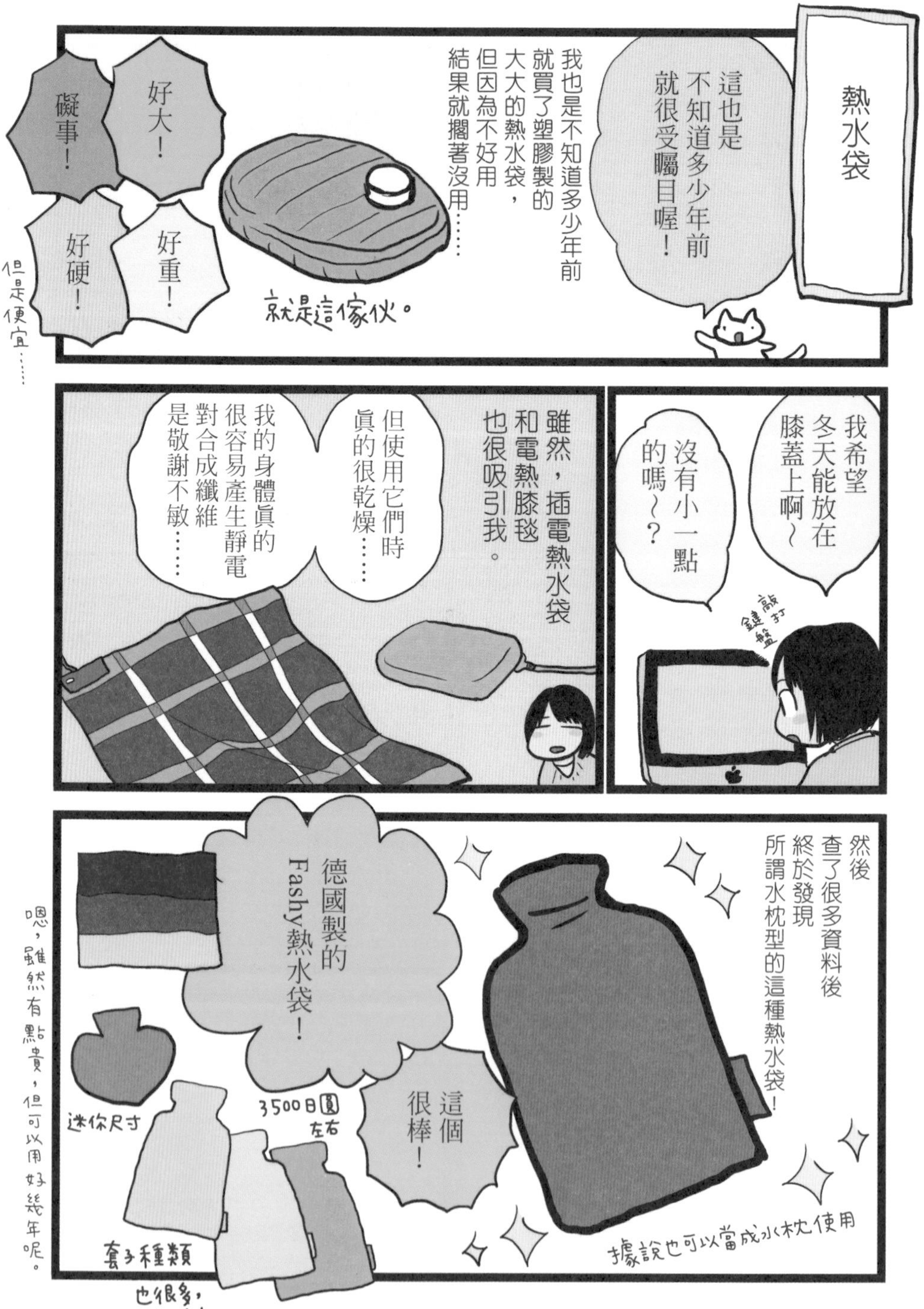
熱水袋
這也是不知道多少年前就很受矚目喔！
我也是不知道多少年前就買了塑膠製的大大的熱水袋，但因為不好用結果就擱著沒用……
就是這傢伙。
好大！
礙事！
好重！
好硬！
但是便宜……
我希望冬天能放在膝蓋上啊～
沒有小一點的嗎～？
敲打鍵盤
雖然，插電熱水袋和電熱膝毯也很吸引我。
但使用它們時真的很乾燥……
我的身體真的很容易產生靜電對合成纖維是敬謝不敏……
然後查了很多資料後終於發現所謂水枕型的這種熱水袋！
德國製的Fashy熱水袋！
這個很棒！
3500日圓左右
迷你尺寸
套子種類也很多，很有趣。
據說也可以當成水枕使用
嗯，雖然有點貴，但可以用好幾年呢。

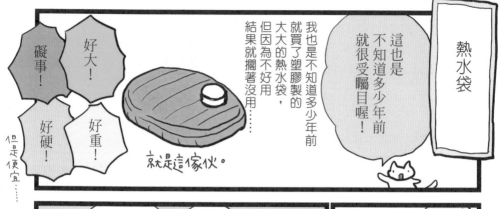

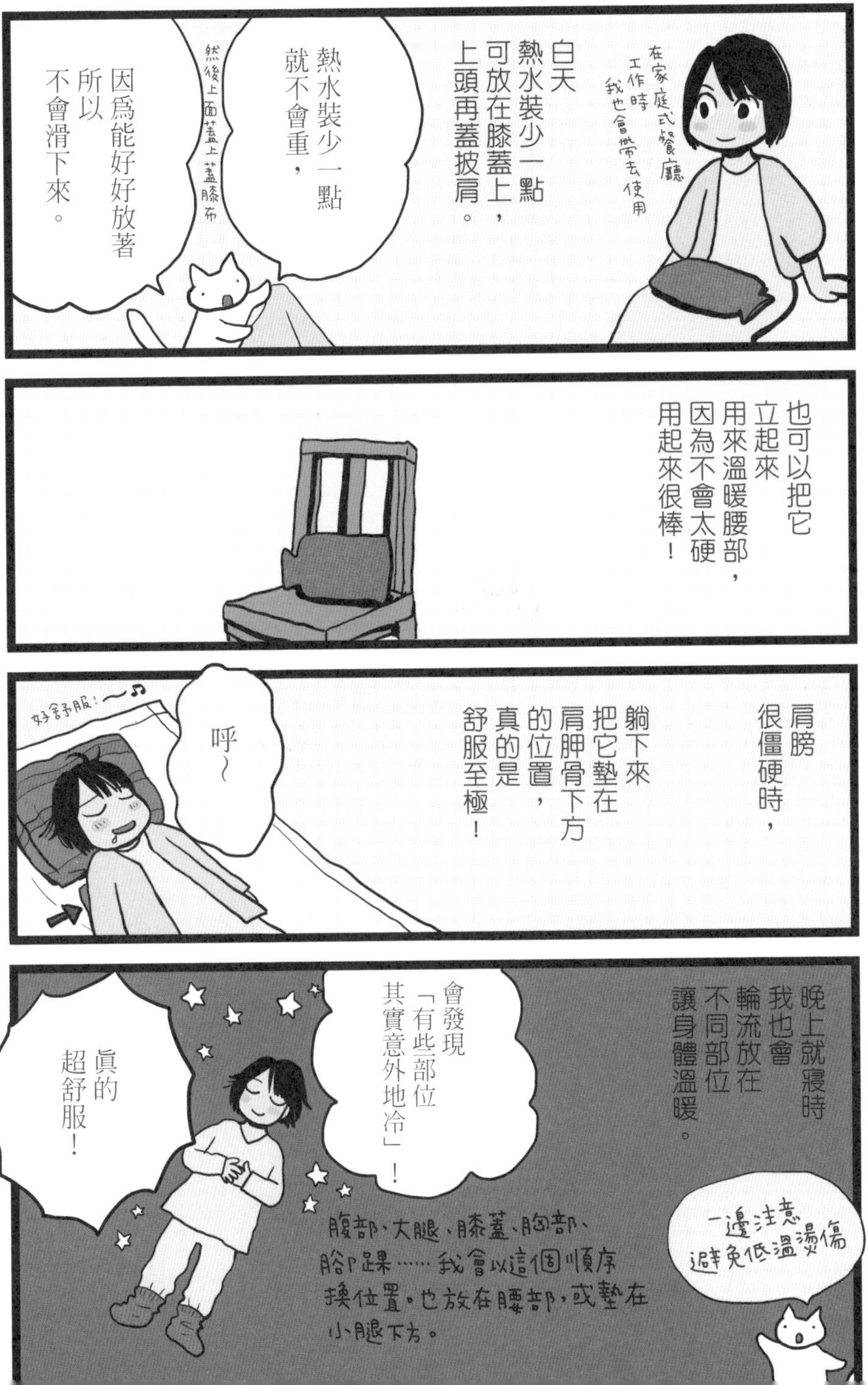
在家庭式餐廳工作時我也會帶去使用
白天熱水裝少一點可放在膝蓋上，上頭再蓋披肩。
熱水裝少一點就不會重，
然後上面蓋上蓋膝布
因爲能好好放著所以不會滑下來。
也可以把它立起來用來溫暖腰部，因為不會太硬用起來很棒！
肩膀很僵硬時，
躺下來把它墊在肩胛骨下方的位置，真的是舒服至極！
呼～
好舒服！～♪
晚上就寢時我也會輪流放在不同部位讓身體溫暖。
會發現「有些部位其實意外地冷」！
眞的超舒服！
腹部、大腿、膝蓋、胸部、腳踝……我會以這個順序換位置。也放在腰部，或墊在小腿下方。
一邊注意避免低溫燙傷

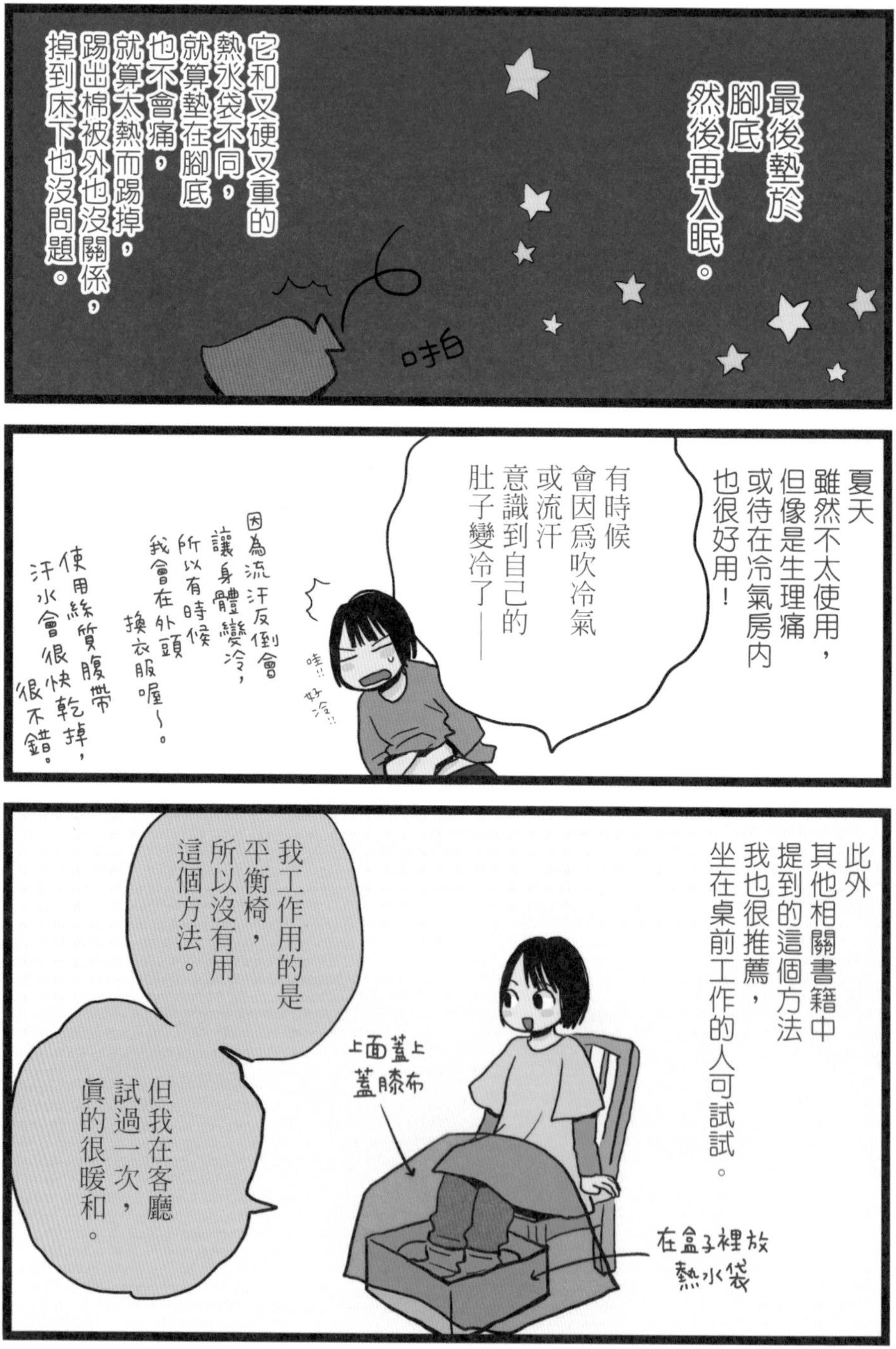
最後墊於
腳底
然後再入眠。
它和又硬又重的
熱水袋不同，
就算墊在腳底
也不會痛，
就算太熱而踢掉，
踢出棉被外也沒關係，
掉到床下也沒問題。
啪
夏天
雖然不太使用，
但像是生理痛
或待在冷氣房內
也很好用！
有時候
會因爲吹冷氣
或流汗
意識到自己的
肚子變冷了——
哇!! 好冷!!
因為流汗反倒會
讓身體變冷，
所以有時候
我會在外頭
換衣服喔～。
使用絲質腹帶
汗水會很快乾掉，
很不錯。
此外
其他相關書籍中
提到的這個方法
我也很推薦，
坐在桌前工作的人可試試。
我工作用的是
平衡椅，
所以沒有用
這個方法。
但我在客廳
試過一次，
眞的很暖和。
上面蓋上
蓋膝布
在盒子裡放
熱水袋

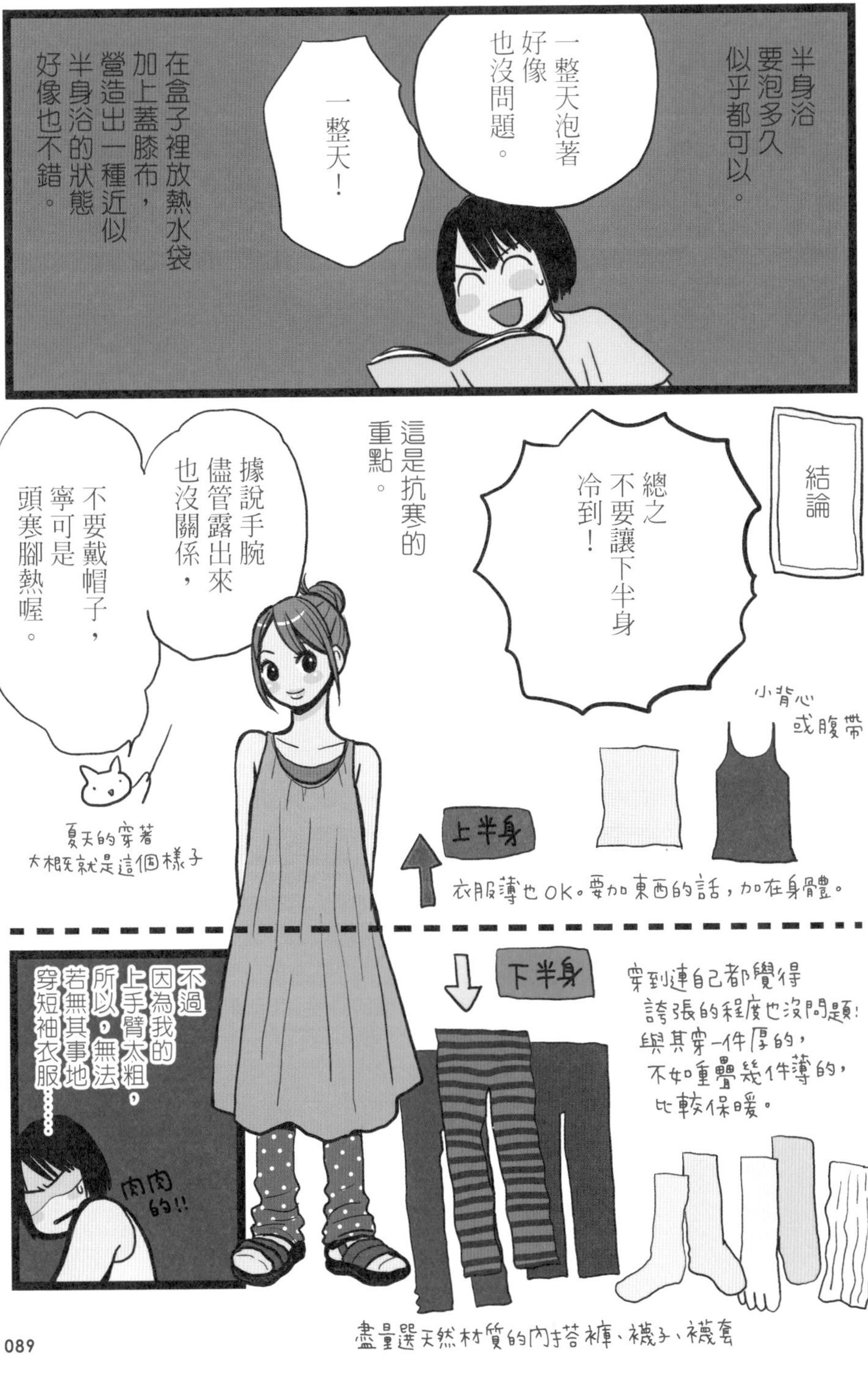
半身浴要泡多久似乎都可以。
一整天泡著好像也沒問題。
一整天！
在盒子裡放熱水袋加上蓋膝布，營造出一種近似半身浴的狀態好像也不錯。
結論
總之不要讓下半身冷到！
這是抗寒的重點。
據說手腕儘管露出來也沒關係，
不要戴帽子，寧可是頭寒腳熱喔。
小背心或腹帶
上半身
衣服薄也OK。要加東西的話，加在身體。
夏天的穿著大概就是這個樣子
下半身
穿到連自己都覺得誇張的程度也沒問題！與其穿一件厚的，不如重疊幾件薄的，比較保暖。
不過因為我的上手臂太粗，所以，無法若無其事地穿短袖衣服……
肉肉的!!
盡量選天然材質的內搭褲、襪子、襪套

對抗身體寒冷需要的生活用品　之❸

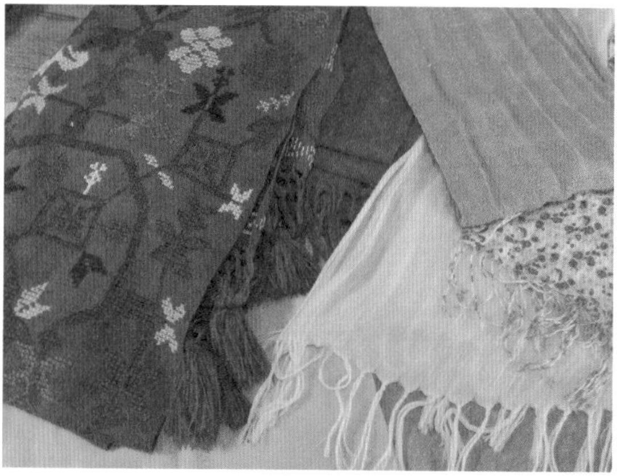

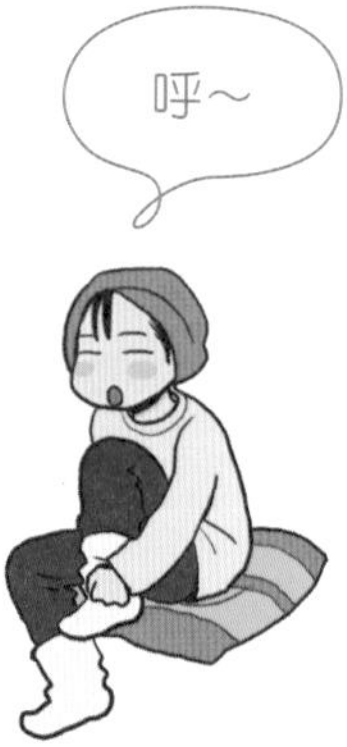

披肩

這些只是一小部分。我從盛夏到寒冬都會用，
很重視肌膚觸感和顏色。

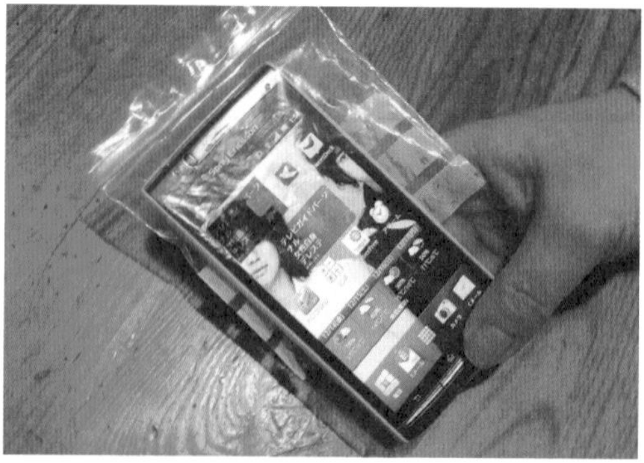

放在袋子裡的手機

夾鍊袋是萬能！不需要昂貴的專用袋！

第9話 我的飲食生活

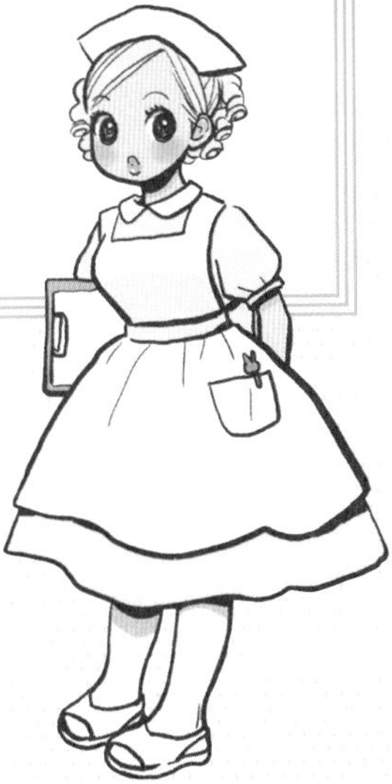

有句話說「醫食同源」

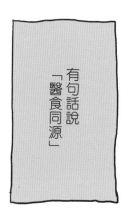

醫食同源
這個說法是認為，疾病的治療和日常飲食，都是在維持人的生命和健康，所以它們的源頭是相同的。中國自古以來就這麼說。

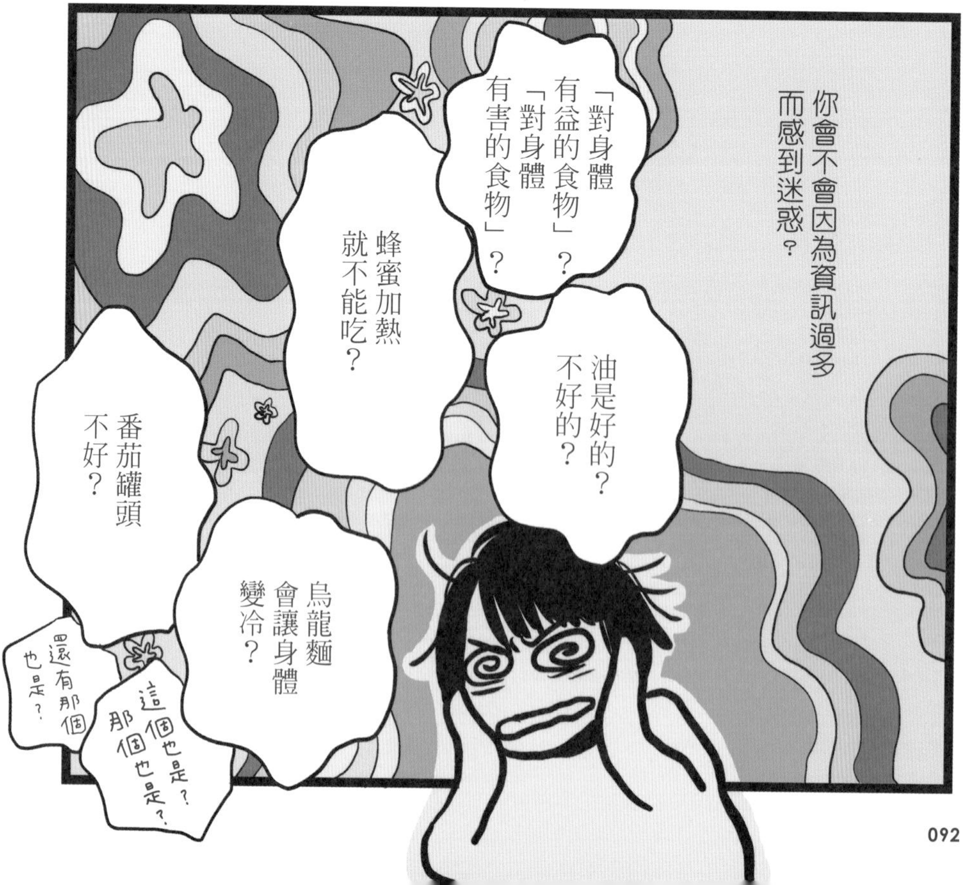

你會不會因為資訊過多而感到迷惑？
「對身體有益的食物」？「對身體有害的食物」？
油是好的？不好的？
蜂蜜加熱就不能吃？
烏龍麵會讓身體變冷？
番茄罐頭不好？
這個也是？那個也是？
還有那個也是？

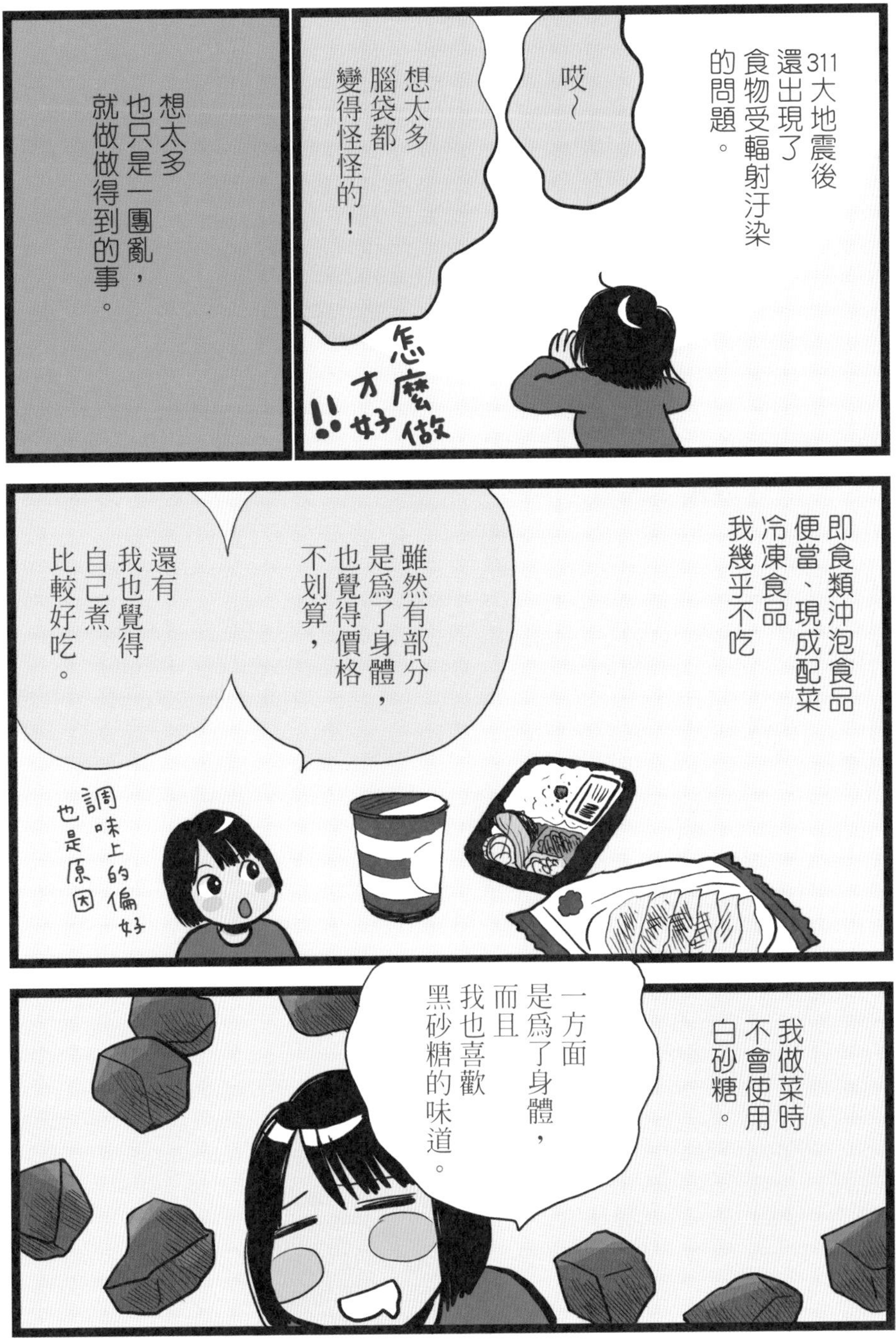
311大地震後還出現了食物受輻射汙染的問題。
哎~
想太多腦袋都變得怪怪的！
怎麼做才好!!
想太多也只是一團亂，就做做得到的事。
即食類沖泡食品便當、現成配菜冷凍食品我幾乎不吃
雖然有部分是爲了身體，也覺得價格不划算，
還有我也覺得自己煮比較好吃。
調味上的偏好也是原因
我做菜時不會使用白砂糖。
一方面是爲了身體，而且我也喜歡黑砂糖的味道。

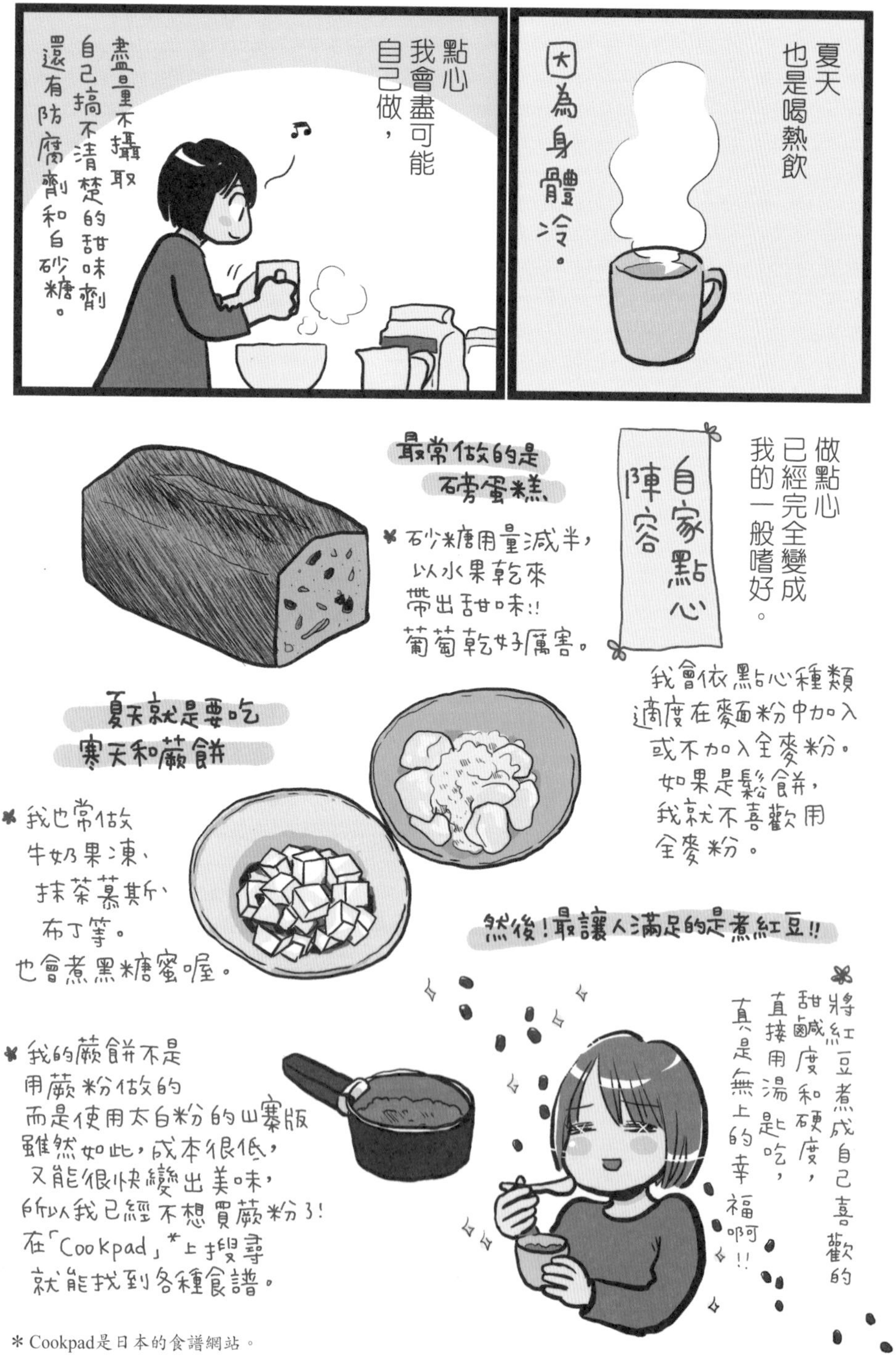
夏天也是喝熱飲
因為身體冷。
點心我會盡可能自己做，
盡量不攝取自己搞不清楚的甜味劑還有防腐劑和白砂糖。
做點心已經完全變成我的一般嗜好。
自家點心陣容
最常做的是磅蛋糕
* 砂糖用量減半，以水果乾來帶出甜味!! 葡萄乾好厲害。
我會依點心種類適度在麵粉中加入或不加入全麥粉。如果是鬆餅，我就不喜歡用全麥粉。
夏天就是要吃寒天和蕨餅
* 我也常做牛奶果凍、抹茶慕斯、布丁等。也會煮黑糖蜜喔。
然後！最讓人滿足的是煮紅豆!!
* 將紅豆煮成自己喜歡的甜鹹度和硬度，直接用湯匙吃，真是無上的幸福啊!!
* 我的蕨餅不是用蕨粉做的
而是使用太白粉的山寨版
雖然如此，成本很低，
又能很快變出美味，
所以我已經不想買蕨粉了!
在「Cookpad」*上搜尋
就能找到各種食譜。

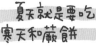

* Cookpad是日本的食譜網站。

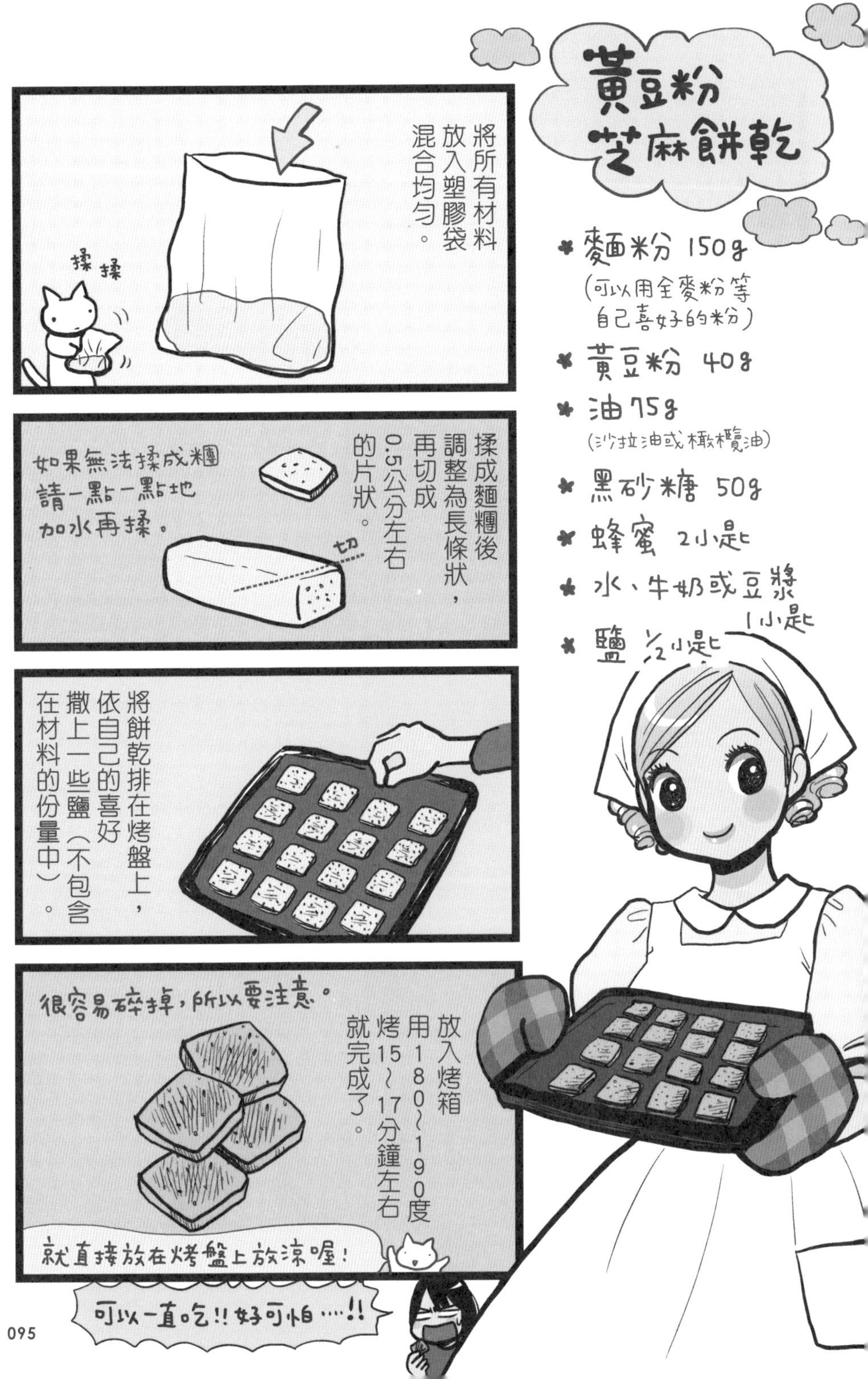
黃豆粉芝麻餅乾
＊麵粉 150g
（可以用全麥粉等自己喜好的粉）
＊黃豆粉 40g
＊油 75g
（沙拉油或橄欖油）
＊黑砂糖 50g
＊蜂蜜 2小匙
＊水、牛奶或豆漿 1小匙
＊鹽 1/2小匙
將所有材料放入塑膠袋混合均勻。
揉 揉
揉成麵糰後調整為長條狀，再切成0.5公分左右的片狀。
切
如果無法揉成糰請一點一點地加水再揉。
將餅乾排在烤盤上，依自己的喜好撒上一些鹽（不包含在材料的份量中）。
放入烤箱用180~190度烤15~17分鐘左右就完成了。
很容易碎掉，所以要注意。
就直接放在烤盤上放涼喔！
可以一直吃!!好可怕……!!

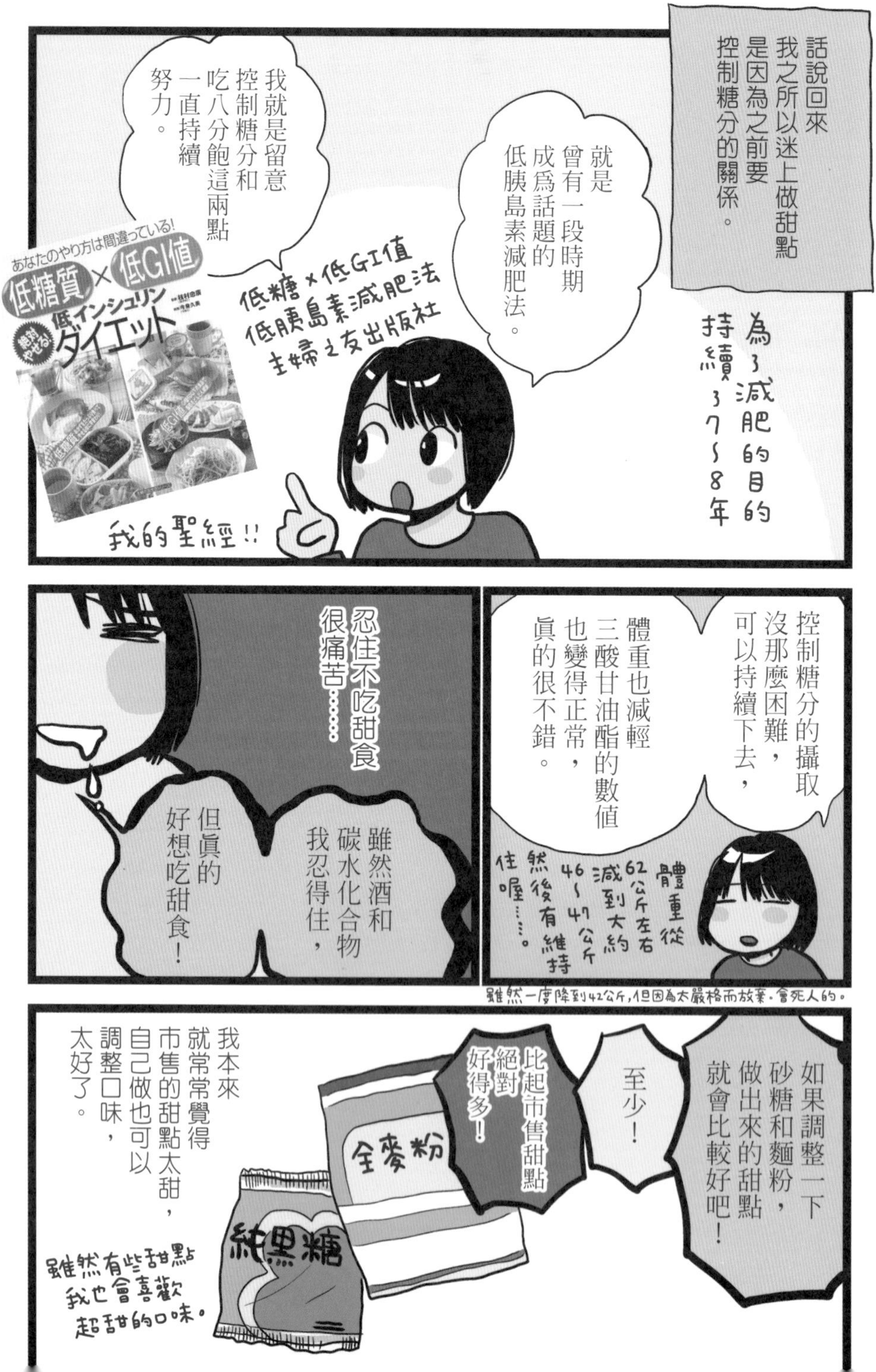
話說回來
我之所以迷上做甜點
是因為之前要
控制糖分的關係。
為了減肥的目的
持續了7~8年
就是
曾有一段時期
成爲話題的
低胰島素減肥法。
低糖×低GI值
低胰島素減肥法
主婦之友出版社
我就是留意
控制糖分和
吃八分飽這兩點
一直持續
努力。
あなたのやり方は間違っている!
低糖質×低GI値
低インシュリンダイエット
我的聖經!!
控制糖分的攝取
沒那麼困難，
可以持續下去，
體重也減輕
三酸甘油酯的數值
也變得正常，
眞的很不錯。
體重從
62公斤左右
減到大約
46~47公斤
然後有維持
住喔……。
雖然一度降到42公斤，但因為太嚴格而放棄。會死人的。
忍住不吃甜食
很痛苦……
雖然酒和
碳水化合物
我忍得住，
但眞的
好想吃甜食！
如果調整一下
砂糖和麵粉，
做出來的甜點
就會比較好吧！
至少！
比起市售甜點
絕對
好得多！
全麥粉
純黑糖
我本來
就常常覺得
市售的甜點太甜，
自己做也可以
調整口味，
太好了。
雖然有些甜點
我也會喜歡
超甜的口味。

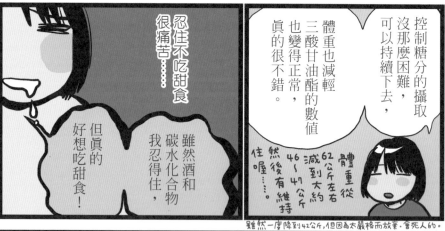

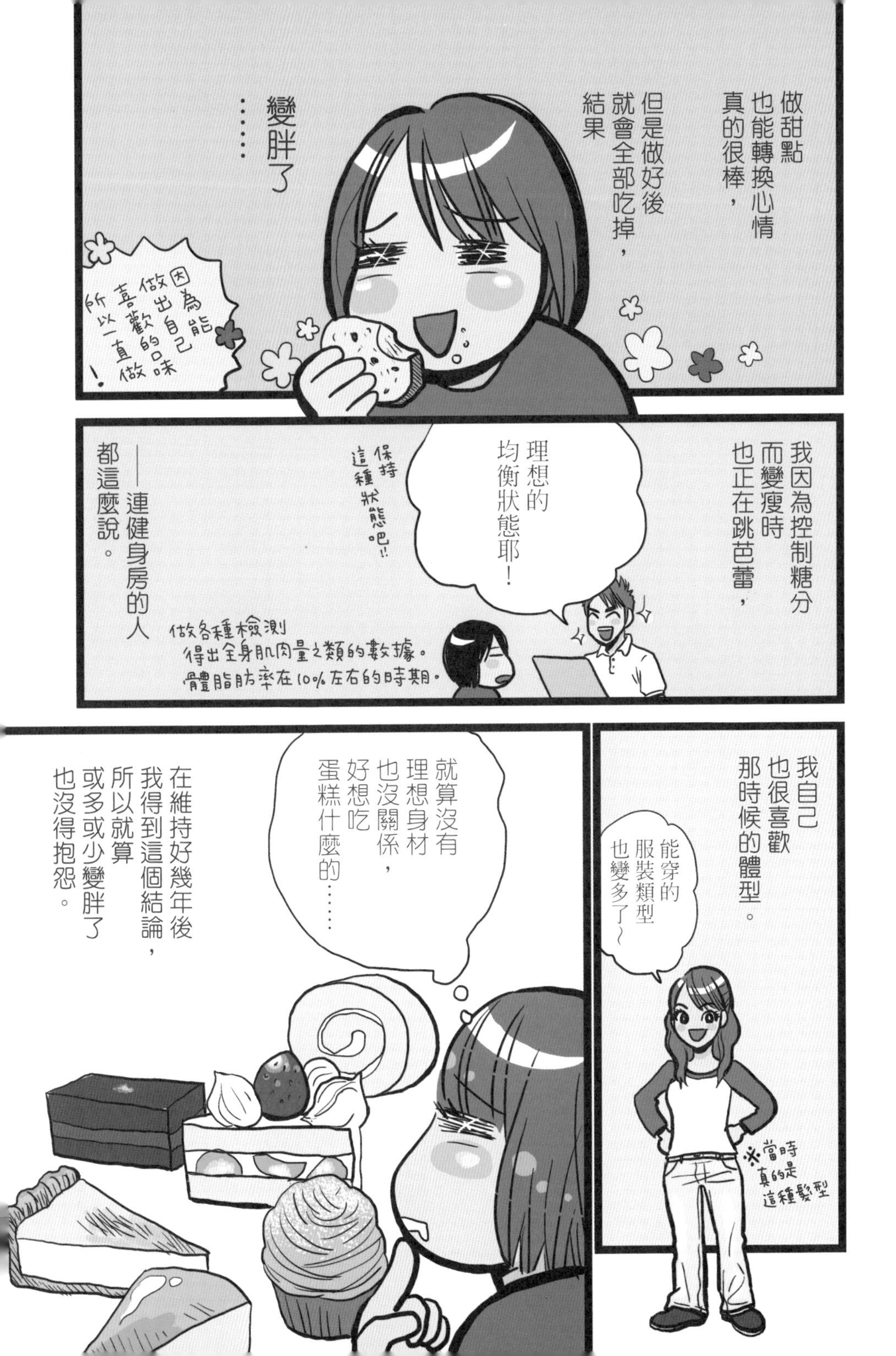
做甜點
也能轉換心情
真的很棒，
但是做好後
就會全部吃掉，
結果
變胖了
……
因為能
做出自己
喜歡的口味
所以一直做！
我因為控制糖分
而變瘦時
也正在跳芭蕾，
理想的
均衡狀態耶！
保持
這種狀態吧!!
——連健身房的人
都這麼說。
做各種檢測
得出全身肌肉量之類的數據。
體脂肪率在10%左右的時期。
我自己
也很喜歡
那時候的體型。
能穿的
服裝類型
也變多了~
※當時
真的是
這種髮型
就算沒有
理想身材
也沒關係，
好想吃
蛋糕什麼的……
在維持好幾年後
我得到這個結論，
所以就算
或多或少變胖了
也沒得抱怨。

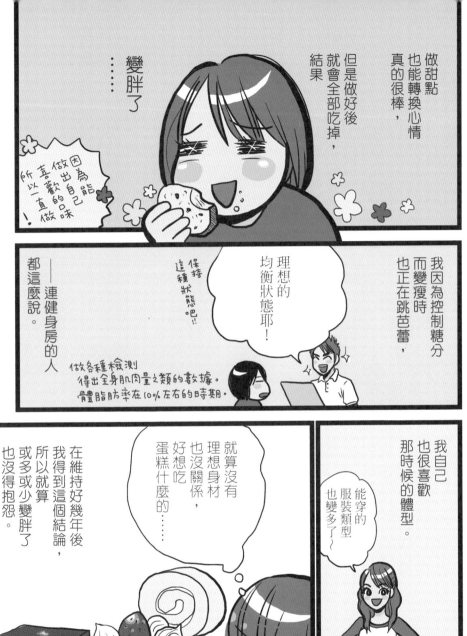

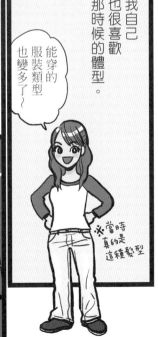

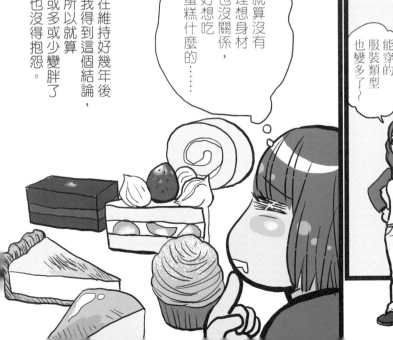

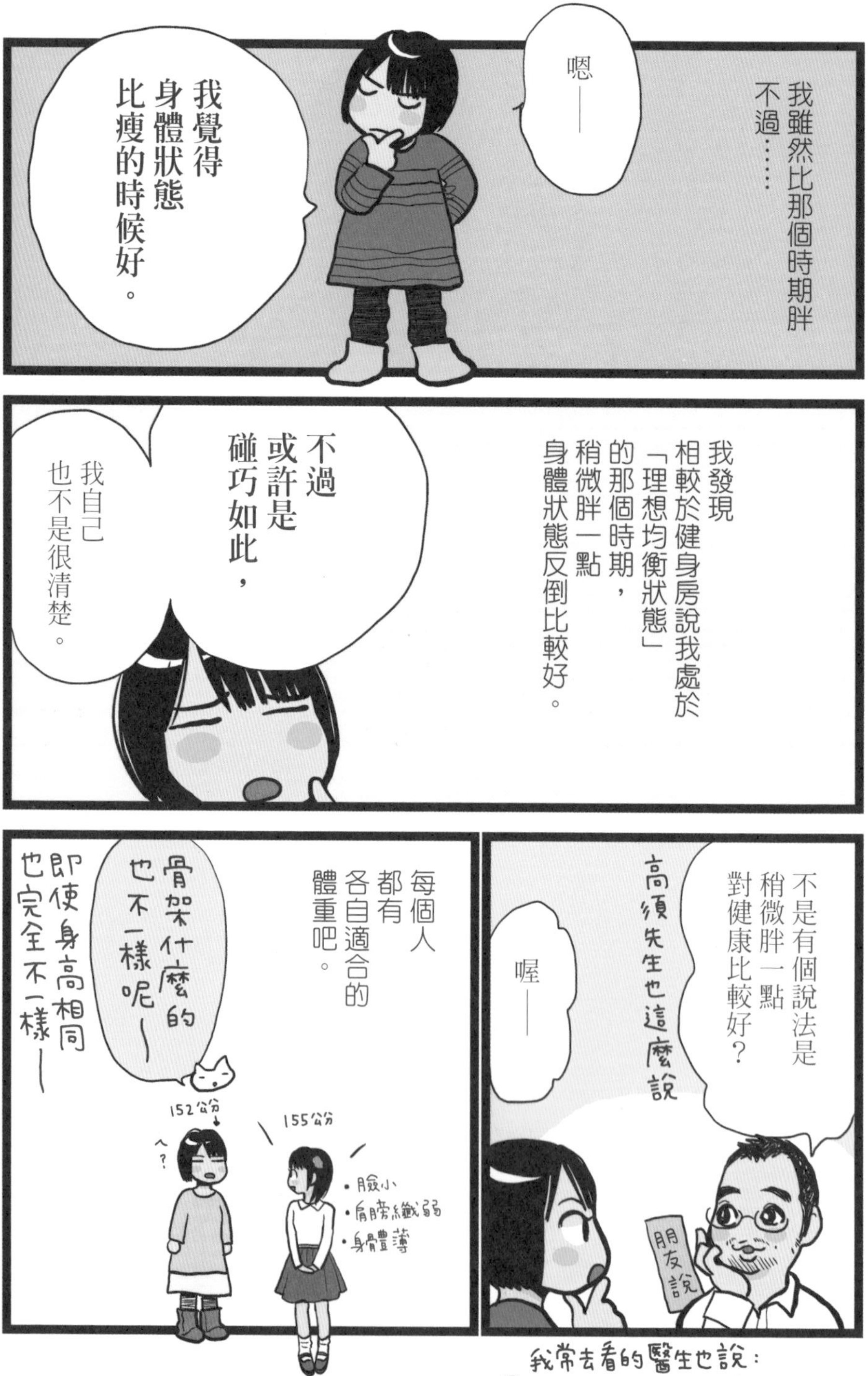
我雖然比那個時期胖
不過……
嗯——
我覺得身體狀態比瘦的時候好。
我發現相較於健身房說我處於「理想均衡狀態」的那個時期，稍微胖一點身體狀態反倒比較好。
不過或許是碰巧如此，
我自己也不是很清楚。
不是有個說法是稍微胖一點對健康比較好？
高須先生也這麼說
喔——
朋友說
每個人都有各自適合的體重吧。
骨架什麼的也不一樣呢～
即使身高相同也完全不一樣～
152公分
155公分
へ？
・臉小
・肩膀纖弱
・身體薄

我常去看的醫生也說：
「妳胖到50公斤左右比較好喔」。

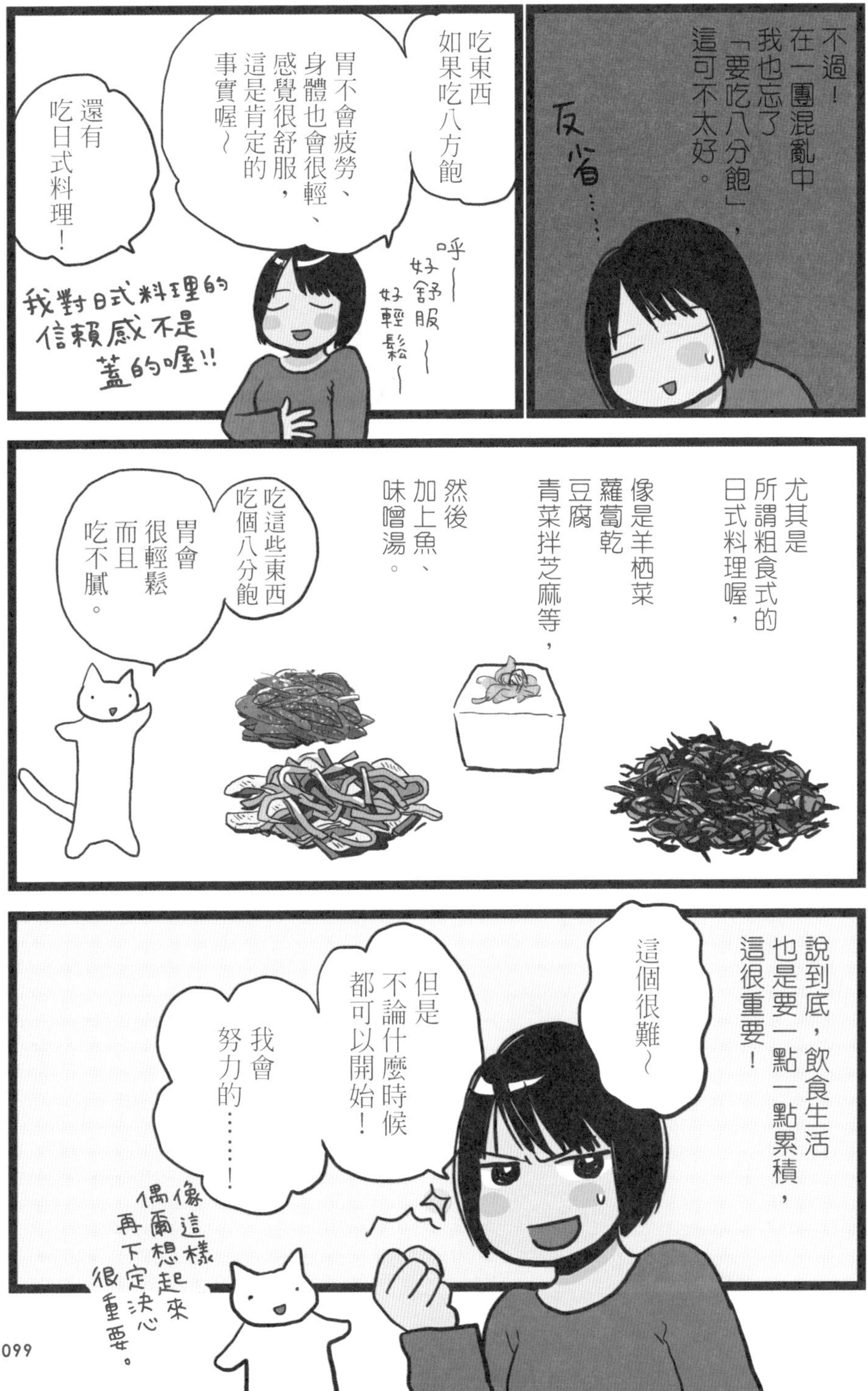
不過！在一團混亂中我也忘了「要吃八分飽」，這可不太好。
反省……
吃東西如果吃八方飽
胃不會疲勞、身體也會很輕、感覺很舒服，這是肯定的事實喔～
呼～好舒服～好輕鬆～
還有吃日式料理！
我對日式料理的信賴感不是蓋的喔!!
尤其是所謂粗食式的日式料理喔，
像是羊栖菜蘿蔔乾豆腐青菜拌芝麻等，
然後加上魚、味噌湯。
吃這些東西吃個八分飽
胃會很輕鬆而且吃不膩。
說到底，飲食生活也是要一點一點累積，這很重要！
這個很難～
但是不論什麼時候都可以開始！
我會努力的……！
像這樣偶爾想起來再下定決心很重要。

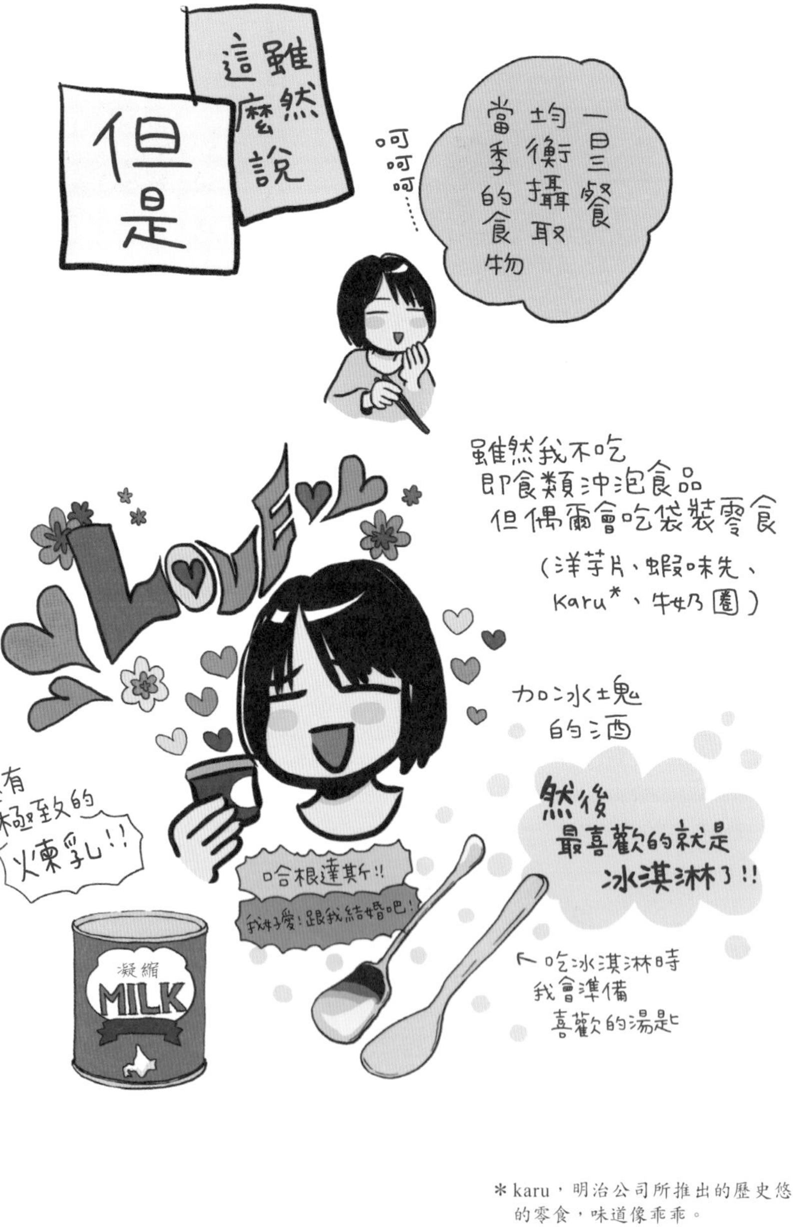
雖然這麼說
但是
呵呵呵……
一日三餐均衡攝取當季的食物
雖然我不吃
即食類沖泡食品
但偶爾會吃袋裝零食
（洋芋片、蝦味先、karu*、牛奶圈）
LOVE
加冰塊的酒
還有極致的
煉乳!!
哈根達斯!!
我好愛!跟我結婚吧!
然後
最喜歡的就是
冰淇淋了!!
凝縮
MILK
吃冰淇淋時
我會準備
喜歡的湯匙

＊karu，明治公司所推出的歷史悠久的零食，味道像乖乖。

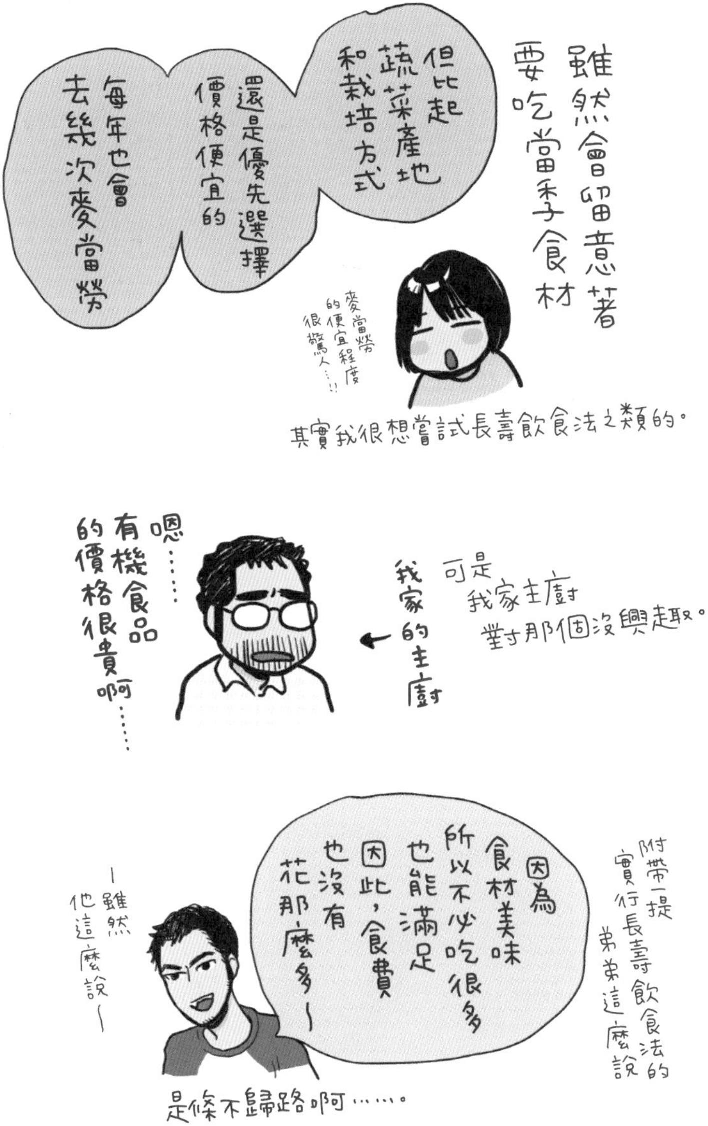
雖然會留意著
要吃當季食材
但比起
蔬菜產地
和栽培方式
還是優先選擇
價格便宜的
每年也會
去幾次麥當勞
麥當勞
的便宜程度
很驚人……!!
其實我很想嘗試長壽飲食法之類的。
可是
我家主廚
對那個沒興趣。
我家的主廚
嗯……
有機食品
的價格很貴
啊……
附帶一提
實行長壽飲食法的
弟弟這麼說
因為
食材美味
所以不少吃很多
也能滿足
因此，食費
也沒有
花那麼多～
－雖然
他這麼說～
是條不歸路啊……。

我的午餐和點心

磅蛋糕

這個蛋糕，因為使用浸過梅子糖漿後切碎的梅子，所以砂糖用量大幅減少。顏色很黑，是因為混合全麥粉加上微炒焦的麵粉，呈現出有點類似咖啡的焦香味。

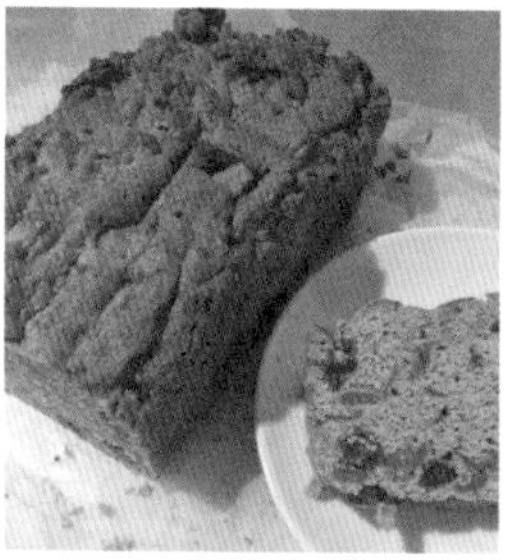

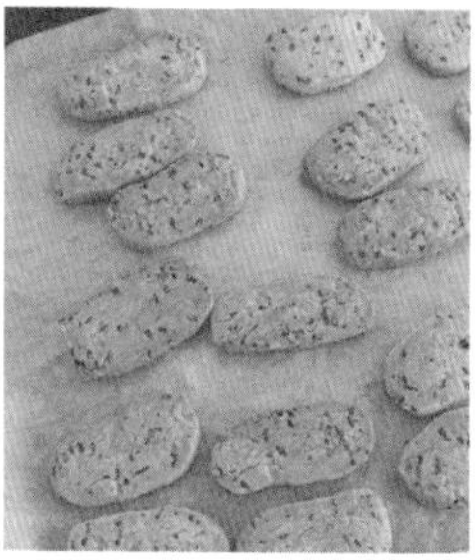

餅乾

明明沒有使用奶油，卻很美味，真是多虧了芝麻先生和黃豆粉先生。好神啊！

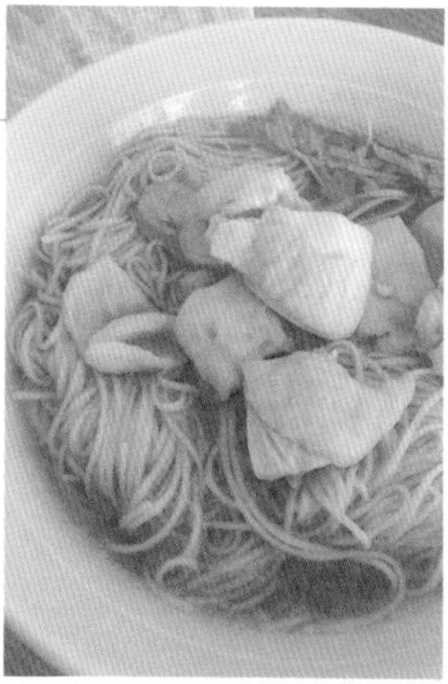

蕎麥麵

我大致上都是吃這個，再加上蘿蔔沙拉。說到我的正餐照片，每張都是午餐一個人吃的食物。有時候我也會吃拉麵或義大利麵，但會盡可能減少次數。因為吃了白色碳水化合物後，下午都會超想睡～

單盤料理

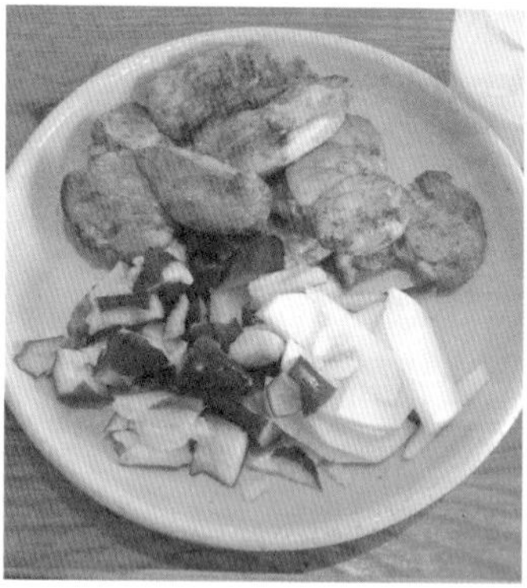

我在控制糖分攝取時，午餐大概都這麼吃（這一盤的肉多了點）。我會將小黃瓜打平、白蘿蔔切碎，雞肉則使用雞胸肉。要把雞胸肉煎得嫩嫩的，雖然是要抹上麵粉或太白粉，但我是將蛋白、黃豆粉、太白粉、咖哩粉、鹽等混合，塗抹於雞胸肉上烤。

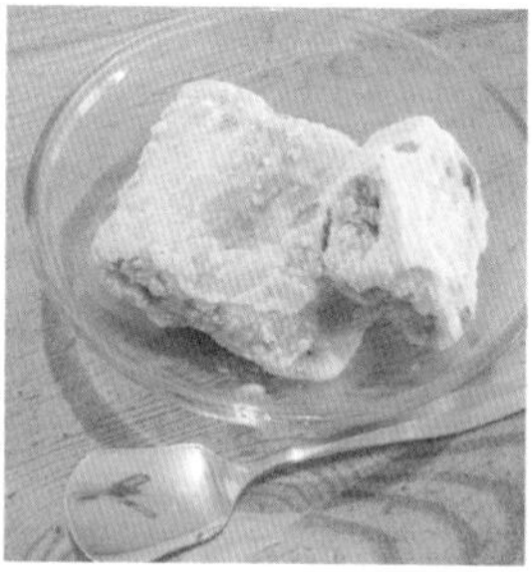

紅豆冰

牛奶加上紅豆、煉乳、味噌一起混合後，再放入保鮮袋中冷凍而成。

什錦菜

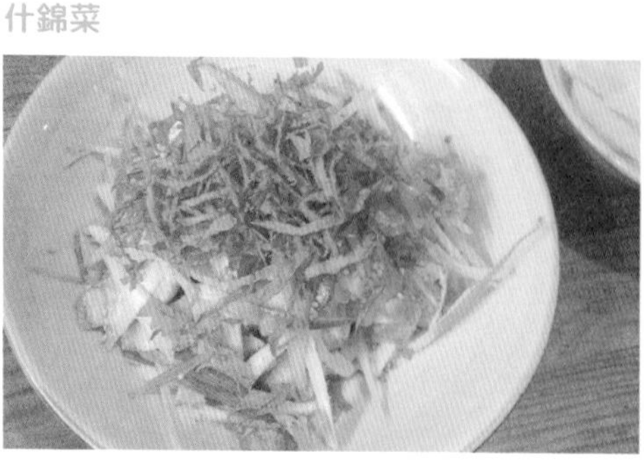

我的編輯說這是沙拉，但它可是主食喔。雞肉或豬肉水煮後，再混入當季的辛香料（蔥、茗荷、紫蘇）以及芝麻先生、芝麻油先生、鹽。至於旁邊稍微可瞄到的那一盤，則是我的餐桌上一定會有的白蘿蔔沙拉。白蘿蔔切成1公分左右薄，再撒上或淋上喜歡的調味（鹽、酸橘醋、醬油、美乃滋等）。我盡可能每天吃。

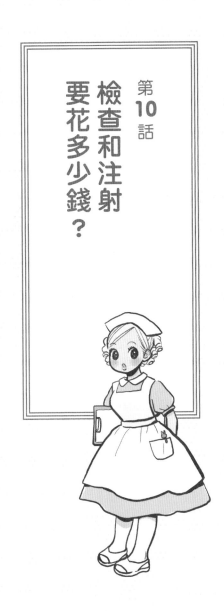

第10話
檢查和注射要花多少錢？

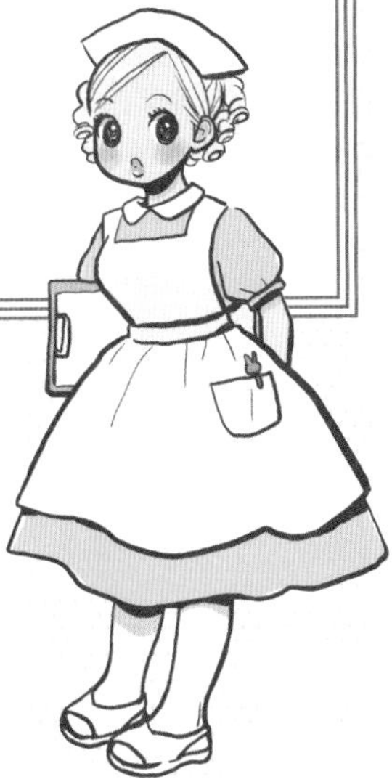

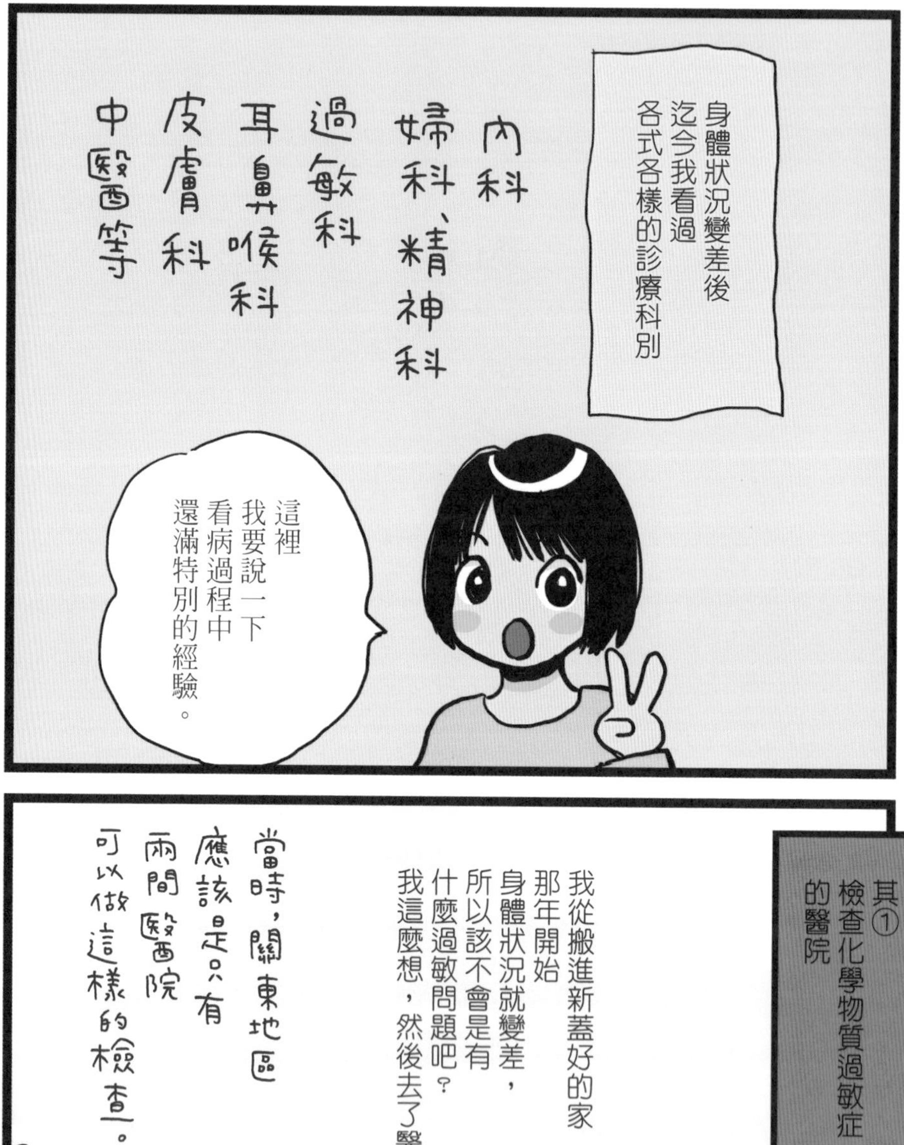
身體狀況變差後迄今我看過各式各樣的診療科別
內科
婦科、精神科
過敏科
耳鼻喉科
皮膚科
中醫等
這裡我要說一下看病過程中還滿特別的經驗。
其①檢查化學物質過敏症的醫院
我從搬進新蓋好的家那年開始身體狀況就變差，所以該不會是有什麼過敏問題吧？我這麼想，然後去了醫院。
當時，關東地區應該是只有兩間醫院可以做這樣的檢查。

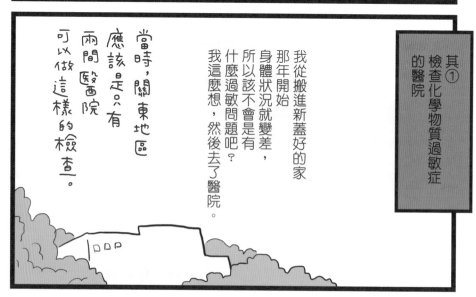

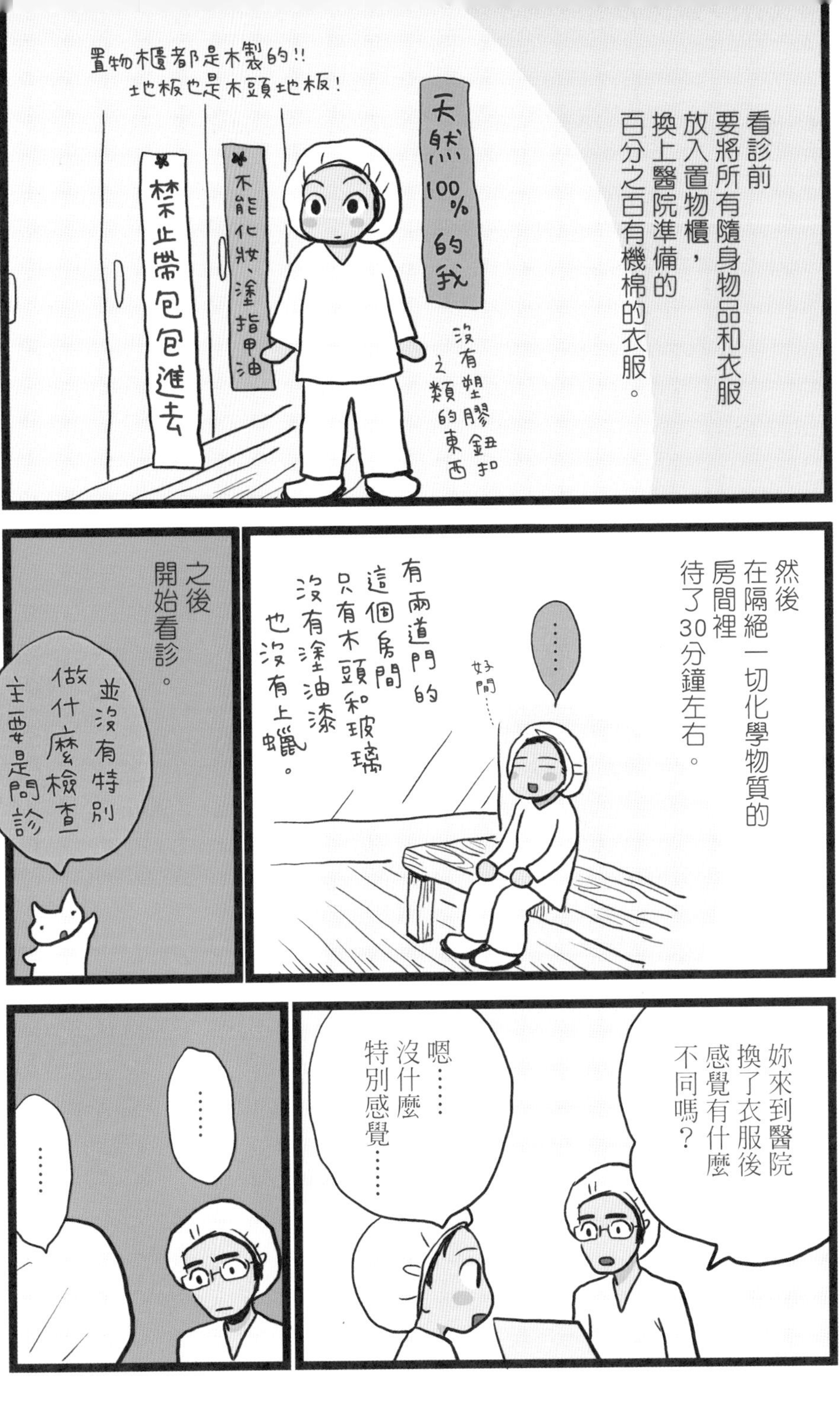
看診前
要將所有隨身物品和衣服
放入置物櫃，
換上醫院準備的
百分之百有機棉的衣服。
天然100%的我
不能化妝、塗指甲油
禁止帶包包進去
置物櫃都是木製的!!
地板也是木頭地板！
沒有塑膠鈕扣之類的東西
然後
在隔絕一切化學物質的
房間裡
待了30分鐘左右。
……
好閒……
有兩道門的
這個房間
只有木頭和玻璃
沒有塗油漆
也沒有上蠟。
之後
開始看診。
並沒有特別
做什麼檢查
主要是問診
妳來到醫院
換了衣服後
感覺有什麼
不同嗎？
嗯……
沒什麼
特別感覺……
……
……

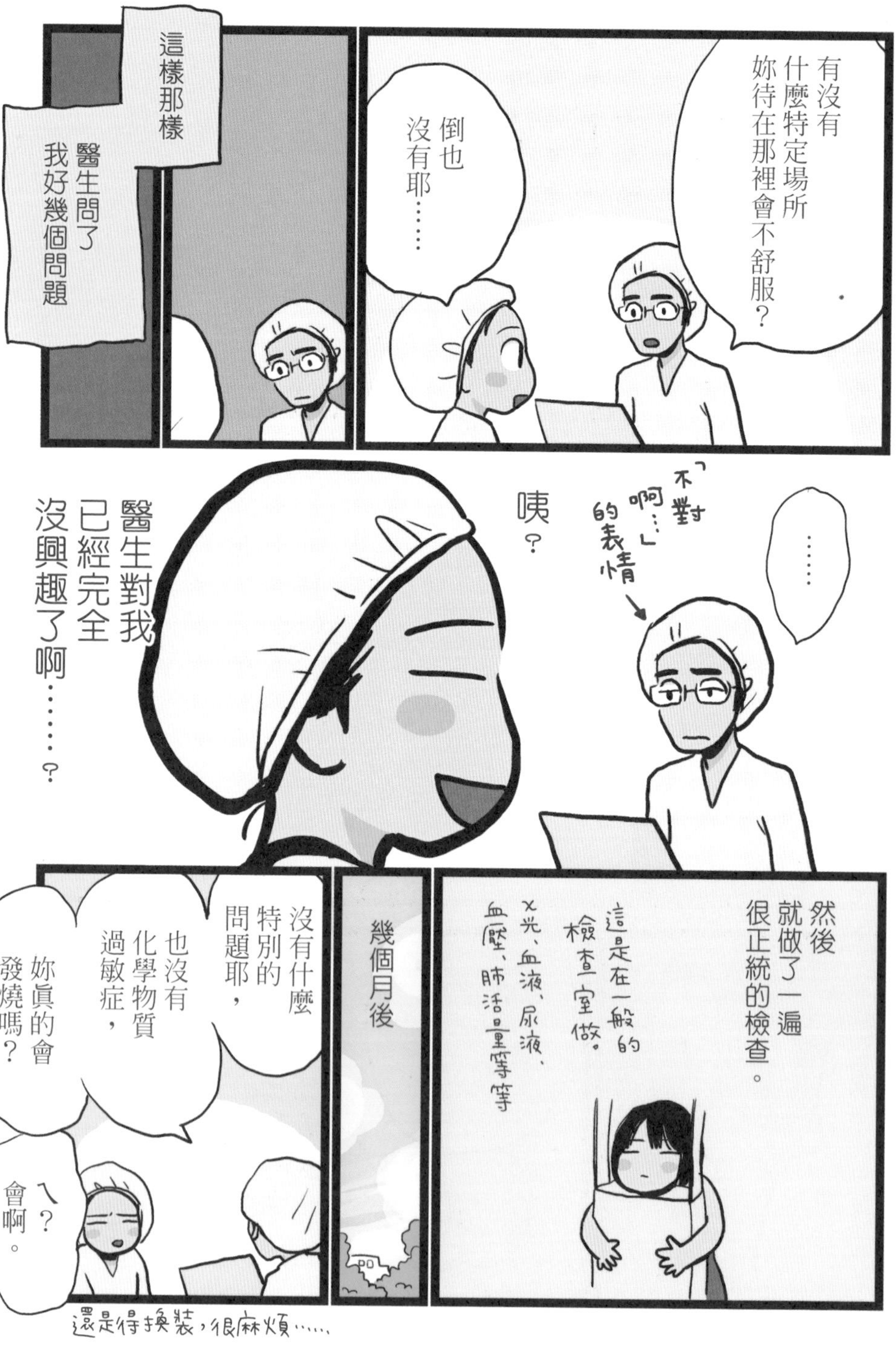
有沒有什麼特定場所妳待在那裡會不舒服？
倒也沒有耶……
這樣那樣
醫生問了我好幾個問題
……
「不對啊……」的表情
咦？
醫生對我已經完全沒興趣了啊……？
然後就做了一遍很正統的檢查。
這是在一般的檢查室做。
X光、血液、尿液、肺活量等等
幾個月後
沒有什麼特別的問題耶，
也沒有化學物質過敏症，
妳眞的會發燒嗎？
ㄟ？會啊。
還是得換裝，很麻煩……

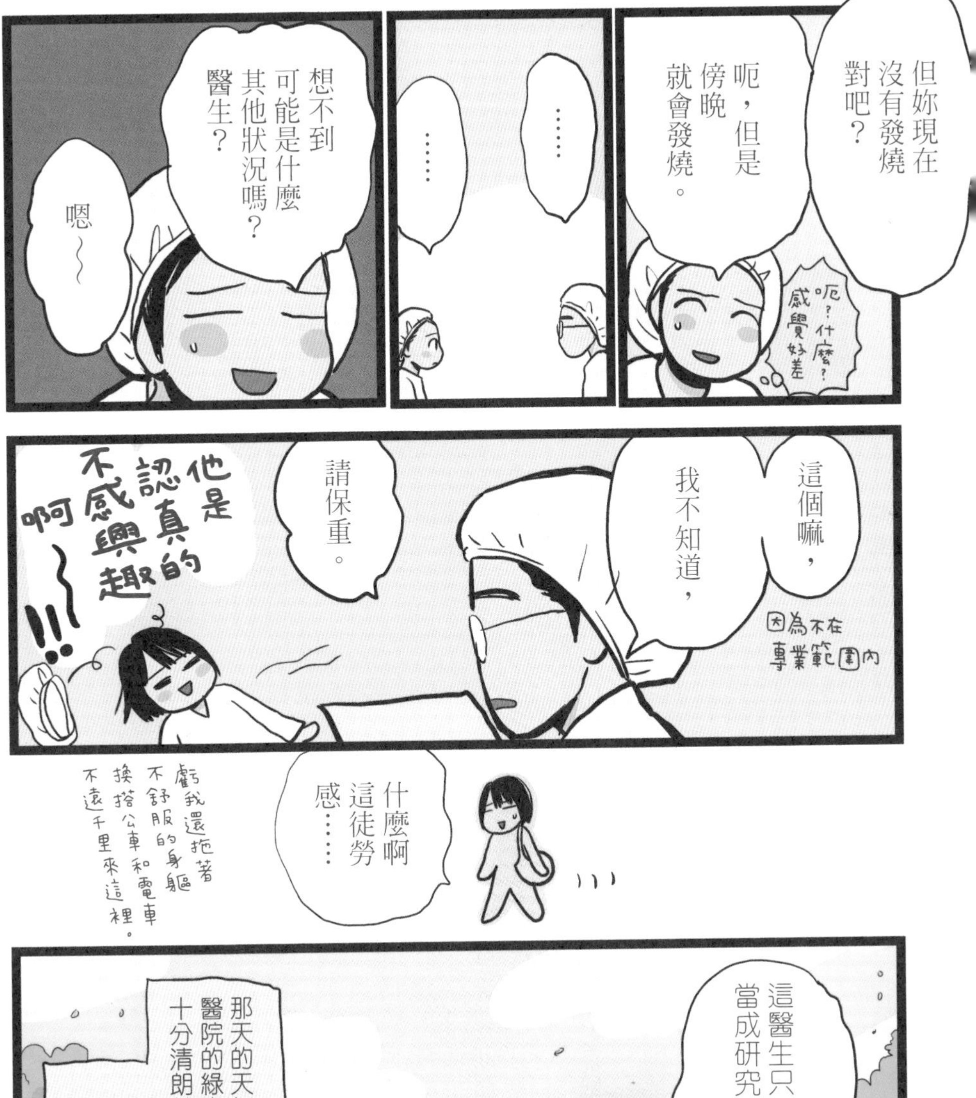
但妳現在沒有發燒對吧？
呃，但是傍晚就會發燒。
呃？什麼？感覺好差
……
……
想不到可能是什麼其他狀況嗎？醫生？
嗯～～
這個嘛，
我不知道，
因為不在專業範圍內
請保重。
他是認真的不感興趣啊～～!!
什麼啊這徒勞感……
虧我還拖著不舒服的身軀換搭公車和電車不遠千里來這裡。
這醫生只是把我當成研究對象吧——
真的是有各式各樣的醫生啊……
那天的天氣非常好醫院的綠意十分清朗美麗，和我灰暗的心情形成強烈對比，我記得很清楚。

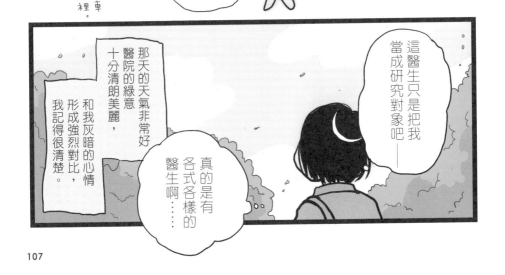

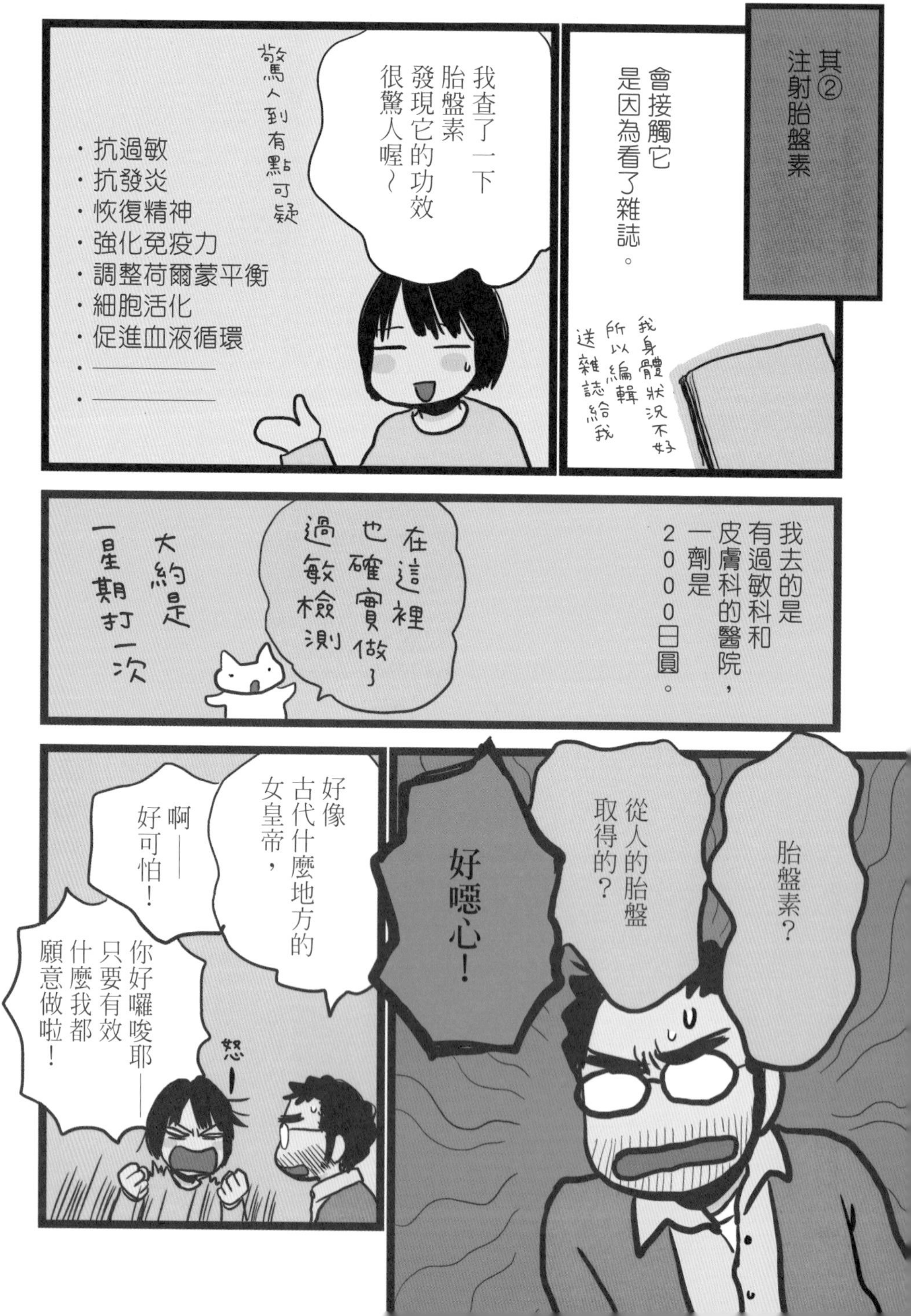

其②
注射胎盤素
會接觸它是因為看了雜誌。
我身體狀況不好 所以編輯送雜誌給我
我查了一下胎盤素發現它的功效很驚人喔～
驚人到有點可疑
・抗過敏
・抗發炎
・恢復精神
・強化免疫力
・調整荷爾蒙平衡
・細胞活化
・促進血液循環
我去的是有過敏科和皮膚科的醫院，一劑是2000日圓。
在這裡也確實做了過敏檢測
大約是一星期打一次
胎盤素？
從人的胎盤取得的？
好噁心！
好像古代什麼地方的女皇帝，
啊——好可怕！
你好囉唆耶——只要有效什麼我都願意做啦！
怒！

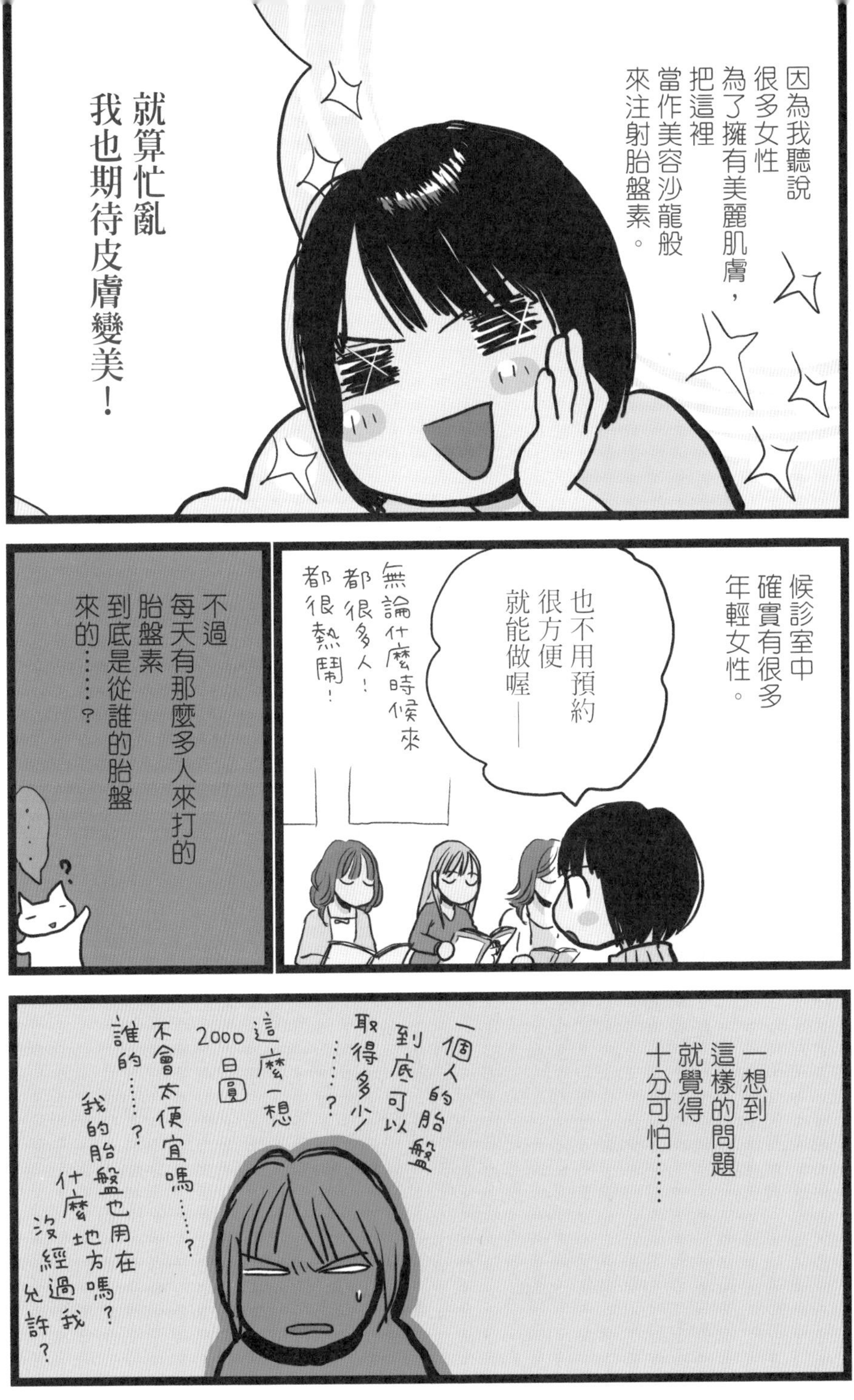
因為我聽說很多女性為了擁有美麗肌膚，把這裡當作美容沙龍般來注射胎盤素。
就算忙亂我也期待皮膚變美！
候診室中確實有很多年輕女性。
也不用預約很方便就能做喔——
無論什麼時候來都很多人！都很熱鬧！
不過每天有那麼多人來打的胎盤素到底是從誰的胎盤來的……？
……
？
一想到這樣的問題就覺得十分可怕……
一個人的胎盤到底可以取得多少……？
這麼一想2000日圓不會太便宜嗎……？
誰的……？
我的胎盤也用在什麼地方嗎？沒經過我允許？

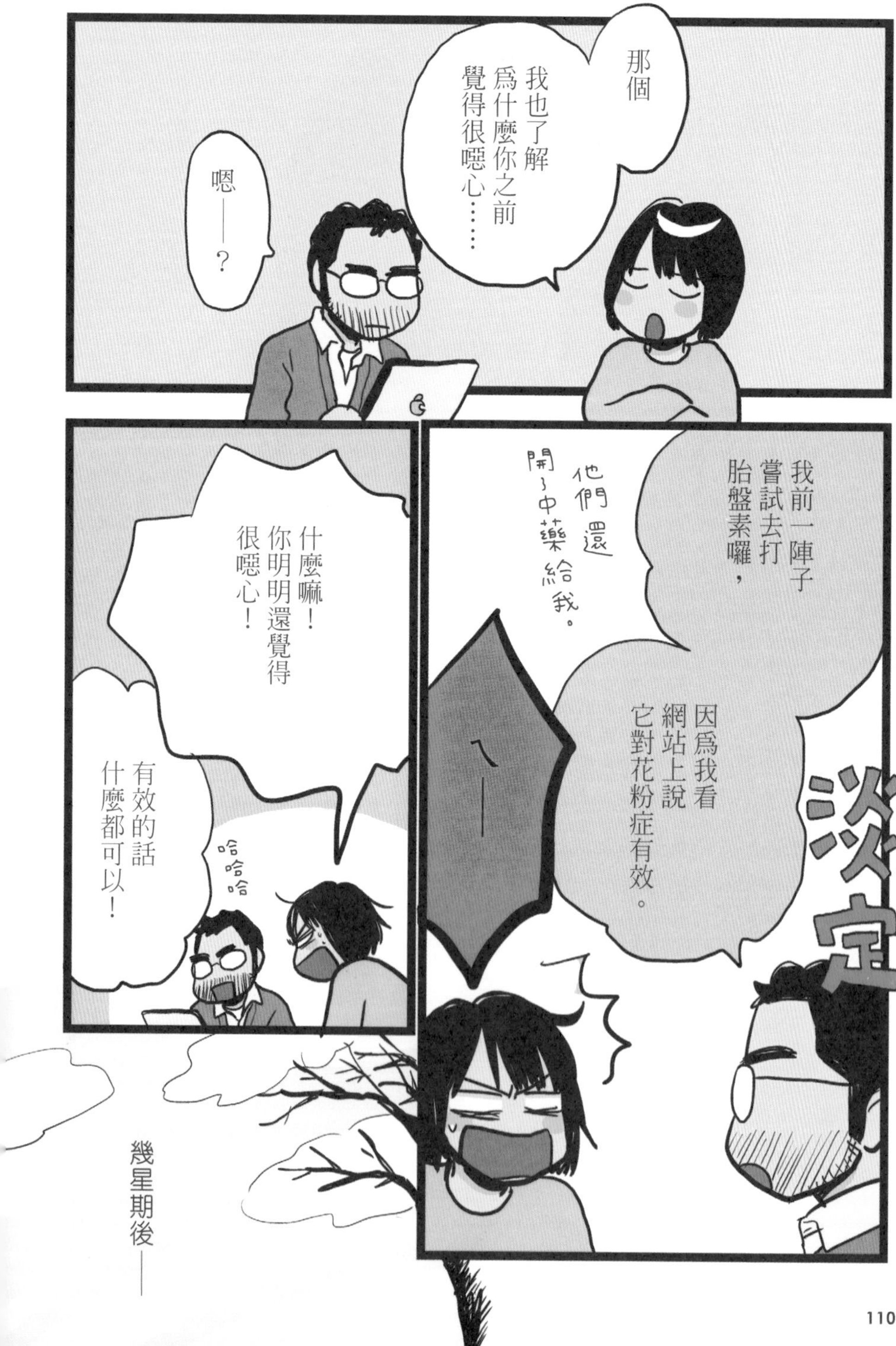
那個
我也了解
為什麼你之前
覺得很噁心……
嗯——？
我前一陣子
嘗試去打
胎盤素囉，
他們還
開了中藥給我。
因為我看
網站上說
它對花粉症有效。
ㄟ——
淡定
什麼嘛！
你明明還覺得
很噁心！
哈哈哈
有效的話
什麼都可以！
幾星期後——

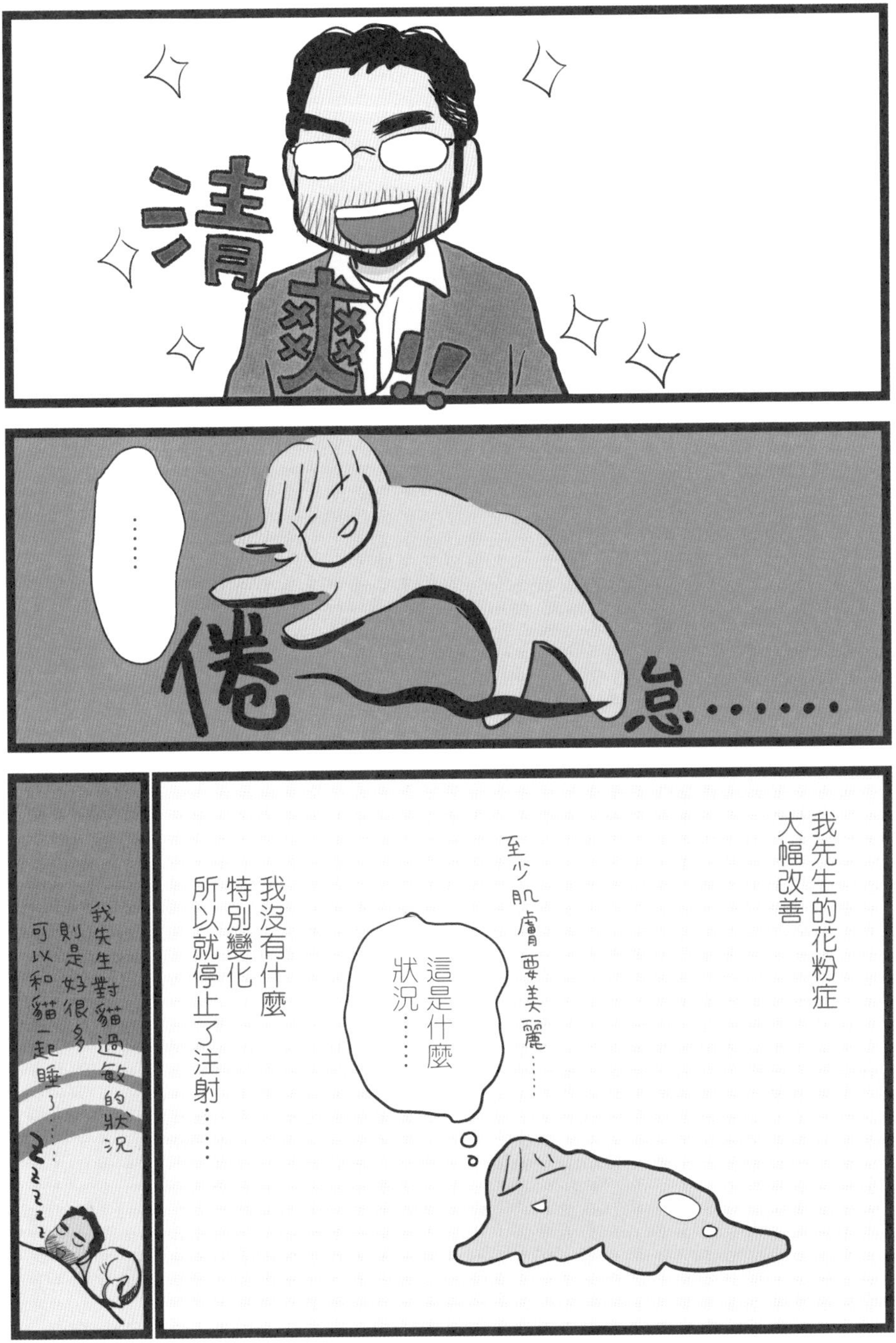
清爽!!
……
倦〜怠……
我先生的花粉症大幅改善
至少肌膚要美麗……
這是什麼狀況……
我沒有什麼特別變化所以就停止了注射……
我先生對貓過敏的狀況則是好很多可以和貓一起睡了……
zzz

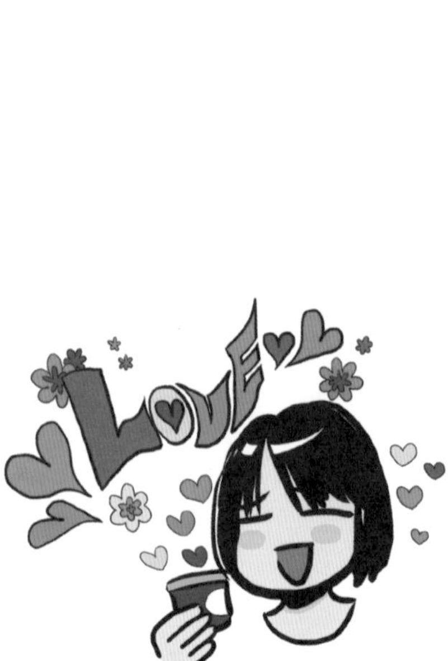
LOVE

第11話
形形色色的健康小方法

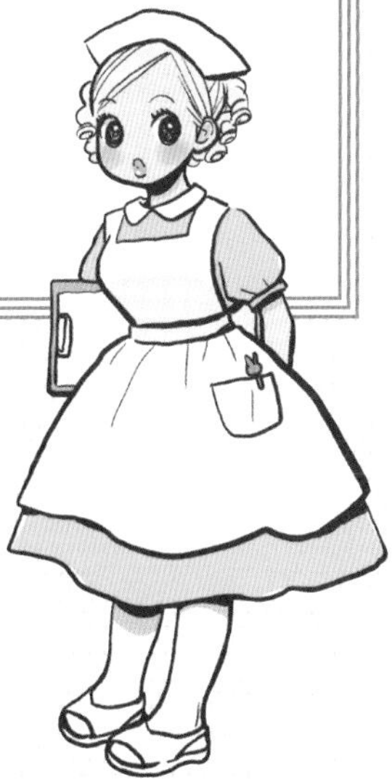

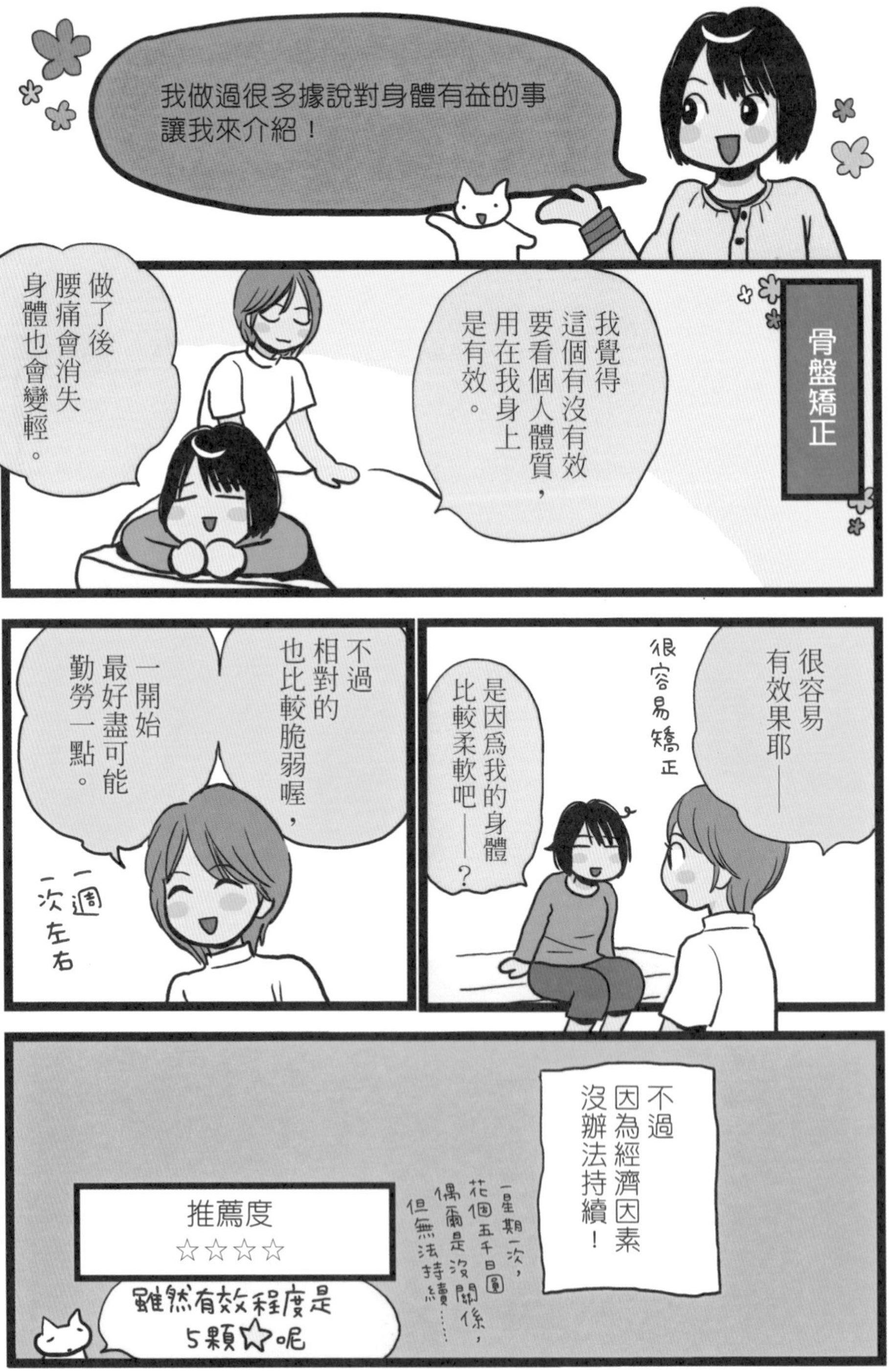

我做過很多據說對身體有益的事
讓我來介紹！
骨盤矯正
我覺得這個有沒有效要看個人體質，用在我身上是有效。
做了後腰痛會消失身體也會變輕。
很容易有效果耶——
很容易矯正
是因爲我的身體比較柔軟吧——？
不過相對的也比較脆弱喔，
一開始最好盡可能勤勞一點。
一週一次左右
不過因為經濟因素沒辦法持續！
一星期一次，花個五千日圓偶爾是沒關係，但無法持續……
推薦度
☆☆☆☆
雖然有效程度是5顆☆呢

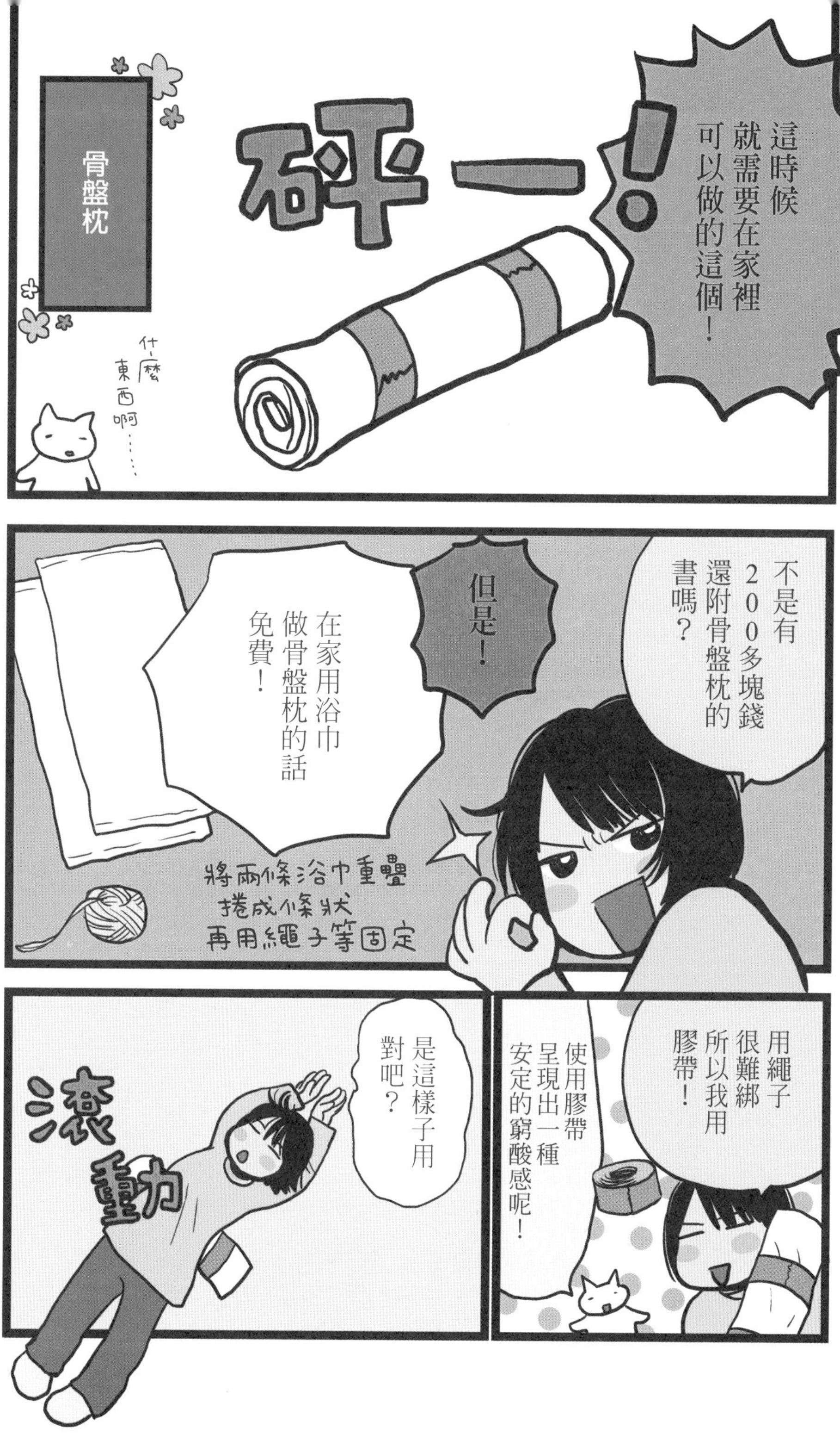
這時候就需要在家裡可以做的這個！
砰—！
骨盤枕
什麼東西啊……
不是有200多塊錢還附骨盤枕的書嗎？
但是！
在家用浴巾做骨盤枕的話免費！
將兩條浴巾重疊
捲成條狀
再用繩子等固定
用繩子很難綁所以我用膠帶！
使用膠帶呈現出一種安定的窮酸感呢！
是這樣子用對吧？
滾動

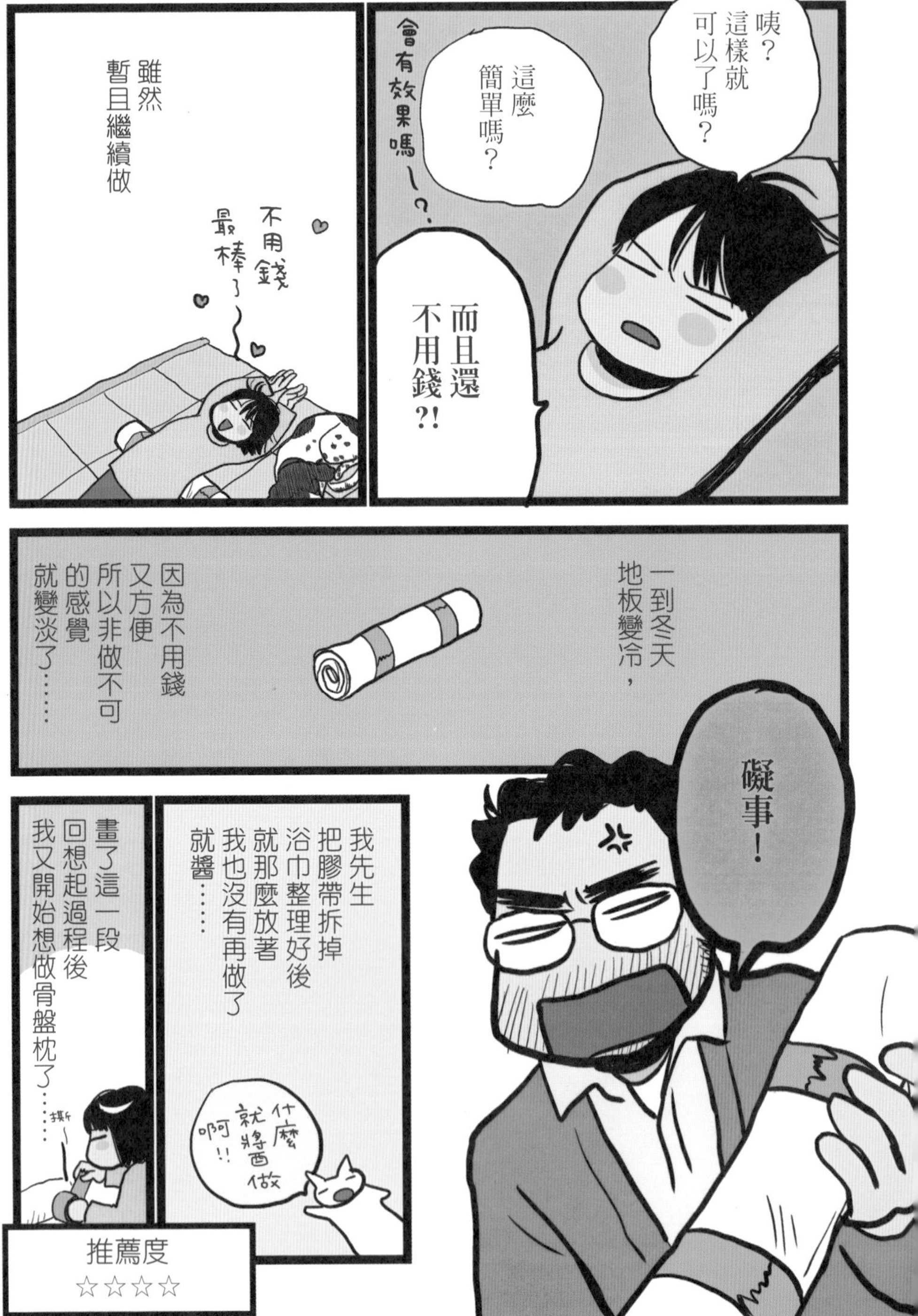

咦？這樣就可以了嗎？
這麼簡單嗎？
會有效果嗎～？
而且還不用錢?!
雖然暫且繼續做
不用錢最棒了
一到冬天地板變冷，
因為不用錢又方便所以非做不可的感覺就變淡了……
礙事！
我先生把膠帶拆掉浴巾整理好後就那麼放著我也沒有再做了就醬……
什麼就醬做啊!!
畫了這一段回想起過程後我又開始想做骨盤枕了……
撕
推薦度
☆☆☆☆
CP值超高!!

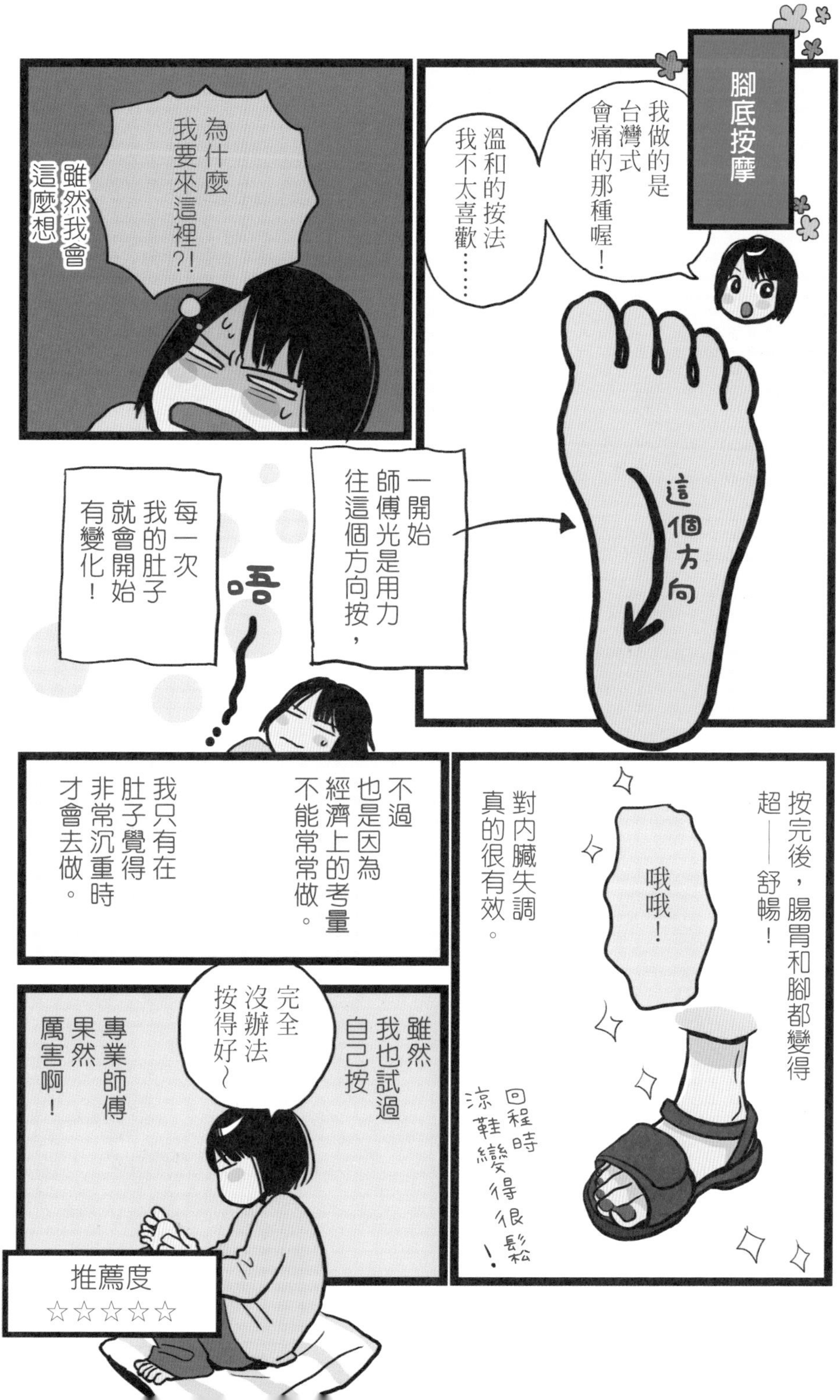

腳底按摩
我做的是台灣式會痛的那種喔！
溫和的按法我不太喜歡……
為什麼我要來這裡?!
雖然我會這麼想
這個方向
一開始師傅光是用力往這個方向按，
每一次我的肚子就會開始有變化！
唔～…
按完後，腸胃和腳都變得超──舒暢！
哦哦！
對內臟失調真的很有效。
回程時涼鞋變得很鬆！
不過也是因為經濟上的考量不能常常做。
我只有在肚子覺得非常沉重時才會去做。
雖然我也試過自己按
完全沒辦法按得好～
專業師傅果然厲害啊！
推薦度
☆☆☆☆☆

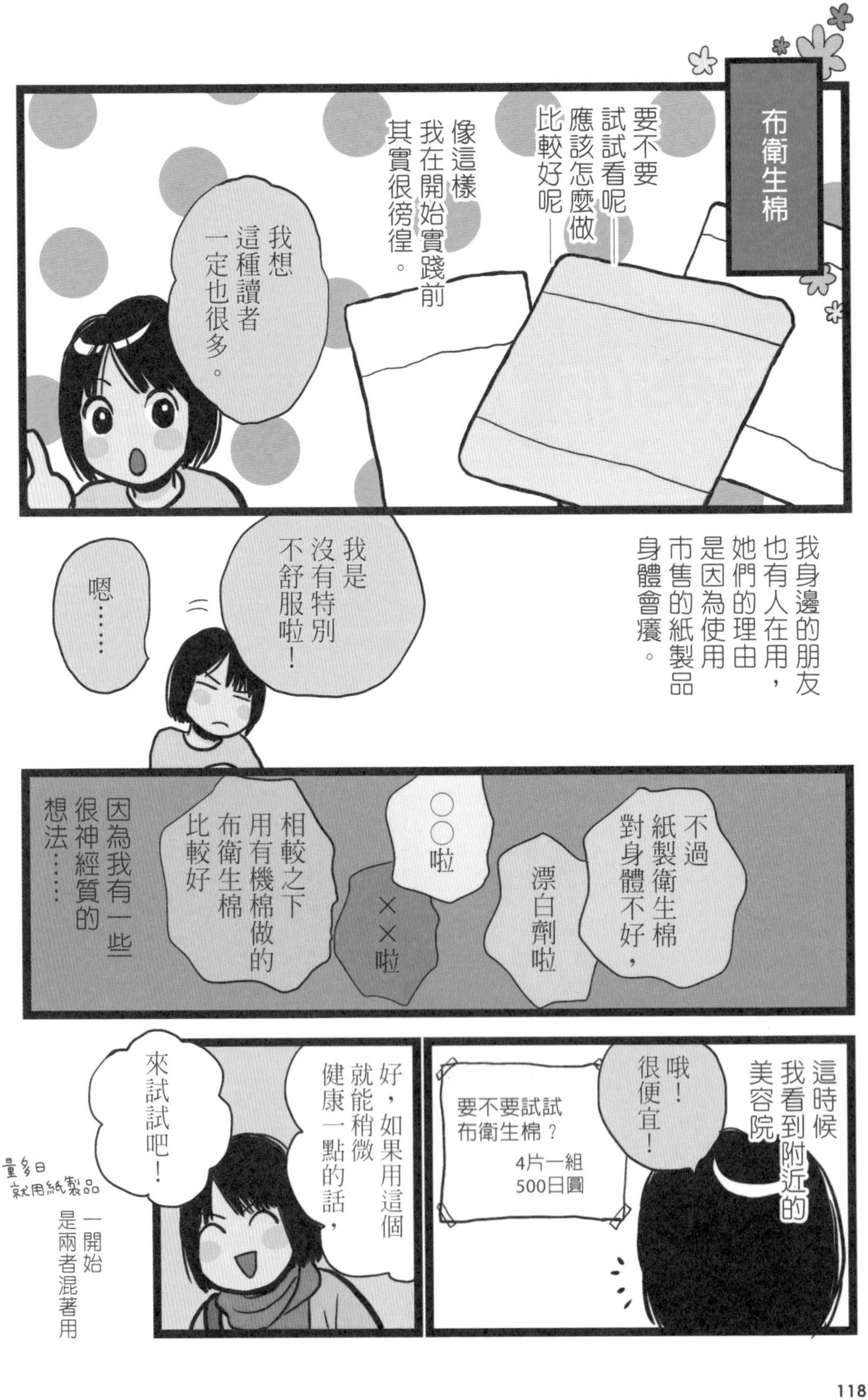

布衛生棉
要不要試試看呢 應該怎麼做比較好呢——
像這樣我在開始實踐前其實很徬徨。
我想這種讀者一定也很多。
我身邊的朋友也有人在用，她們的理由是因為使用市售的紙製品身體會癢。
我是沒有特別不舒服啦！
嗯……
不過紙製衛生棉對身體不好，
漂白劑啦
○○啦
××啦
相較之下用有機棉做的布衛生棉比較好
因為我有一些很神經質的想法……
這時候我看到附近的美容院
要不要試試布衛生棉？
4片一組
500日圓
哦！很便宜！
好，如果用這個就能稍微健康一點的話，
來試試吧！
一開始是兩者混著用
量多日就用紙製品

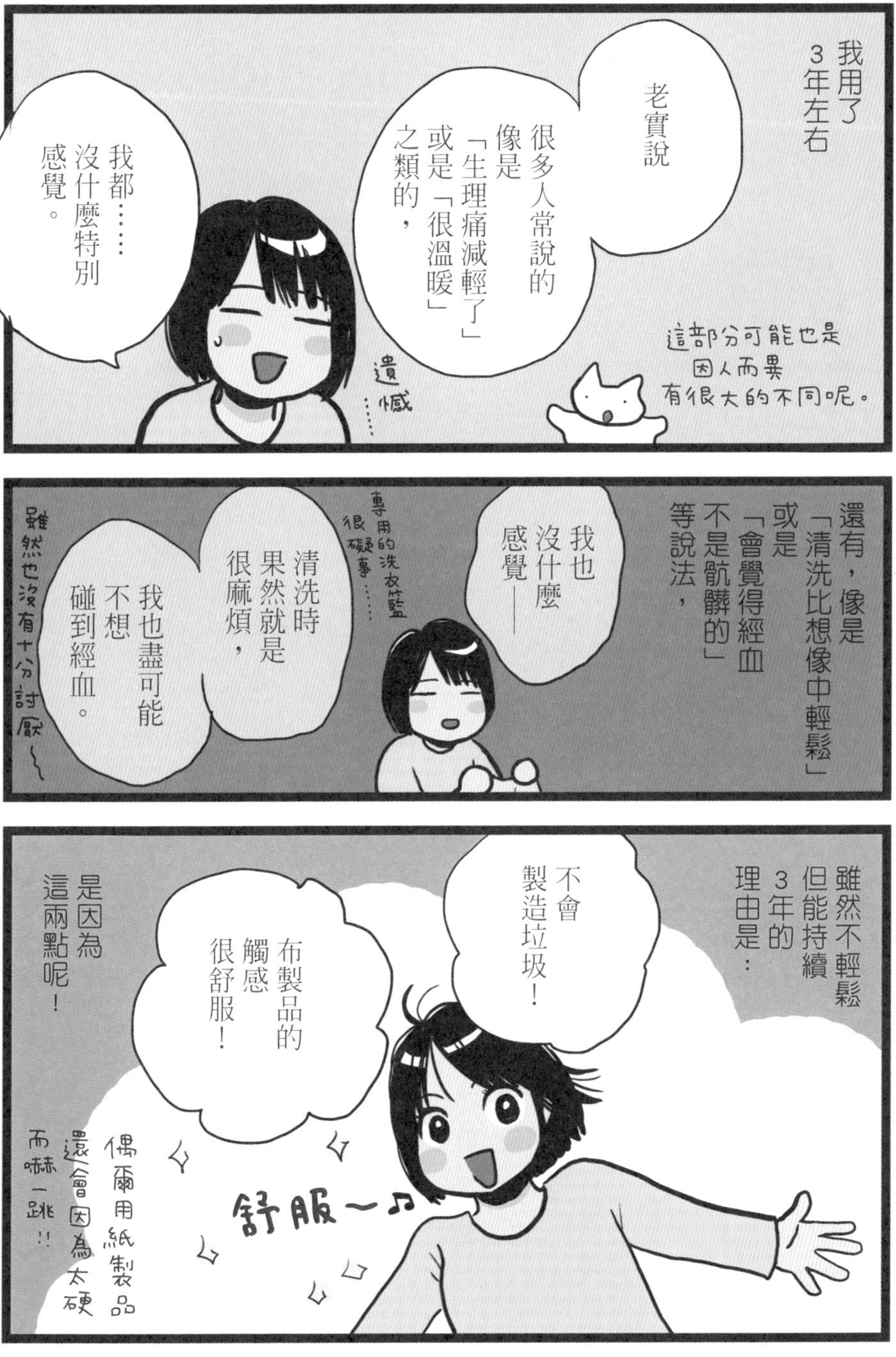
我用了3年左右
老實說
很多人常說的像是「生理痛減輕了」或是「很溫暖」之類的，
我都……沒什麼特別感覺。
遺憾……
這部分可能也是因人而異有很大的不同呢。
還有，像是「清洗比想像中輕鬆」或是「會覺得經血不是骯髒的」等說法，
我也沒什麼感覺——
專用的洗衣籃很礙事……
清洗時果然就是很麻煩，
我也盡可能不想碰到經血。
雖然也沒有十分討厭～
雖然不輕鬆但能持續3年的理由是：
不會製造垃圾！
布製品的觸感很舒服！
舒服～♪
是因為這兩點呢！
偶爾用紙製品還會因為太硬而嚇一跳!!

會覺得「即使麻煩但還是用布製品比較愉快」，

這應該是在精神層面上重要的事＝對身體也有益。

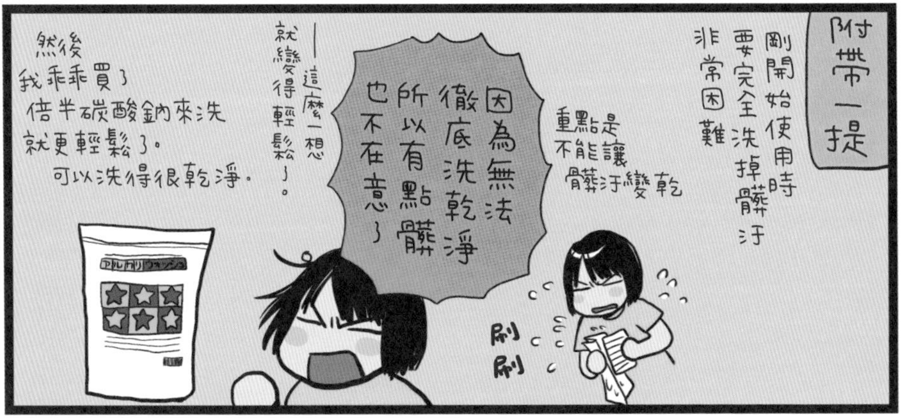
附帶一提
剛開始使用時要完全洗掉髒汙非常困難
重點是不能讓髒汙變乾
因為無法徹底洗乾淨所以有點髒也不在意了
——這麼一想就變得輕鬆~。
然後我乖乖買了倍半碳酸鈉來洗就更輕鬆了。可以洗得很乾淨。
刷刷

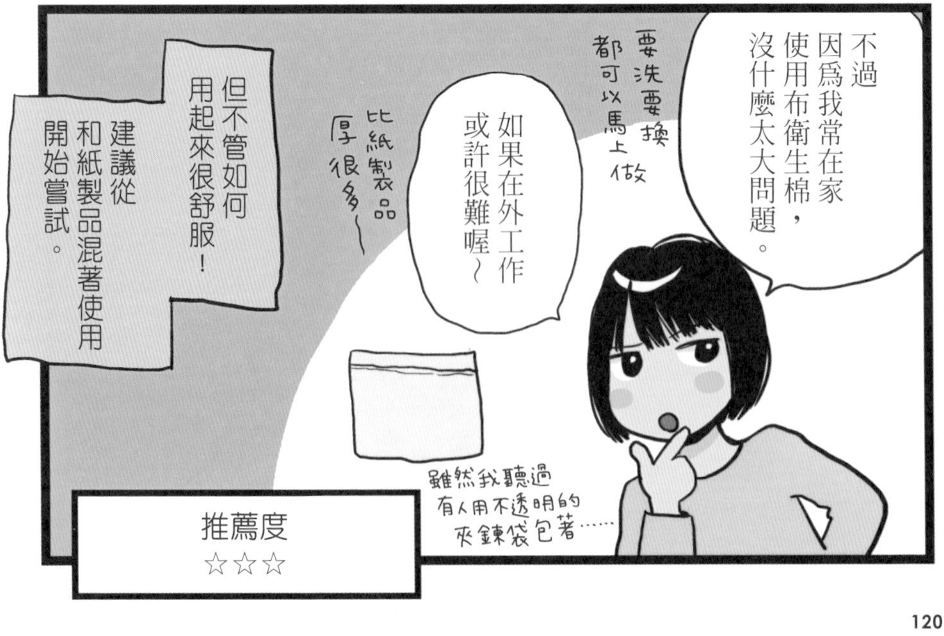
不過因爲我常在家使用布衛生棉，沒什麼太大問題。
要洗要換都可以馬上做
如果在外工作或許很難喔~
比紙製品厚很多~
但不管如何用起來很舒服!
建議從和紙製品混著使用開始嘗試。
雖然我聽過有人用不透明的夾鍊袋包著……
推薦度
☆☆☆

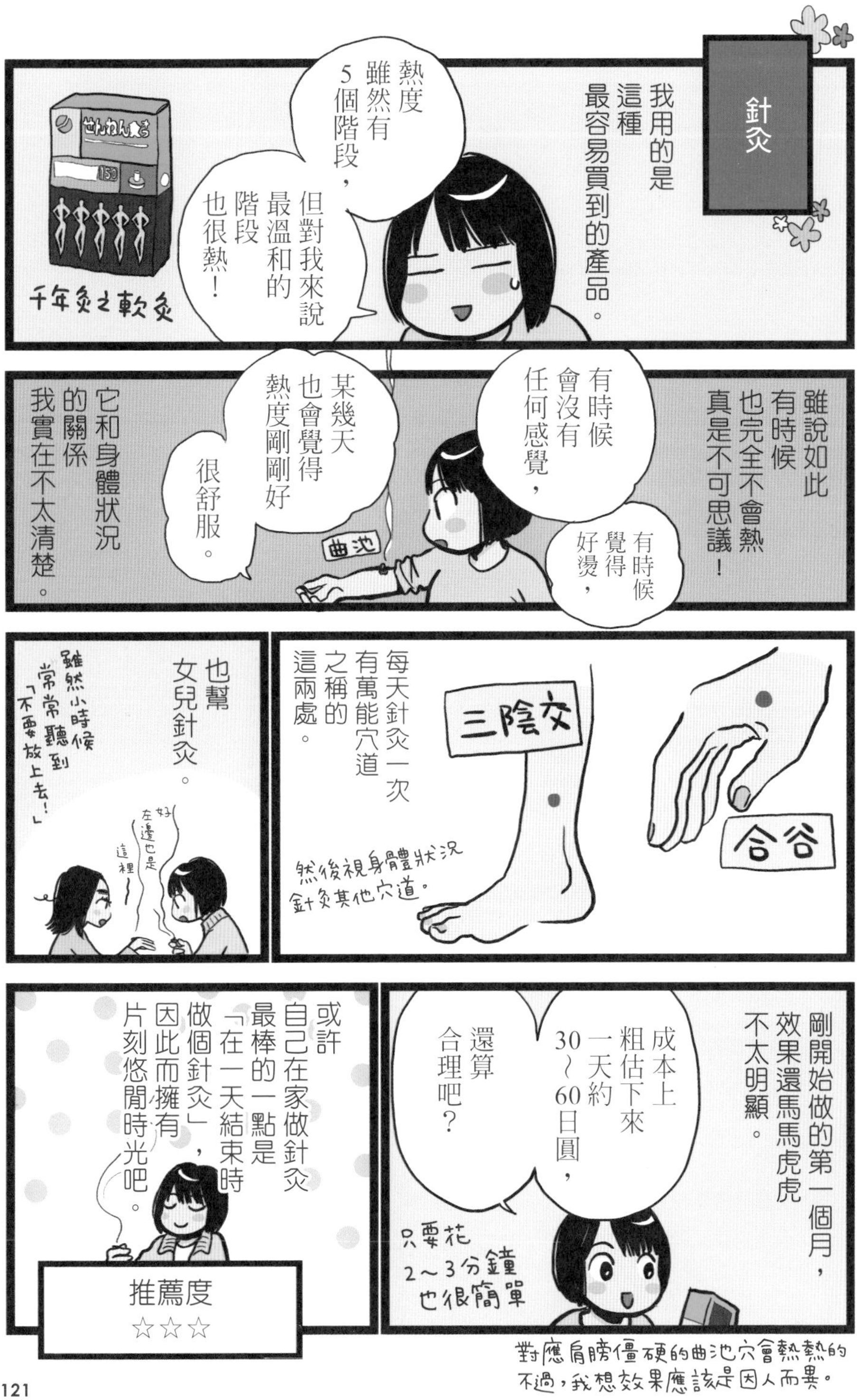
針灸
我用的是這種最容易買到的產品。
熱度雖然有5個階段，
但對我來說最溫和的階段也很熱！
せんねん灸
150
千年灸之軟灸
雖說如此有時候也完全不會熱真是不可思議！
有時候覺得好燙，
有時候會沒有任何感覺，
某幾天也會覺得熱度剛剛好很舒服。
曲池
它和身體狀況的關係我實在不太清楚。
每天針灸一次有萬能穴道之稱的這兩處。
三陰交
合谷
然後視身體狀況針灸其他穴道。
也幫女兒針灸。
雖然小時候常常聽到「不要放上去！」
好 左邊也是
這裡～
剛開始做的第一個月，效果還馬馬虎虎不太明顯。
成本上粗估下來一天約30～60日圓，
還算合理吧？
只要花2～3分鐘也很簡單
或許自己在家做針灸最棒的一點是「在一天結束時做個針灸」，因此而擁有片刻悠閒時光吧。
推薦度
☆☆☆
對應肩膀僵硬的曲池穴會熱熱的
不過，我想效果應該是因人而異。

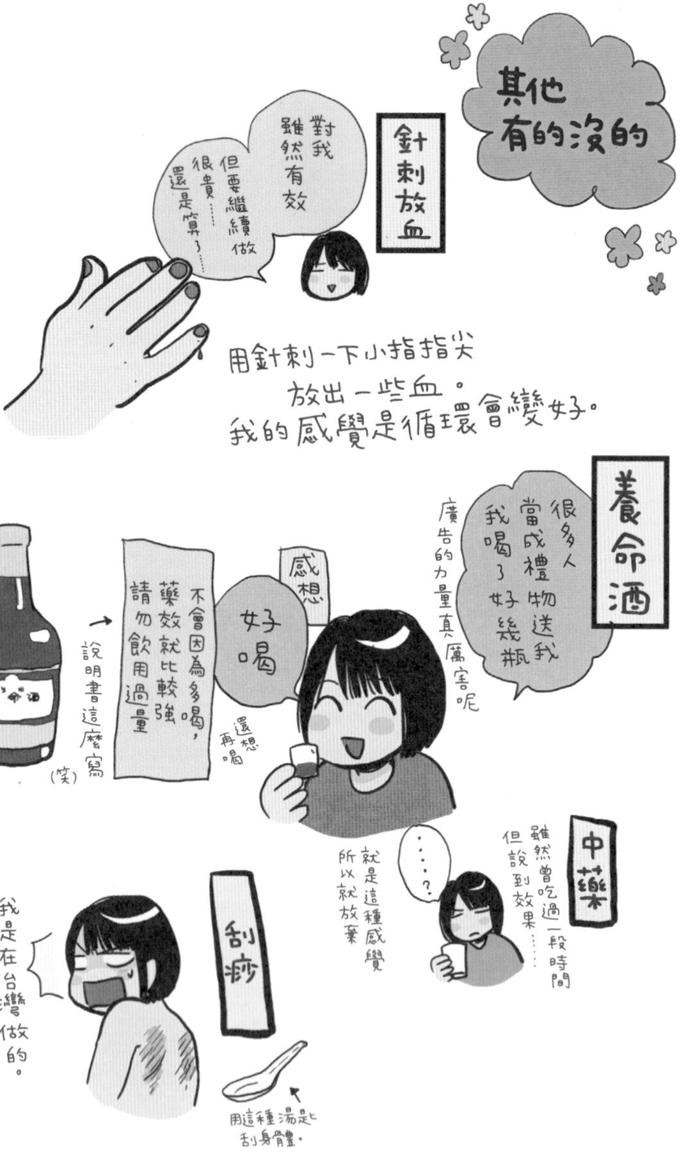
其他有的沒的
針刺放血
對我雖然有效
但要繼續做很貴……
還是算了……
用針刺一下小指指尖放出一些血。
我的感覺是循環會變好。
養命酒
很多人當成禮物送我
我喝了好幾瓶
廣告的力量真厲害呢
感想
好喝
還想再喝
不會因為多喝，藥效就比較強
請勿飲用過量
說明書這麼寫
（笑）
中藥
雖然曾吃過一段時間
但說到效果……
……？
就是這種感覺
所以就放棄
刮痧
我是在台灣做的。
背部會變得很誇張。
（幾天後會消失）
刮完後很舒服。
用這種湯匙刮身體。

方便的健康工具

針灸產品

這是竹生島*軟灸。我是利用日本亞馬遜網站的定期配送服務買的，150入，只要1318日圓，非常划算，而且不用運費。

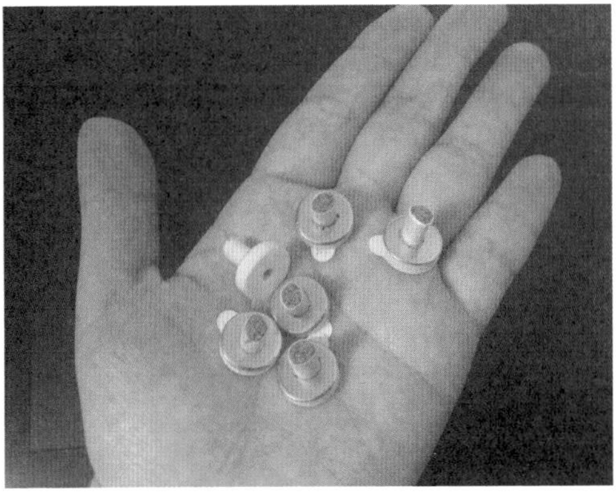

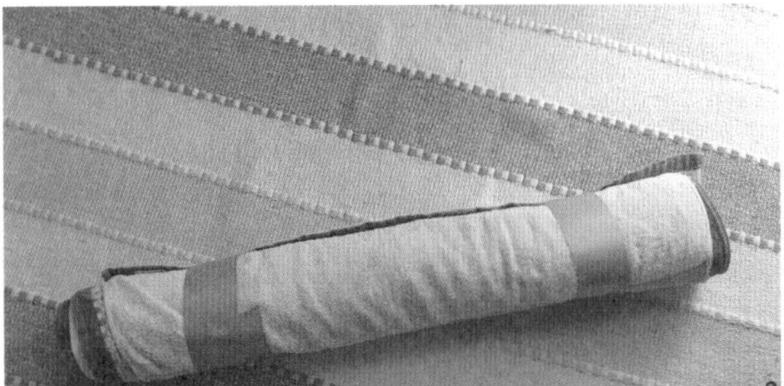

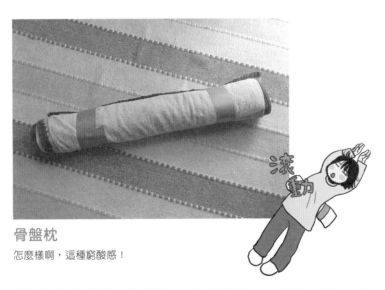

骨盤枕

怎麼樣啊，這種窮酸感！

＊竹生島是日本地名。日本「千年灸」公司推出一系列針灸商品，竹生島軟灸是其中之一。

挑戰用紅茶染色…

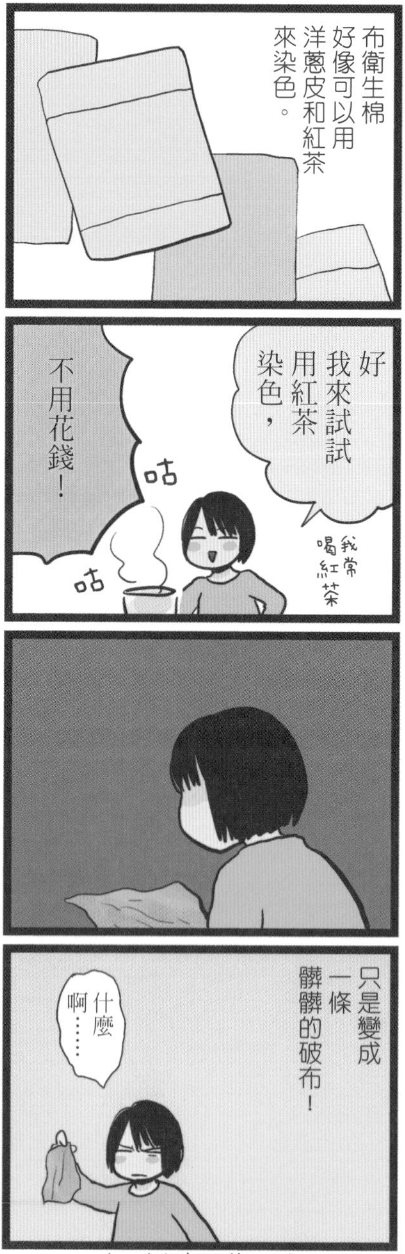
布衛生棉好像可以用洋蔥皮和紅茶來染色。
好我來試試用紅茶染色，
不用花錢！
咕
咕
我常喝紅茶
只是變成一條髒髒的破布！
什麼啊……

本來以為會變成葉子的顏色，
卻變成髒髒的老鼠色……

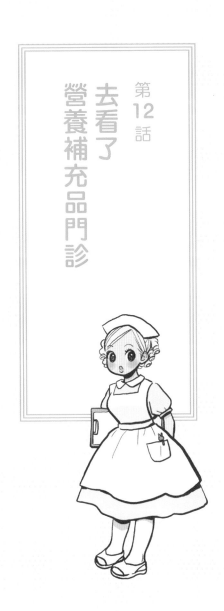

第12話
去看了營養補充品門診

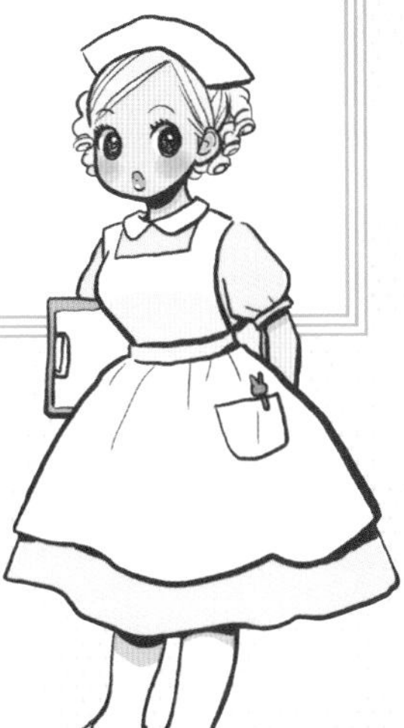

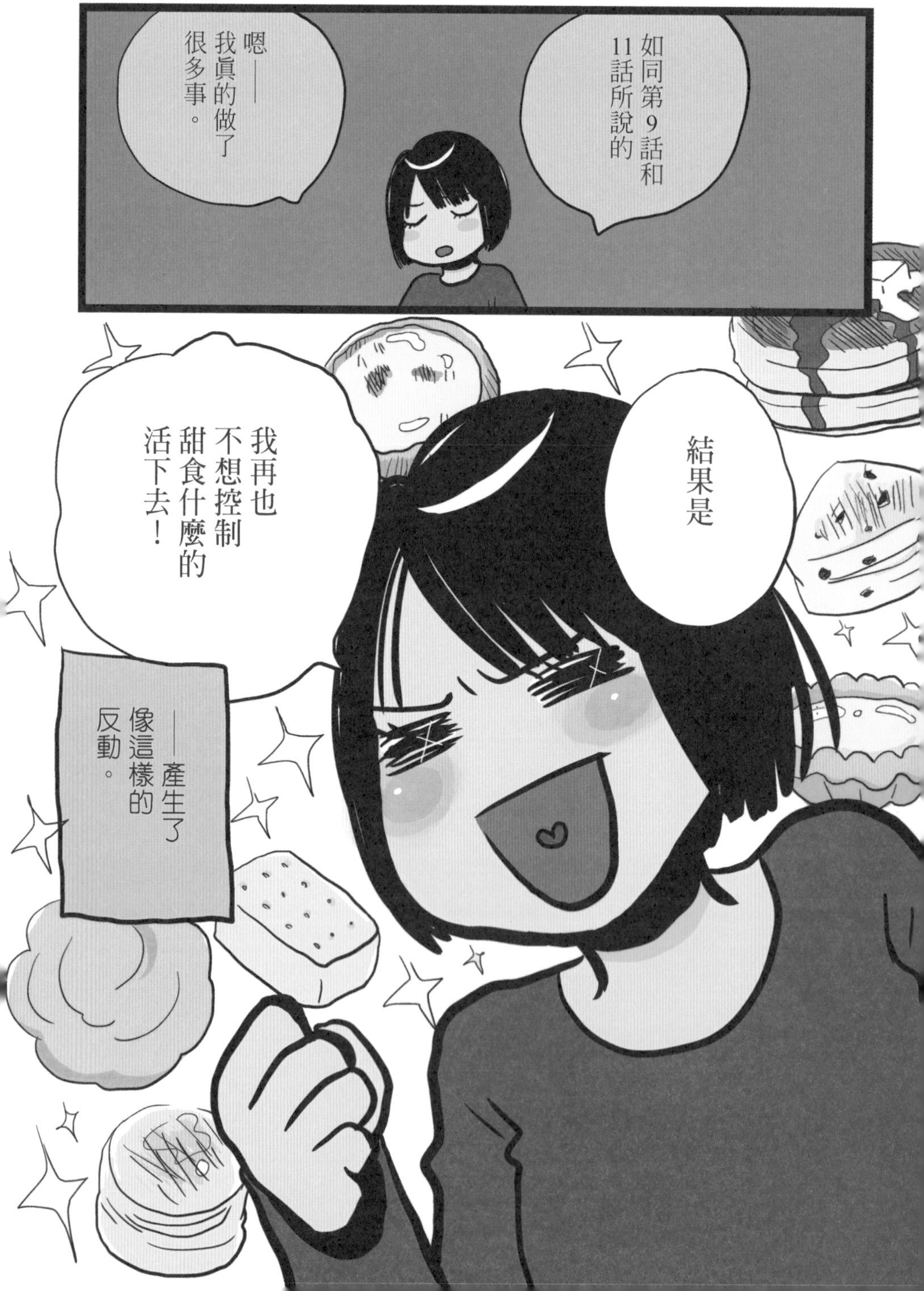
如同第9話和11話所說的
嗯——我眞的做了很多事。
結果是
我再也不想控制甜食什麼的活下去！
——產生了像這樣的反動。

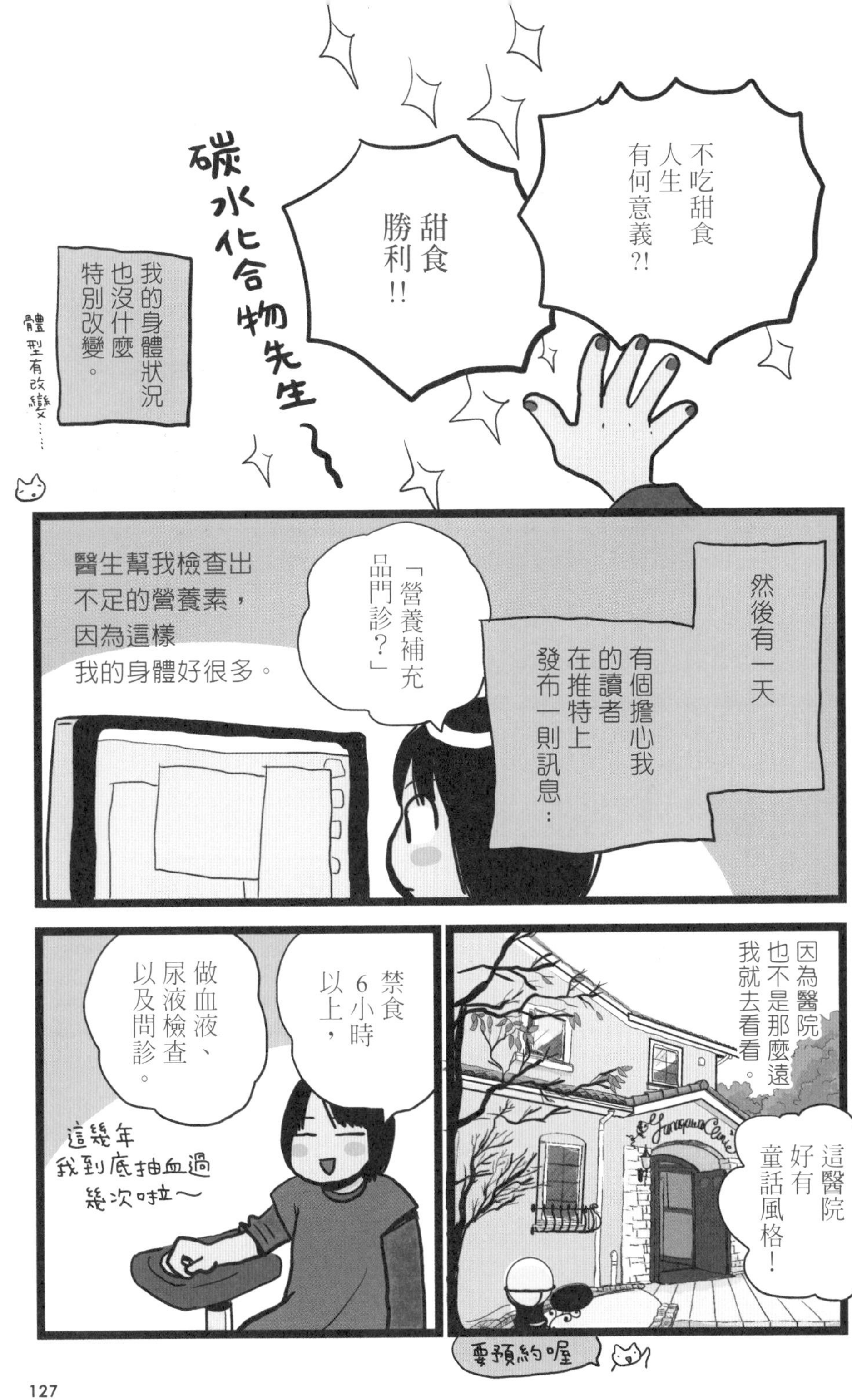
不吃甜食人生有何意義?!
甜食勝利!!
碳水化合物先生~
我的身體狀況也沒什麼特別改變。
體型有改變……
然後有一天
有個擔心我的讀者在推特上發布一則訊息：
「營養補充品門診？」
醫生幫我檢查出不足的營養素，因為這樣我的身體好很多。
因為醫院也不是那麼遠我就去看看。
這醫院好有童話風格！
要預約喔
禁食6小時以上，
做血液、尿液檢查以及問診。
這幾年我到底抽血過幾次啦～

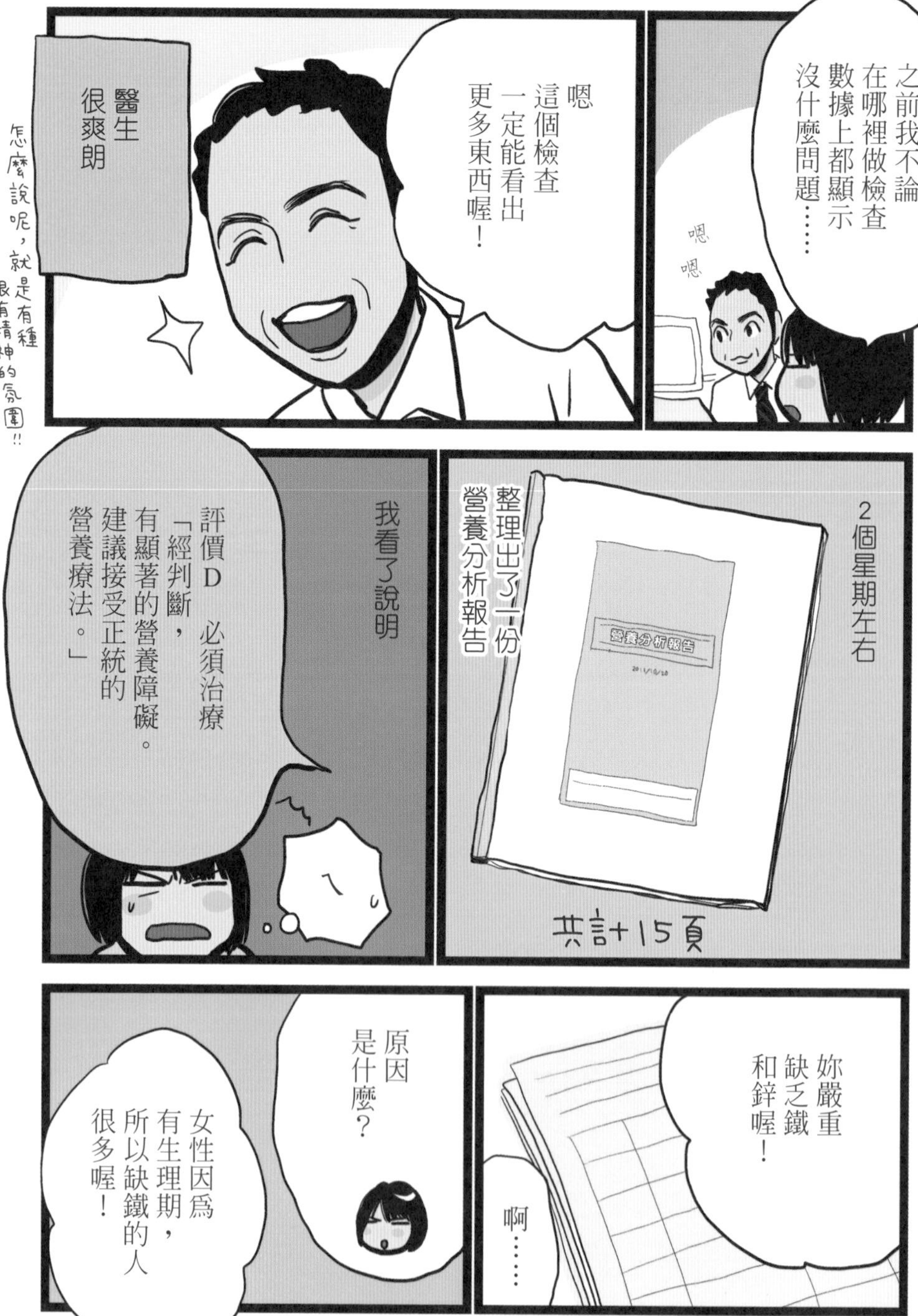
之前我不論在哪裡做檢查數據上都顯示沒什麼問題……
嗯 嗯
嗯 這個檢查一定能看出更多東西喔！
醫生很爽朗
怎麼說呢，就是有種很有精神的氛圍!!
2個星期左右
整理出了一份營養分析報告
營養分析報告
共計15頁
我看了說明
評價D 必須治療「經判斷，有顯著的營養障礙。建議接受正統的營養療法。」
妳嚴重缺乏鐵和鋅喔！
啊……
原因是什麼？
女性因爲有生理期，所以缺鐵的人很多喔！

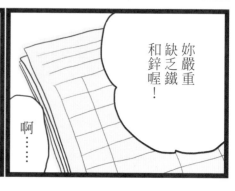

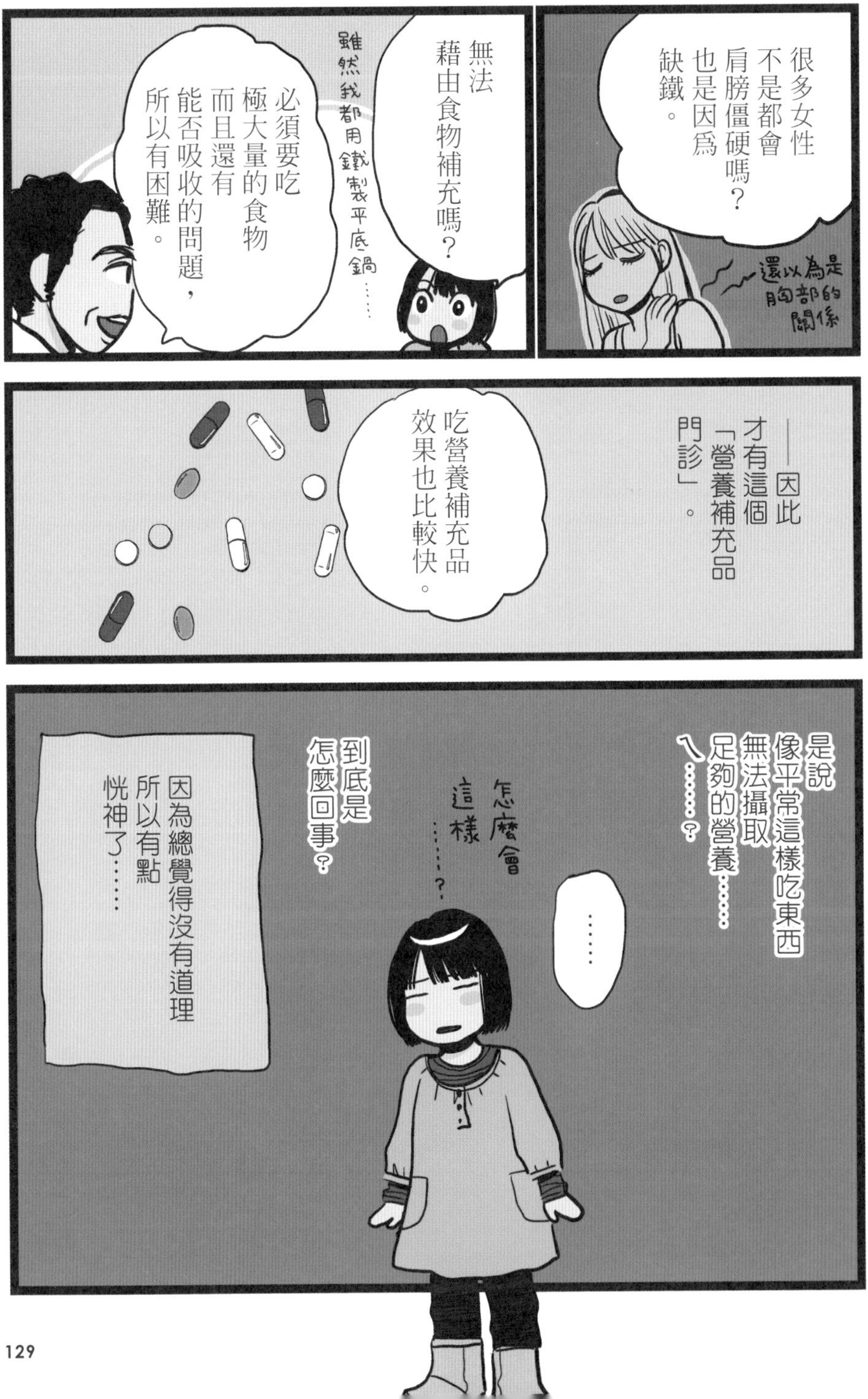
很多女性
不是都會
肩膀僵硬嗎？
也是因爲
缺鐵。
還以為是
胸部的
關係
無法
藉由食物補充嗎？
雖然我都用鐵製平底鍋……
必須要吃
極大量的食物
而且還有
能否吸收的問題，
所以有困難。
——因此
才有這個
「營養補充品
門診」。
吃營養補充品
效果也比較快。
是說
像平常這樣吃東西
無法攝取
足夠的營養……
ㄟ……？
……
怎麼會
這樣
……？
到底是
怎麼回事？
因為總覺得沒有道理
所以有點
恍神了……

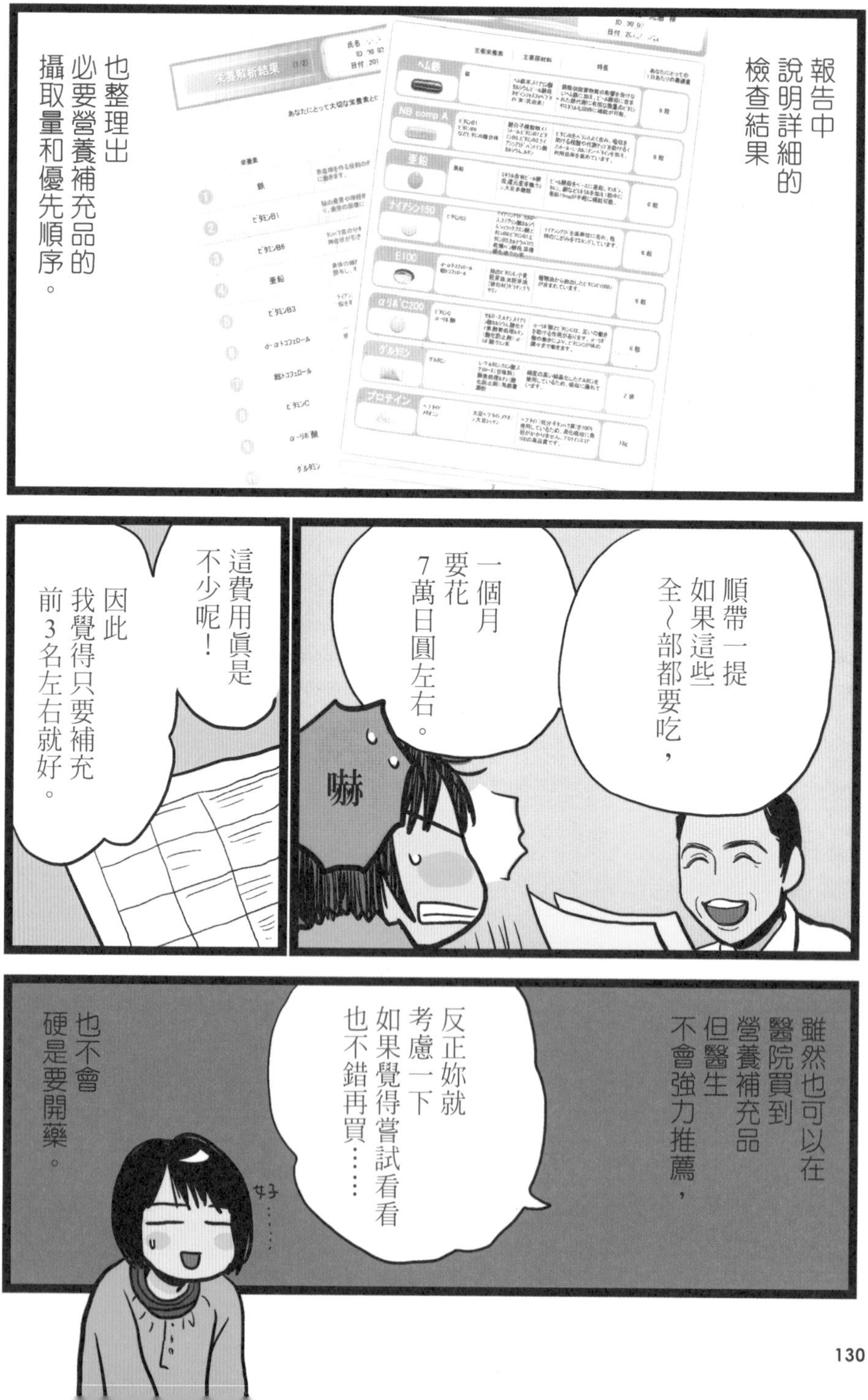
報告中說明詳細的檢查結果
也整理出必要營養補充品的攝取量和優先順序。
順帶一提 如果這些 全～部都要吃，
一個月 要花 7萬日圓左右。
嚇
這費用眞是不少呢！
因此 我覺得只要補充 前3名左右就好。
雖然也可以在醫院買到營養補充品 但醫生 不會強力推薦，
反正妳就 考慮一下 如果覺得嘗試看看 也不錯再買……
好……
也不會 硬是要開藥。

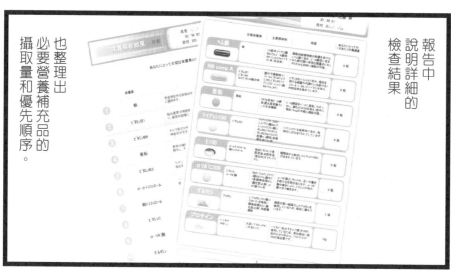

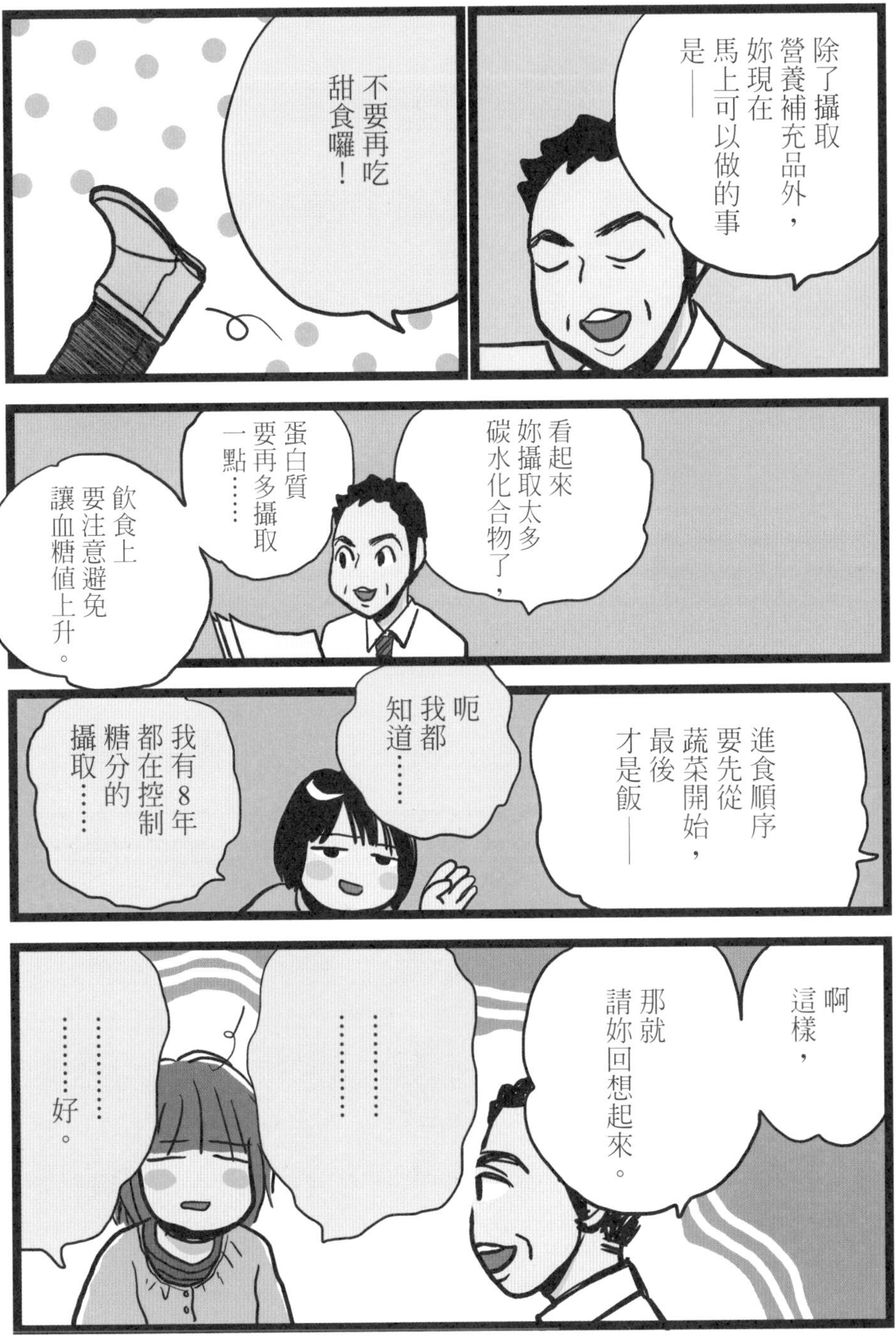
除了攝取營養補充品外，妳現在馬上可以做的事是——
不要再吃甜食囉！
看起來妳攝取太多碳水化合物了，
蛋白質要再多攝取一點……
飲食上要注意避免讓血糖值上升。
進食順序要先從蔬菜開始，最後才是飯——
呃我都知道……
我有8年都在控制糖分的攝取……
啊這樣，那就請妳回想起來。
…………
…………好。

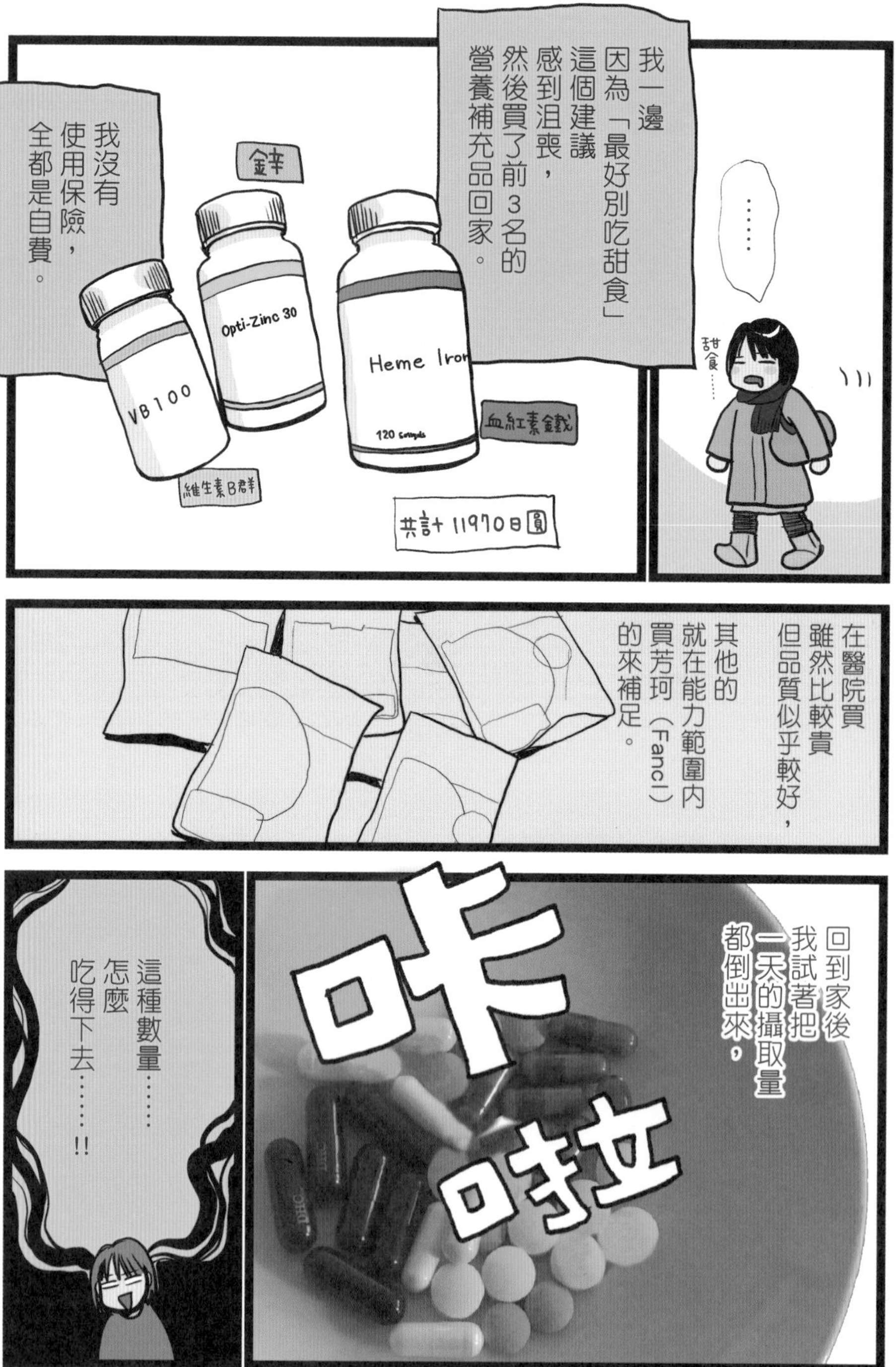
……
甜食……
我一邊因為「最好別吃甜食」這個建議感到沮喪，然後買了前3名的營養補充品回家。
我沒有使用保險，全都是自費。
鋅
Opti-Zinc 30
Heme Iron
血紅素鐵
VB100
維生素B群
共計 11970日圓
在醫院買雖然比較貴但品質似乎較好，其他的就在能力範圍內買芳珂（Fancl）的來補足。
回到家後我試著把一天的攝取量都倒出來，
咔啦
這種數量……怎麼吃得下去……!!

這還不是全部。

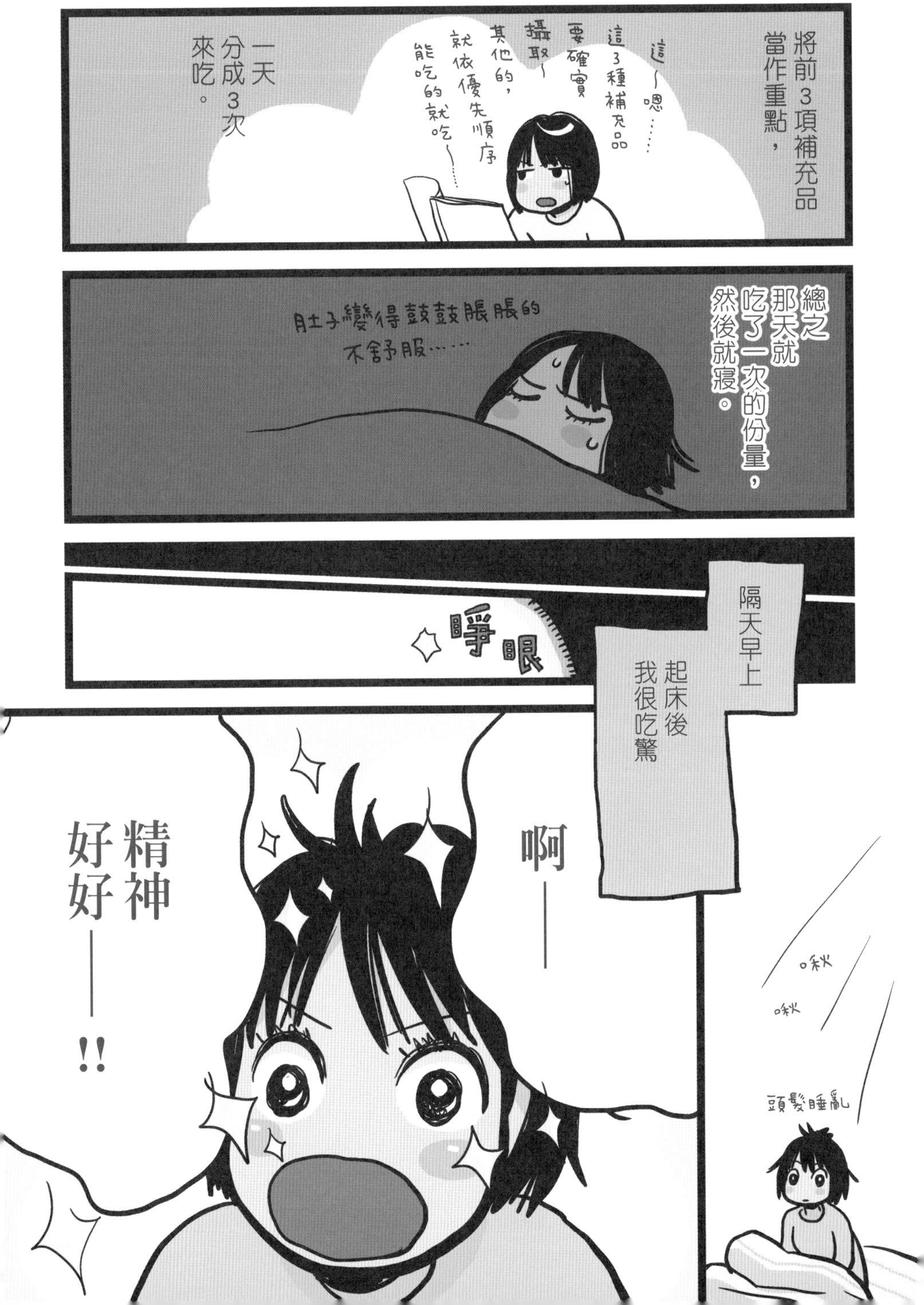

將前3項補充品當作重點，
這～嗯……
這3種補充品要確實攝取～
其他的，就依優先順序能吃的就吃～……
一天分成3次來吃。
總之那天就吃了一次的份量，然後就寢。
肚子變得鼓鼓脹脹的不舒服……
隔天早上
睜眼
起床後我很吃驚
啾
啾
頭髮睡亂
啊——
精神好好——!!

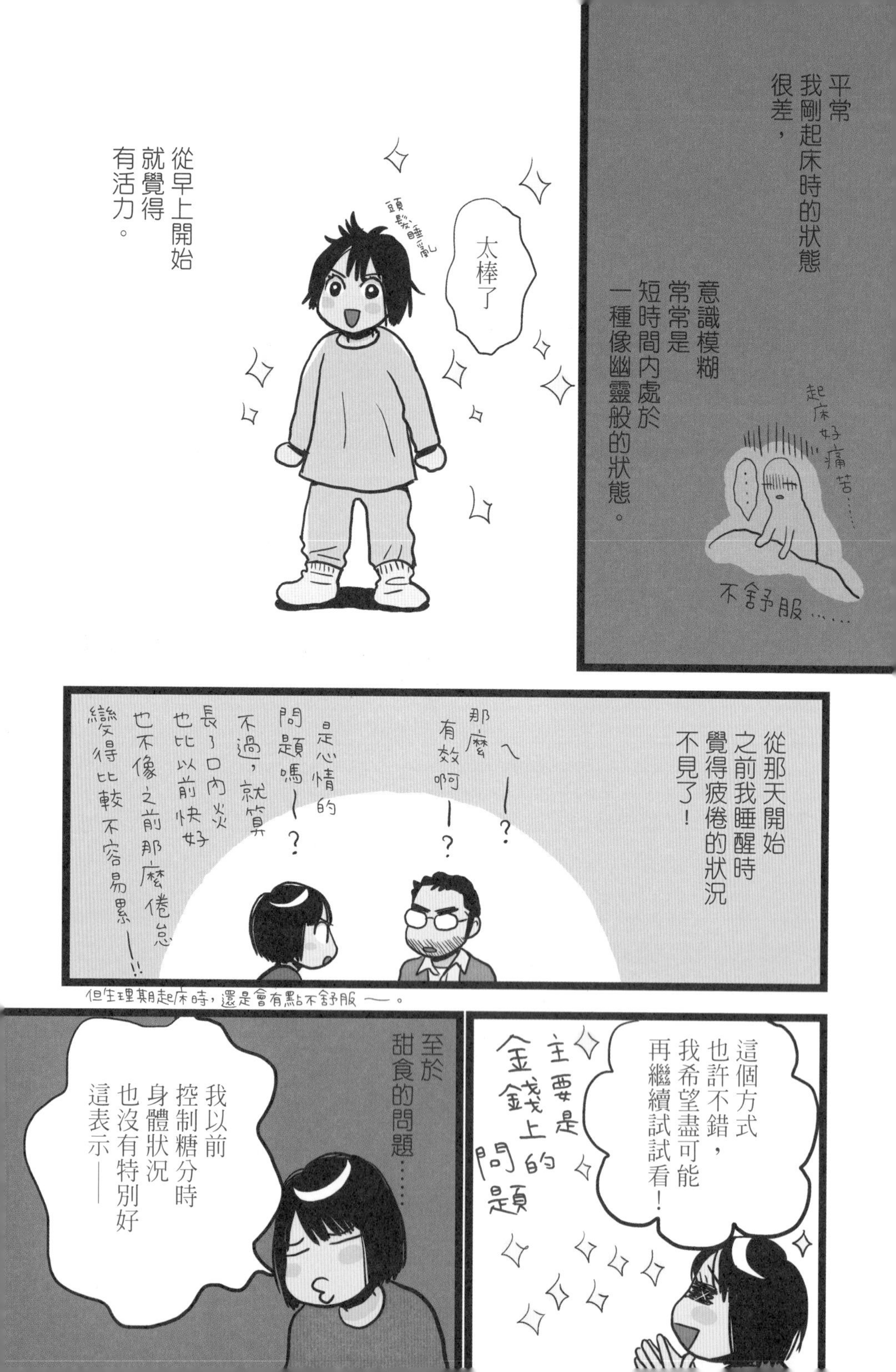
平常
我剛起床時的狀態
很差，
意識模糊
常常是
短時間內處於
一種像幽靈般的狀態。
起床好痛苦……
不舒服……
頭髮睡亂
太棒了
從早上開始
就覺得
有活力。
從那天開始
之前我睡醒時
覺得疲倦的狀況
不見了！
ㄟ——？
那麼有效啊——？
是心情的問題嗎——？
不過，就算長了口內炎
也比以前快好
也不像之前那麼倦怠
變得比較不容易累——!!
但生理期起床時，還是會有點不舒服——。
這個方式也許不錯，
我希望盡可能
再繼續試試看！
主要是金錢上的問題
至於甜食的問題……
我以前
控制糖分時
身體狀況
也沒有特別好
這表示——

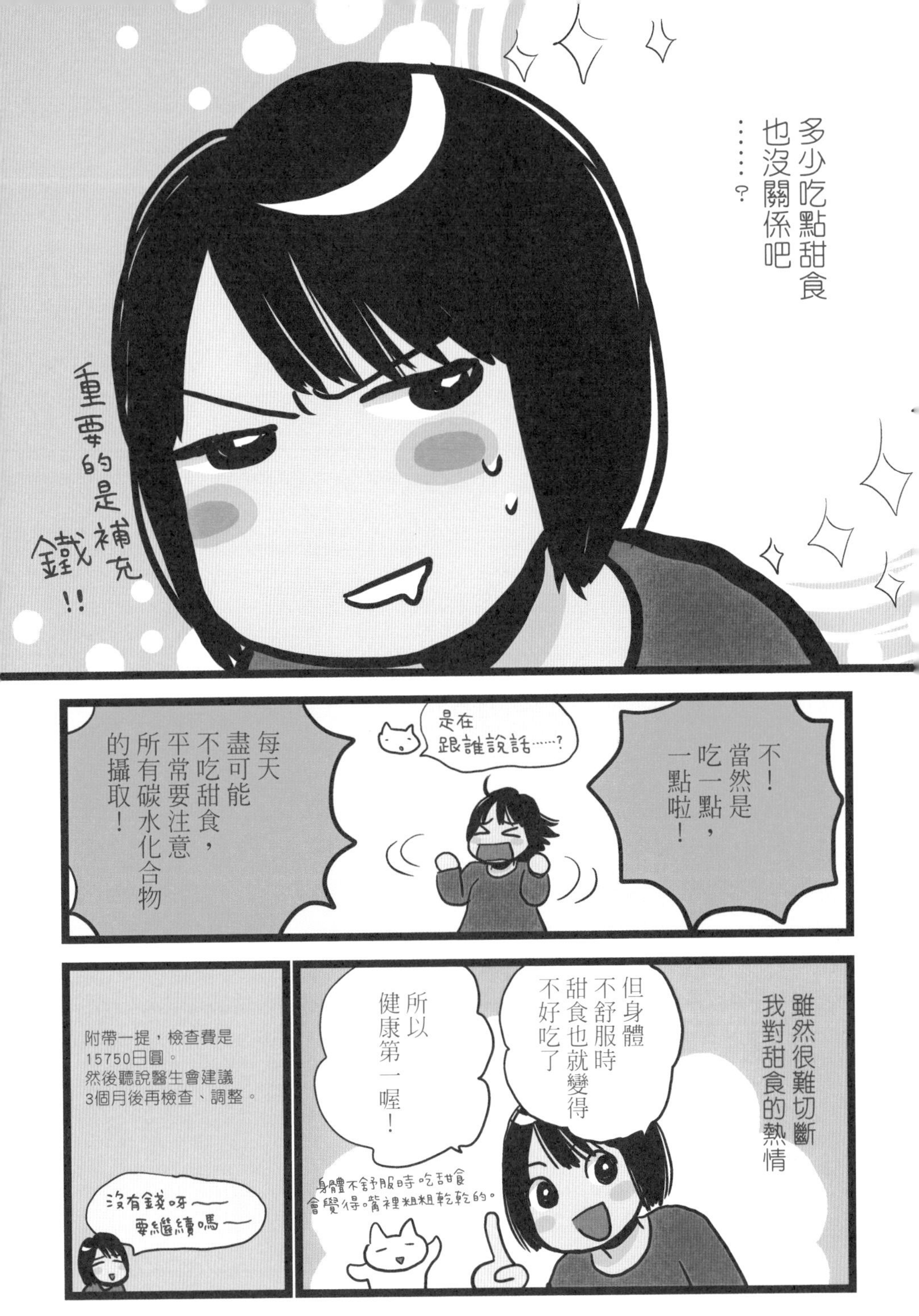
多少吃點甜食也沒關係吧……？
重要的是鐵補充!!
不！當然是吃一點，一點啦！
是在跟誰說話……？
每天盡可能不吃甜食，平常要注意所有碳水化合物的攝取！
雖然很難切斷我對甜食的熱情
但身體不舒服時甜食也就變得不好吃了
所以健康第一喔！
身體不舒服時吃甜食會覺得嘴裡粗粗乾乾的。
附帶一提，檢查費是15750日圓。然後聽說醫生會建議3個月後再檢查、調整。
沒有錢呀——要繼續嗎——

有益健康的各種營養補充品

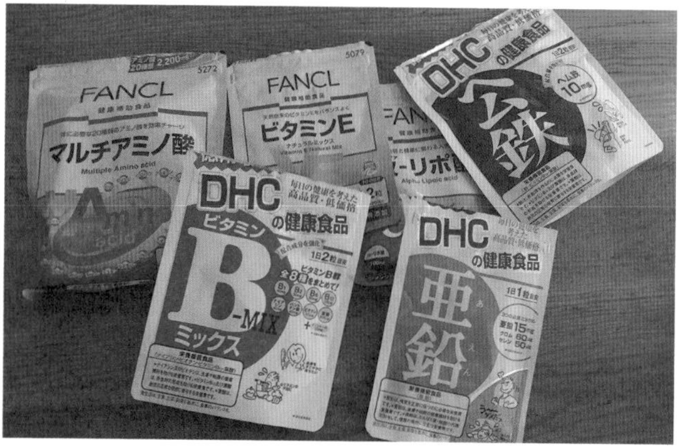

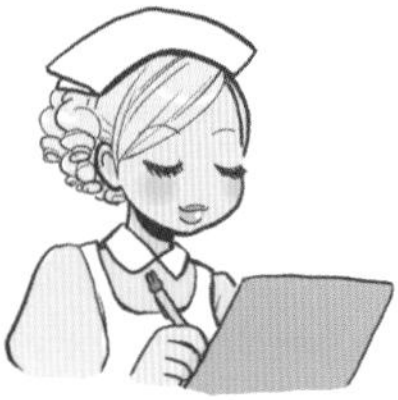

老實說，我本來並無多大的期待，
但有效是事實，真是很感謝啊……。

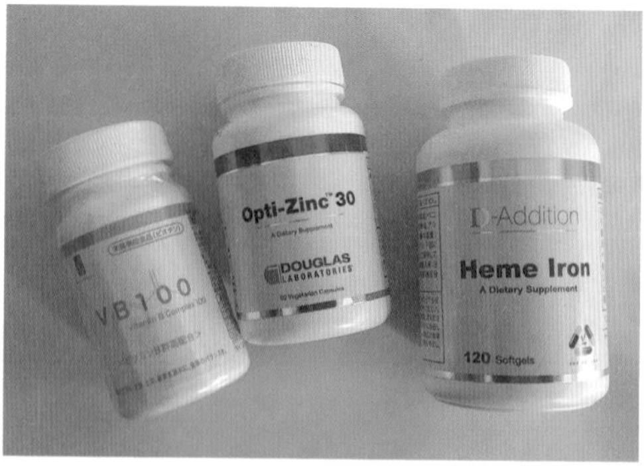

在醫院買的，和在DHC或芳珂買的，價格有很大的不同。
因為價格昂貴，就無法持續，所以要巧妙地混著吃。

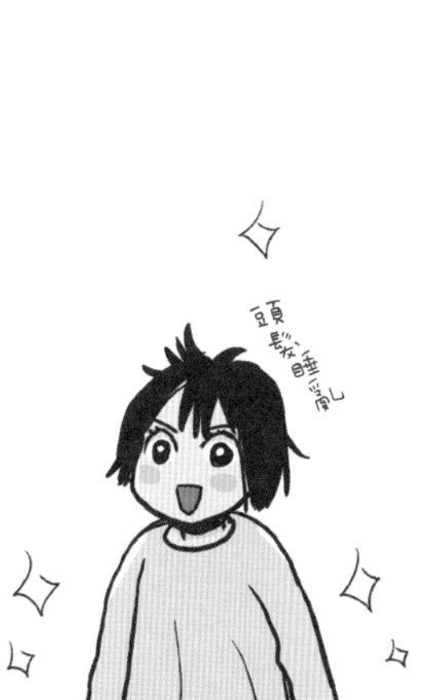
頭髮睡亂

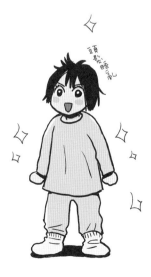

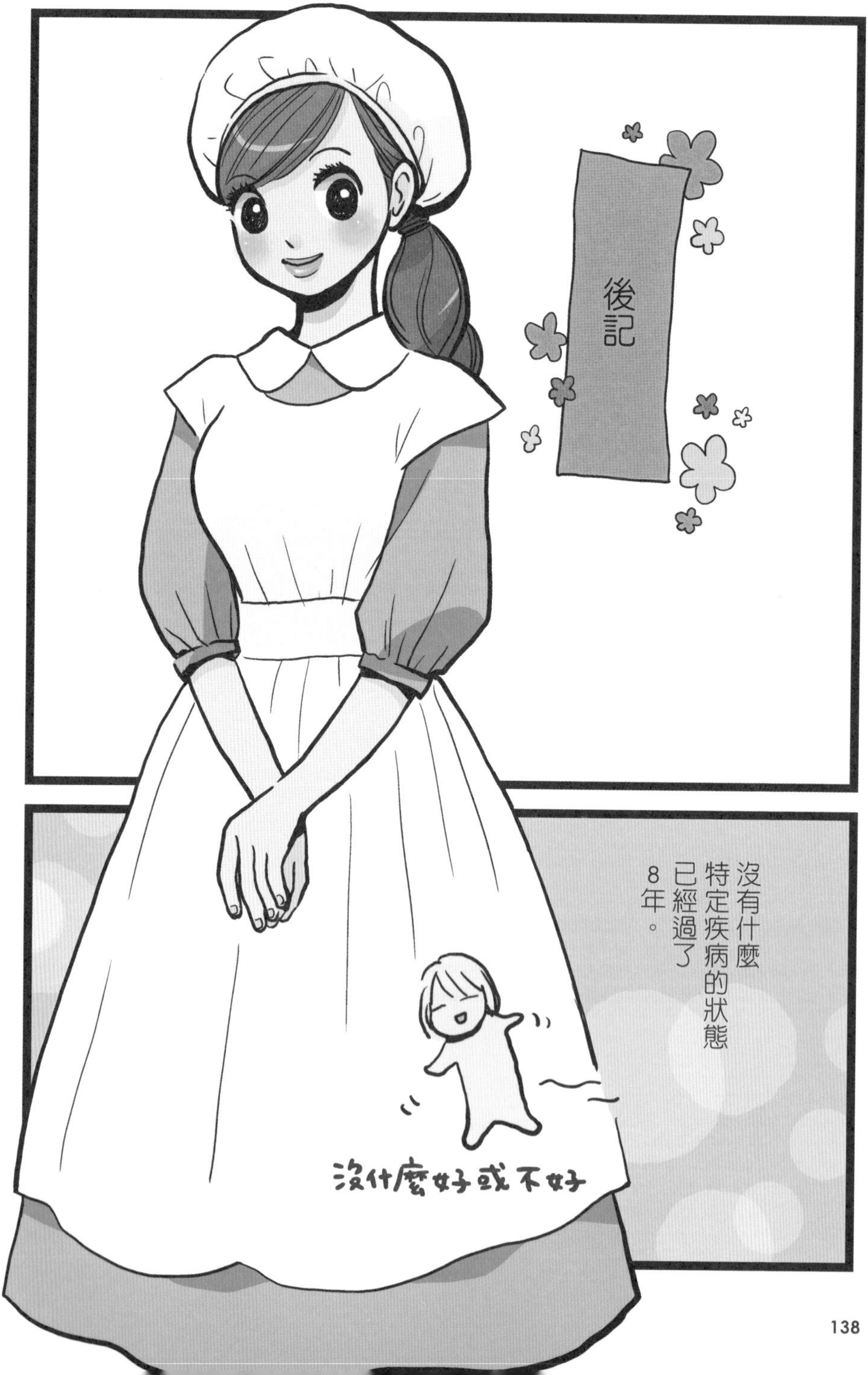
後記
沒有什麼
特定疾病的狀態
已經過了
8年。
沒什麼好或不好

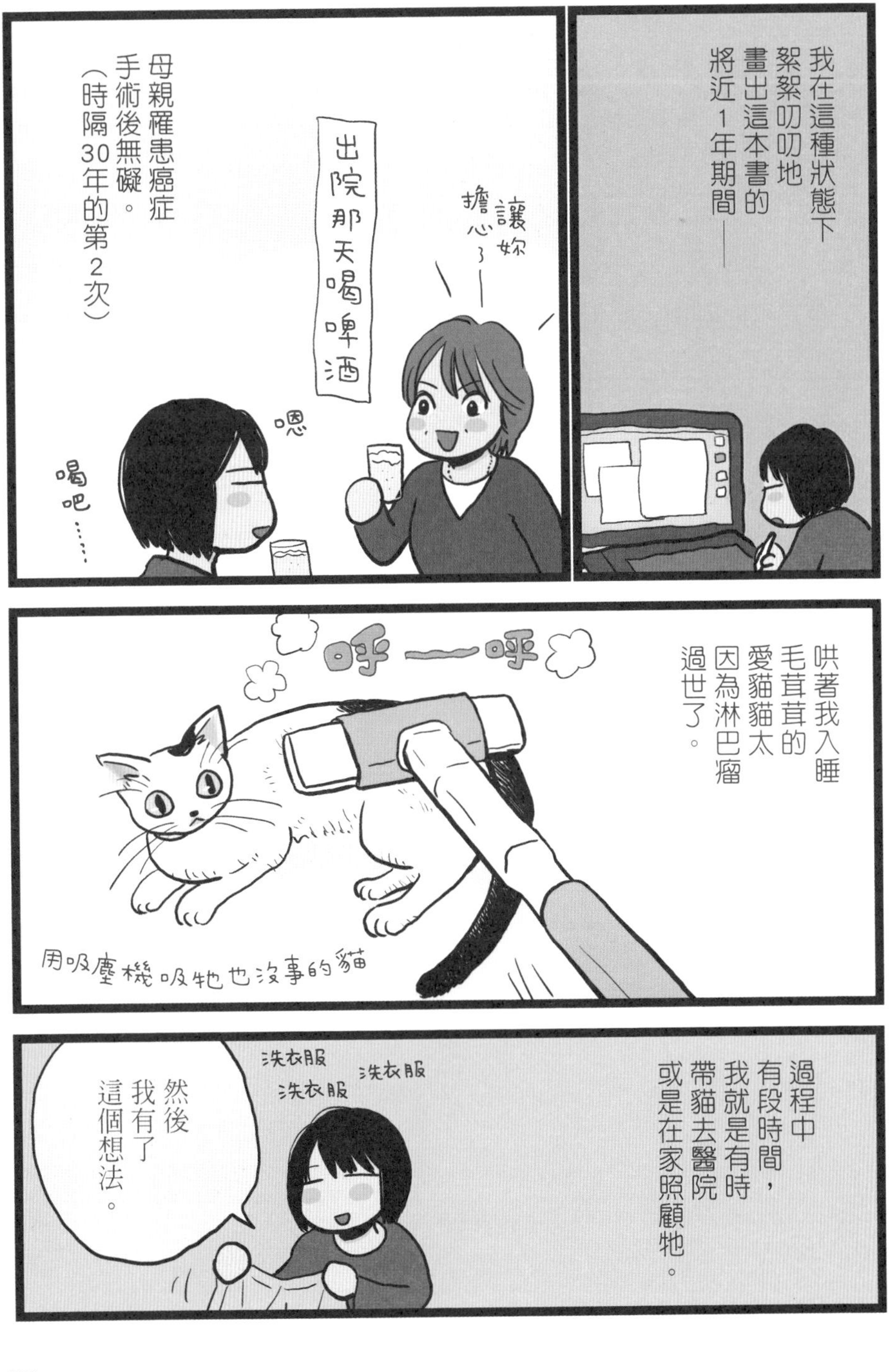
我在這種狀態下絮絮叨叨地畫出這本書的將近1年期間——
讓妳擔心了
出院那天喝啤酒
嗯
喝吧……
母親罹患癌症手術後無礙。（時隔30年的第2次）
哄著我入睡毛茸茸的愛貓貓太因為淋巴瘤過世了。
呼——呼
用吸塵機吸牠也沒事的貓
過程中有段時間我就是有時帶貓去醫院，或是在家照顧牠。
洗衣服
洗衣服
洗衣服
然後我有了這個想法。

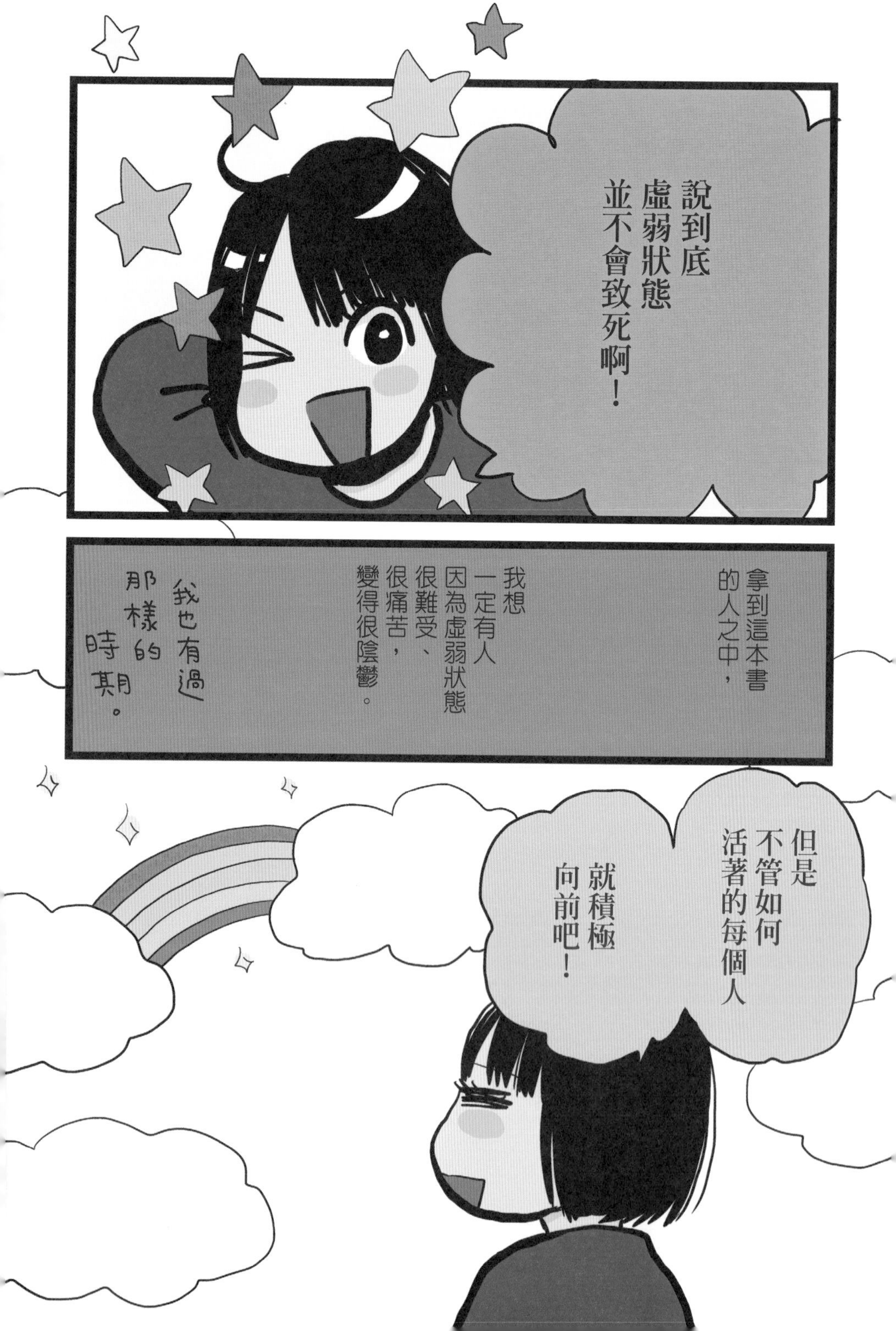
說到底
虛弱狀態
並不會致死啊！
拿到這本書
的人之中，
我想
一定有人
因為虛弱狀態
很難受、
很痛苦，
變得很陰鬱。
我也有過
那樣的時期。
但是
不管如何
活著的每個人
就積極
向前吧！

本書裡若有任何一點對你有幫助，有讓你覺得愉快的內容，我會很開心。

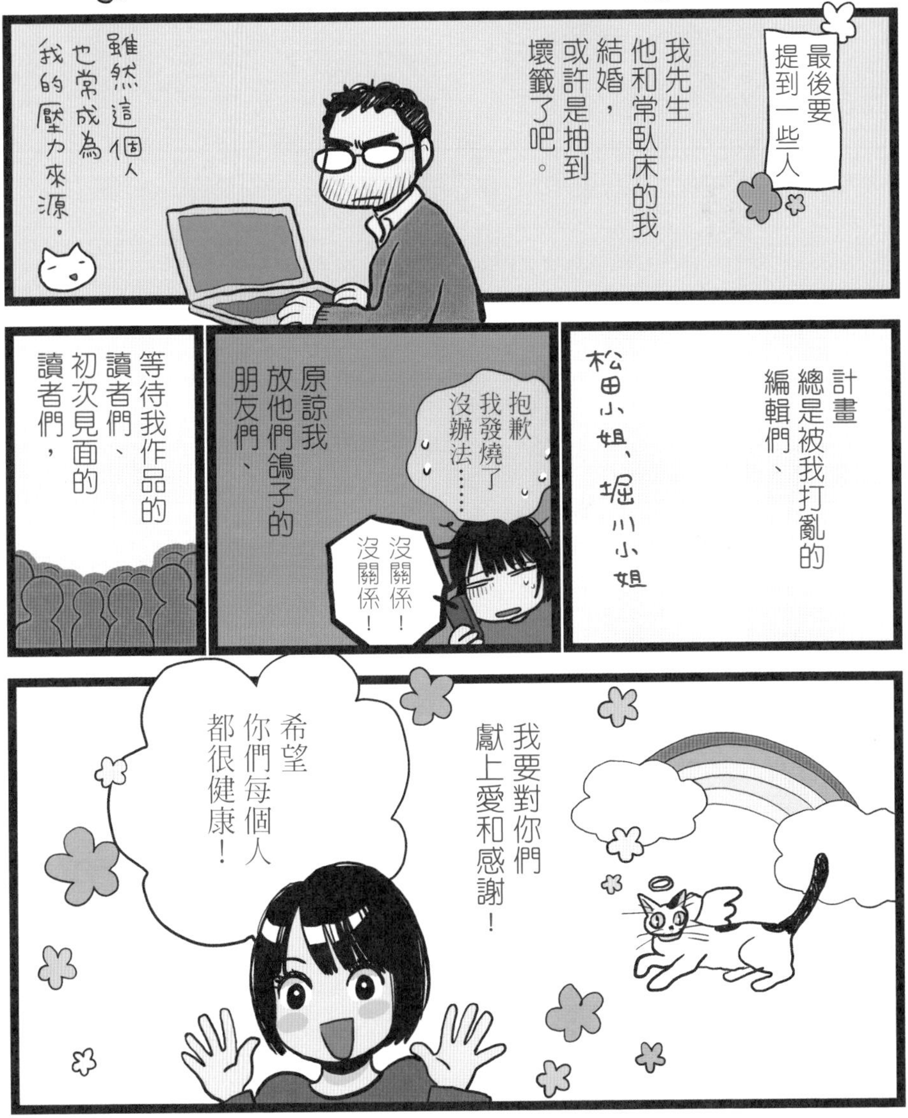
最後要提到一些人
我先生他和常臥床的我結婚，或許是抽到壞籤了吧。
雖然這個人也常成為我的壓力來源。
計畫總是被我打亂的編輯們、
松田小姐、堀川小姐
原諒我放他們鴿子的朋友們、
抱歉我發燒了沒辦法……
沒關係！沒關係！
等待我作品的讀者們、初次見面的讀者們，
我要對你們獻上愛和感謝！
希望你們每個人都很健康！

TITAN 115

9年的虛弱人生

身體欠佳的自我調養術

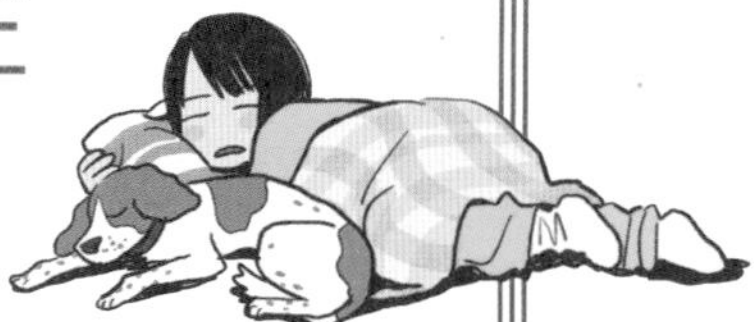

青木光惠◎圖文　李靜宜◎譯

出版者：大田出版有限公司
台北市10445中山北路二段26巷2號2樓
E-mail：titan3@ms22.hinet.net
http：//www.titan3.com.tw
編輯部專線（02）25621383
傳真（02）25818761
【如果您對本書或本出版公司有任何意見，歡迎來電】

總編輯：莊培園
副總編輯：蔡鳳儀　執行編輯：金文蕙 / 陳顗如
行銷企劃：張家綺 / 蔡依耘
手寫字：謝佩鈞
校對：黃薇霓 / 李靜宜
印刷：上好印刷股份有限公司（04）23150280

初版：2015年（民104）九月十日
定價：新台幣 280 元

國際書碼：ISBN：978-986-179-409-9 ／ CIP：411.1/104012114

廣 告 回 信
台北郵局登記證
台北廣字第01764號
平 信

From：地址：

姓名：

To：**大田出版有限公司 （編輯部）收**

地址：台北市10445中山區中山北路二段26巷2號2樓
電話：（02）25621383 傳真：（02）25818761
E-mail：titan3@ms22.hinet.net

＊請沿虛線剪下，對摺裝訂寄回，謝謝！

大田精美小禮物等著你！

只要在回函卡背面留下正確的姓名、E-mail和聯絡地址，
並寄回大田出版社，
你有機會得到大田精美的小禮物！
得獎名單每雙月10日，
將公布於大田出版「編輯病」部落格，
請密切注意！

大田編輯病部落格：http：//titan3.pixnet.net/blog/

智 慧 與 美 麗 的 許 諾 之 地

※請沿虛線剪下，對摺裝訂寄回，謝謝！

讀 者 回 函

你可能是各種年齡、各種職業、各種學校、各種收入的代表，
這些社會身分雖然不重要，但是，我們希望在下一本書中也能找到你。

名字／＿＿＿＿＿＿ **性別**／□女 □男　**出生**／＿＿＿年＿＿＿月＿＿＿日

教育程度／

職業：□ 學生□ 教師□ 內勤職員□ 家庭主婦 □ SOHO族□ 企業主管
□ 服務業□ 製造業□ 醫藥護理□ 軍警□ 資訊業□ 銷售業務
□ 其他＿＿＿＿＿＿

E-mail/＿＿＿＿＿＿ 電話／＿＿＿＿＿＿

聯絡地址：

你如何發現這本書的？　書名：9年的虛弱人生：身體欠佳的自我調養術

□書店閒逛時＿＿＿＿書店 □不小心在網路書店看到（哪一家網路書店？）＿＿＿＿
□朋友的男朋友(女朋友)灑狗血推薦 □大田電子報或編輯病部落格 □大田FB粉絲專頁
□部落格版主推薦＿＿＿＿＿＿
□其他各種可能，是編輯沒想到的＿＿＿＿＿＿

你或許常常愛上新的咖啡廣告、新的偶像明星、新的衣服、新的香水……
但是，你怎麼愛上一本新書的？

□我覺得還滿便宜的啦！ □我被內容感動 □我對本書作者的作品有蒐集癖
□我最喜歡有贈品的書 □老實講「貴出版社」的整體包裝還滿合我意的 □以上皆非
□可能還有其他說法，請告訴我們你的說法
＿＿＿＿＿＿

你一定有不同凡響的閱讀嗜好，請告訴我們：

□哲學 □心理學 □宗教 □自然生態 □流行趨勢 □醫療保健 □ 財經企管□ 史地□ 傳記
□ 文學□ 散文□ 原住民 □ 小說□ 親子叢書□ 休閒旅遊□ 其他＿＿＿＿＿＿

你對於紙本書以及電子書一起出版時，你會先選擇購買
□ 紙本書□ 電子書□ 其他＿＿＿＿＿＿

如果本書出版電子版，你會購買嗎？
□ 會□ 不會□ 其他＿＿＿＿＿＿

你認為電子書有哪些品項讓你想要購買？
□ 純文學小說□ 輕小說□ 圖文書□ 旅遊資訊□ 心理勵志□ 語言學習□ 美容保養
□ 服裝搭配□ 攝影□ 寵物□ 其他＿＿＿＿＿＿

請說出對本書的其他意見：

大田出版有限公司編輯部 感謝您！

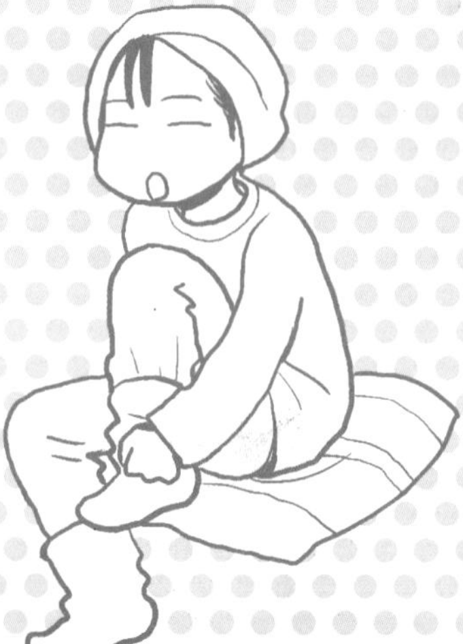

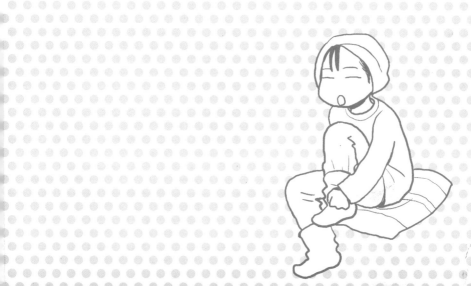